Velhice ou Terceira Idade?

Estudos antropológicos sobre identidade, memória e política

Autores

Alda Britto da Motta
Clarice Peixoto
Cornelia Eckert
Deborah Stucchi
Guita Grin Debert
Júlio Assis Simões
Maria Leticia Mazzucchi Ferreira
Myriam Moraes Lins de Barros
Theophilos Rifiotis

Velhice ou Terceira Idade?

Estudos antropológicos sobre identidade, memória e política

FUNDAÇÃO GETULIO VARGAS
EDITORA

organizadora
Myriam Moraes Lins de Barros

Direitos desta edição reservados à
EDITORA FUNDAÇÃO GETULIO VARGAS
Praia de Botafogo, 190 — 6º andar
22253-900 — Rio de Janeiro — Brasil
Tel.: (021) 536-9110 — Fax: (021) 536-9155
e-mail: editora@fgv.br
http://www.fgv.br/fgv/publicao/livros.htm

Impresso no Brasil / *Printed in Brazil*

1ª edição — 1998

Revisão de Originais: Maria Lucia Leão Velloso de Magalhães
Editoração Eletrônica: Jayr Ferreira Vaz e Simone Ranna
Revisão: Aleidis de Beltran, Fatima Caroni e Francisco Edmilson Mendes Carneiro
Produção Gráfica: Helio Lourenço Netto

Capa: Inventum Design e Soluções Gráficas

Ficha catalográfica elaborada pela Biblioteca
Mario Henrique Simonsen/FGV

Velhice ou terceira idade? Estudos antropológicos sobre identidade, memória e política / Organizado por Myriam Moraes Lins de Barros. — Rio de Janeiro: Editora Fundação Getulio Vargas, 1998.

236p.

Inclui bibliografia.

1. Velhice — Aspectos sociais. 2. Idosos — Condições sociais. I. Barros, Myriam Moraes Lins de. II. Fundação Getulio Vargas.

CDD-301.435

Sumário

Parte III: Identidade e Memória

Apresentação

Myriam Moraes Lins de Barros

A velhice assusta. A certeza da finitude de todos nós sempre foi tema de filósofos, religiosos, pensadores, homens e mulheres de todos os tempos. A associação óbvia que se faz entre a velhice e a morte nada tem de novo, nem é própria da atualidade, embora saibamos que se realiza diferentemente em épocas e culturas distintas. Hoje, na sociedade contemporânea, com a exacerbação da atenção dada ao corpo, especialmente ao corpo são, vigoroso, ágil e sexualizado, a velhice incomoda por sua inexorabilidade, independentemente de todos os saberes que investigam o corpo humano na tentativa de adiar sua chegada e a da própria morte. O primado da intimidade, o cuidado com o eu, a ausência de um sentido de vida para além de nós mesmos — temas próprios daqueles autores que se dedicam à compreensão da sociedade contemporânea — constroem as disposições no lidar com a velhice — a nossa e a dos outros — mesmo quando se trata de objeto de estudo.

Há quase 20 anos, quando iniciava a pesquisa para minha dissertação de mestrado, assinalava a falta de interesse das ciências sociais, e da antropologia em particular, pelo estudo da velhice e dos processos de envelhecimento. Embora não possa falar da ausência de produção à época — este livro é a prova cabal da riqueza da literatura sobre a velhice —, para muitos de nossos colegas, esses assuntos continuam sendo sem charme, sem apelo político, social ou intelectual, como que contaminados pela percepção e pela atitude correntes em relação a eles.

Os textos selecionados para compor este livro, ao mesmo tempo que tornam visível parte de uma produção acadêmica que já conseguiu espaço na antropologia, pretendem mostrar que a velhice e o envelhecer são temas bons para pensar. Tratando de aspectos específicos da velhice, podemos falar sobre nós mesmos e sobre o homem em geral, dentro da mais clara tradição antropológica.

Nas duas últimas reuniões da Associação Brasileira de Antropologia (1994 e 1996), a temática da velhice foi debatida, em grupos de trabalho, por pesquisadores de diferentes centros de pesquisa do país e mostrou que novos pesquisadores estão se somando à primeira geração de antropólogos que, no Brasil, transformaram a velhice em objeto de estudo. Trazemos, com este livro, a perspectiva antropológica para o debate sobre a velhice, debate que vem sendo dominado, basicamente, por publicações das áreas de gerontologia, medicina social e psicologia.

Algumas das principais questões deste campo de estudo estão presentes neste conjunto de trabalhos. Os eixos *Velhice e Espaço Político*, *Formas de Classificação e Geração* e *Identidade e Memória* dividem o livro em três partes, correspondendo a ênfases distintas atribuídas pelos autores a essas questões. Há, contudo, aspectos comuns a todos os trabalhos e que se referem exatamente à especificidade do olhar antropológico.

Através de análises pontuais, os autores estudam os significados e valores atribuídos pelos homens a sua experiência de vida. É, portanto, sobre a cultura que eles falam. Um dos objetivos dos diferentes trabalhos é compreender a construção social dos significados conferidos à velhice e ao processo do envelhecimento. Quer tratando da relação da velhice com o mundo do trabalho e da família na sociedade moderna ocidental — tanto nos estudos baseados na realidade brasileira, quanto na experiência francesa —, quer referindo-se à relação da mitologia de sociedades banto-falantes com o sistema de parentesco, o que está em questão é a análise dos símbolos e dos significados construídos em sociedade.

A diversidade cultural e a reflexão sobre essas diferenças são outros aspectos próprios da análise antropológica que nos remetem à discussão da particularidade/universalidade da cultura. Os textos falam desta questão ao apresentarem o processo comum a todo ser humano — o envelhecimento e a morte — de formas distintas e específicas a cada grupo social analisado. Ser velho no mundo ocidental contemporâneo, assim como ser criança, jovem e adulto, remete a configurações de valores distintas de outros momentos históricos de nossa sociedade e de outras culturas. As diferenças de gênero, de classe, de credos religiosos, de etnia, de inserção profissional também estão presentes nas construções das representações e das experiências do envelhecer. Essas dimensões são fundamentais na análise da identidade deste grupo etário, que, por sua vez, não se apresenta de forma homogênea, seja nas sociedades industriais contemporâneas, seja nas sociedades tradicionais.

As noções de tempo, espaço e pessoa estão na base desses estudos. Essas categorias, fundamentais em qualquer sociedade, são apreendidas pelo estudo dos significados construídos socialmente sobre o ciclo de vida do indivíduo e dos grupos sociais, pela compreensão da relação tensa entre mudança social e tradição, pela construção de narrativas do passado baseadas em memórias coletivas, pela análise simbólica dos espaços — lugares de memória, localização periférica ou central nos centros urbanos e nas aldeias, a casa e a rua — e pela compreensão das construções de identidade individual e coletiva neste momento da vida em que a morte está presente como referência, mesmo não sendo explícita, na elaboração dessa categoria etária.

Pode-se dizer que a novidade do tema da velhice nos estudos antropológicos, sobretudo no Brasil, acompanha o próprio movimento de descoberta da velhice por parte da sociedade. Em nosso país, a visibilidade da velhice e dos velhos na última década pode ser atestada não só pelos dados demográficos divulgados pelos meios de comunicação de massa, mas também pela experiência cotidiana dos habitantes das nossas cidades, que hoje convivem com velhos e velhas nos domínios da vida privada e também em diferentes espaços públicos. Pode-se dizer que, aos poucos, a velhice ultrapassa os limites das vidas particulares de cada um e de cada família, para, com outras tantas questões, atrair a atenção de nossa sociedade.

Construímos novos termos para identificar essas pessoas, visualizadas pelo olhar acurado de nossa sociedade de consumo como um mercado consumidor cada dia mais significativo. De diferentes perspectivas, debate-se a urgência de políticas sociais voltadas para esse segmento da população em um país que sempre se percebeu como jovem. Ao mesmo tempo, diante da realidade das mudanças ocorridas em nosso padrão de crescimento populacional — maior expectativa de vida, conjugada a um efetivo declínio das taxas de natalidade —, realizam-se cálculos e projeções econômicas e sociais.

Nessas circunstâncias, a velhice e as problemáticas a ela relacionadas estão presentes, atualmente, nas discussões de diferentes áreas do conhecimento e de intervenção. A interlocução entre distintos saberes e práticas sociais tem sido a tônica dos debates sobre o tema. Nas discussões interdisciplinares, a antropologia comparece sistematicamente, trazendo para a reflexão a apreensão dos fenômenos da velhice a partir de uma análise cultural. Os trabalhos que compõem este livro revelam a vontade de antropólogos de participar dessas discussões. É dessa forma que compreendemos o enfoque de cada um dos textos, contextualizando-os não só internamente ao desenvolvimento dos debates atuais da antropologia, mas na focalização de determinados temas e questões da vida em sociedade que se mostraram fundamentais para se pensar.

É através do caráter eminentemente antropológico deste livro que se pretende participar dos debates, acreditando que, assim, na conversa com outras áreas do conhecimento, se possa contribuir para o avanço do saber e, ao mesmo tempo, trazer subsídios para o enfrentamento das inúmeras questões sociais que afetam direta e indiretamente um número cada vez mais significativo de pessoas nas sociedades contemporâneas.

PARTE I
Velhice e Espaço Político

“A maior categoria do país”: o aposentado como ator político*

Júlio Assis Simões**

Nos anos 90, os problemas relativos à aposentadoria e à Previdência Social ganharam nova visibilidade política no Brasil. Os grandes responsáveis por isso foram os próprios aposentados e pensionistas, que ocuparam as ruas (e a mídia) não só com suas costumeiras filas diante de bancos e agências do INSS, mas também com caravanas, congressos e manifestações de protesto, cujos momentos mais marcantes foram a "mobilização pelos 147%", entre 1991 e 1992, a mobilização contra o arrocho dos benefícios pagos pela Previdência Social e, mais recentemente, contra o projeto de reforma da Previdência Social do atual governo. Essas manifestações deram certa notoriedade a um movimento que, desde a década de 80, através de intervenções públicas significativas mas não tão espetaculares, vem agindo de forma decisiva para fazer com que as discussões acerca da

---

* Esta versão funde os conteúdos de dois *papers* apresentados, respectivamente, no grupo de trabalho Antropologia e Envelhecimento, na XIX Reunião Brasileira de Antropologia (Niterói, UFF, mar. 1994), e no grupo de trabalho Cultura e Política, sessão Mídia e Cidadania, no XVIII Encontro Anual da Anpocs (Caxambu, nov. 1994). Este livro preserva o substancial da descrição etnográfica e das interpretações propostas nos *papers* originais.

** Doutorando em ciências sociais pela Unicamp e professor de antropologia da Escola de Sociologia e Política de São Paulo.

Previdência Social saiam do âmbito técnico e acadêmico e voltem a ocupar posição central no debate político no país.

Examino aqui como aposentados e pensionistas vêm se constituindo em atores importantes no processo político atual e o que esse novo movimento social tem revelado a respeito da situação dos velhos na sociedade brasileira contemporânea. Tentarei mostrar como os aposentados, identificados majoritariamente como velhos — uma categoria aparentemente "marginal" e circunscrita ao domínio das relações privadas —, tornaram-se uma espécie de "corporação", com interesses específicos, demandas próprias e formas de atuação no espaço público.

Apresento inicialmente um breve histórico da organização do movimento; em seguida, faço uma análise do processo de constituição desse novo ator político, focalizando a elaboração da identidade do movimento a partir das falas das lideranças e dos participantes das associações de aposentados em discursos públicos e em entrevistas,[1] e a repercussão alcançada pelas mobilizações dos aposentados nos meios de comunicação de massa no início desta década. Procuro mostrar ainda como os aposentados militantes legitimam a construção de suas próprias formas de organização com base na condição de "abandono" a que se acreditam relegados pelos políticos e, especialmente, pelos sindicatos de trabalhadores. De outra parte, sugiro que o impacto e a repercussão alcançados pelo movimento dos aposentados estiveram vinculados ao estabelecimento de uma identificação das demandas específicas dos segurados da Previdência Social com questões que dizem respeito tanto ao nível de vida quanto ao modo de vida dos mais velhos na sociedade brasileira.

Analisando mais detidamente a "mobilização pelos 147%" e o modo pelo qual esta foi retratada nos jornais e na TV, entre novembro de 1991 e abril de 1992, tento mostrar como o movimento de aposen-

[1] Os dados que sustentam este trabalho (exceto aqueles cuja fonte está indicada em notas) fazem parte da pesquisa de campo sobre os significados políticos e culturais do movimento de aposentados e pensionistas que desenvolvo para minha tese de doutorado em ciências sociais no IFCH-Unicamp, sob orientação da professora Guita Grin Debert. As entrevistas foram feitas com participantes da Associação de Metalúrgicos Aposentados de Campinas, da União de Associações e Departamentos de Aposentados e Pensionistas da Baixada Santista e de lideranças de algumas federações estaduais e da Cobap. Na realização das entrevistas contei com a colaboração de Ana Claudia Chaves Teixeira, Lia Iamshi e Paulo André A. Setti.

tados abriu caminho para a politização não só da questão da Previdência Social, mas também da questão mais ampla da velhice na sociedade brasileira.

Breve histórico do novo movimento de aposentados e pensionistas

O novo movimento de aposentados e pensionistas não começou com a "mobilização pelos 147%", nem foi esta a primeira vez que os aposentados saíram em defesa de seus interesses no Brasil. Mas é novidade um movimento *unitário* de aposentados. Convém, portanto, de início, apontar as diferenças entre o novo movimento de aposentados e as formas anteriores de pressão e mobilização dos beneficiários da Previdência.

Grosso modo, pode-se dizer que, de 1930 a 1964, as reivindicações dos segurados da Previdência eram segmentadas por categoria, sendo as categorias profissionais mais organizadas — como bancários, ferroviários, marítimos — as que obtinham os melhores benefícios, devido à influência de suas lideranças sindicais junto aos institutos de aposentadoria e pensões (IAPs), que geriam recursos políticos e econômicos importantes.[2] A aposentadoria era então uma moeda política forte para líderes sindicais e de partidos políticos. Essa fonte de poder político que os sindicatos detinham por participarem da gestão dos institutos foi perdida em 1966, quando o regime militar promoveu a unificação do sistema previdenciário e, mais tarde, em 1974, dividiu a pasta do Trabalho, instituindo o Ministério da Previdência e Assistência Social. Essas medidas contribuíram para desvincular a luta pelos direitos de previdência e assistência social da luta sindical mais ampla, levando os aposentados a uma situação de orfandade política, visto que os sindicatos tenderam a concentrar seu poder de fogo nas questões salariais do pessoal da ativa. Essas circunstâncias estão provavelmente na raiz de uma reclamação habitual entre os aposentados militantes contra os sindicatos: "são como os políticos, só nos procuram na época das eleições".

[2] A bibliografia a respeito é vasta. Para uma caracterização geral das peculiaridades da política social no Brasil pode-se consultar, entre outros: Santos, 1987; e Draibe, 1989:1-66. Temos ainda estudos importantes sobre a Previdência Social, como: Cohn, 1980; Hochman, 1988; Malloy, 1986; Oliveira & Teixeira, 1989.

Foi esse "descaso" que as novas associações de aposentados passaram a denunciar e a combater, em nome de uma ação reivindicativa ampla, unificada e autônoma em relação às distintas categorias profissionais. Ao longo dos anos 80 até depois da mobilização pelos 147%, no início dos 90, diversas associações de aposentados, ligadas ou não a sindicatos, articularam-se em federações regionais e formaram uma organização nacional — a Confederação Brasileira de Aposentados e Pensionistas (Cobap). Nesse percurso, deixaram de se ater a um papel assistencialista pontual e despontaram como os novos representantes reconhecidos dos interesses dos beneficiários da Previdência.

Podemos distinguir três fases nesse percurso. A primeira corresponde ao início dos anos 80, quando começaram a proliferar em todo o país ações judiciais contra ilegalidades praticadas pela Previdência Social na fixação do valor dos benefícios. As pensões e aposentadorias seguiam a política de reajustes adotada para o salário mínimo, cuja periodicidade passou a ser semestral em 1979. Apesar disso, entre 1979 e 1984, a Previdência adotou "critérios administrativos de proporcionalidade" para proceder ao cálculo da primeira aposentadoria e aos reajustes posteriores, o que resultou na aplicação de índices inferiores aos estabelecidos pela política salarial vigente. A Lei nº 7.604, de 1987, determinou a atualização do valor dos benefícios, mas as diferenças anteriores, correspondentes ao período 1979-84, não foram pagas, o que deu oportunidade para que aposentados e pensionistas ingressassem com ações coletivas na Justiça reclamando a reposição de suas perdas. Muitas associações de aposentados, vinculadas ou não a sindicatos, articularam ações judiciais coletivas contra a União. A grande maioria dessas pendências judiciais foi decidida em favor dos aposentados, e em alguns casos as associações puderam reter para si uma percentagem dos ganhos obtidos. A própria constituição da Cobap, em 1985, pode ser vista como o principal produto organizativo dessa fase de mobilização. A Cobap se propunha a congregar, em nível nacional, entidades representativas de aposentados, reformados e pensionistas, independentemente de suas origens profissionais. São considerados "membros natos" da Cobap todas as federações estaduais de aposentados e pensionistas, bem como qualquer associação, liga, núcleo, departamento, união etc. que congregue aposentados e/ou pensionistas de determinada profissão, cidade, estado ou região.

A segunda fase corresponde à movimentação em torno da eleição do Congresso Constituinte, juntamente com a elaboração do capítulo constitucional relativo à seguridade social. De 1986 a 1988, a Cobap, as federações e as associações de aposentados e pensionistas organizaram várias caravanas a Brasília, tiveram audiências com ministros de Estado, autoridades da administração federal e parlamentares do Congresso Constituinte, e conseguiram introduzir representantes seus no Grupo de Trabalho para a Reestruturação da Previdência Social. Esse esforço de mobilização também obteve avanços para a organização. Até abril de 1989 havia mais de 600 associações de base e nove federações (SP, RJ, RS, PR, SC, MG, GO, BA, PE) integradas à Cobap. A maior federação estadual de aposentados e pensionistas, a de São Paulo (Fapesp), reunia, em 1990, 119 associações e cerca de 300 mil aposentados filiados.[3]

A terceira fase — a mais espetacular — tem como marco a "mobilização pelos 147%", da qual falaremos mais adiante. Note-se desde já que a dimensão atingida por esse drama surpreendeu até as próprias organizações de aposentados e pensionistas, pois os 147% eram uma questão que, em princípio, dizia respeito apenas a cerca de 25% dos beneficiários da Previdência que, em março de 1991, recebiam mais de um salário mínimo e haviam obtido apenas o reajuste oficial de 54,6% em setembro. A repercussão alcançada por essa mobilização foi muito importante para que a Cobap e suas federações e associações se legitimassem como representantes dos interesses dos aposentados e pensionistas. É de se notar que, enquanto no Congresso da Cobap realizado em Duque de Caxias (RJ), em novembro de 1991, no início da efervescência dos 147%, nenhuma autoridade pública local, regional ou nacional esteve presente ou se fez representar, o Congresso de 1993, em Salvador (BA), contou com a presença do então governador da Bahia, Antônio Carlos Magalhães, e do então ministro da Previdência Social, Antônio Britto. A aposentadoria voltava a ser um tema politicamente promissor.

Tipologia e política interna das associações de aposentados

Antes de avançarmos na análise do impacto da mobilização dos aposentados e pensionistas, falemos um pouco mais de suas associações, para tentarmos delinear algumas formas de segmentação e ali-

[3] Ver Haddad, 1991:130, 141.

nhamento internas do movimento. Usaremos para tanto a classificação "nativa" apresentada em entrevista pelo sr. Antônio Galdino, ex-presidente da Federação de Aposentados e Pensionistas de São Paulo, que já foi também candidato a deputado estadual em 1990, a prefeito do município de Jundiaí (SP) em 1992 e a vice-governador de São Paulo em 1994, sempre pelo Partido dos Trabalhadores.

O sr. Galdino destaca quatro diferentes tipos de associações de aposentados e pensionistas. Comporiam o primeiro tipo as "associações corporativistas", como fundos de previdência mantidos por complexos financeiros e industriais do Estado (por exemplo, o Banco do Brasil ou a Cosipa), que oferecem aposentadoria suplementar e outros benefícios. O sr. Galdino as chama de "corporativistas" para frisar seu caráter "restritivo", já que garantem privilégios a um número reduzido de aposentados. Para ele, assim como para outros aposentados que não pertencem a esses fundos, essas associações, consideradas "ricas", afetam a solidariedade interna dos aposentados e tendem a desempenhar um papel desmobilizador, pois:

> O aposentado que recebe benefícios por uma dessas caixas não se interessa pela luta nacional dos aposentados, não considera os benefícios do INSS uma preocupação pessoal.

O segundo tipo seria integrado pelas "associações sindicais específicas", exclusivas de determinada categoria de trabalhadores, como a Associação dos Metalúrgicos Aposentados de Campinas ou a Associação dos Aposentados do Petróleo de Santos. De modo geral, as associações sindicais específicas não têm sede própria; seus membros se reúnem em espaços cedidos pelos respectivos sindicatos, dos quais dependem materialmente.

O terceiro tipo seria composto pelas "associações ecléticas", que reúnem diferentes categorias, embora mantendo relações com todos os sindicatos das várias ocupações e profissões que abarcam. "Manter relações" não significa necessariamente alinhamento político com as respectivas direções do sindicato. As associações sindicais ecléticas costumam dispor de um montante maior de recursos próprios, originários de contribuições individuais ou dos percentuais obtidos em ações judiciais vitoriosas contra o governo, o que lhes permite, em alguns casos, ter sede própria. Por isso, são mais independentes da máquina sindical e podem atuar com maior autonomia. O sr. Galdino dirige uma associação deste último tipo, a dos Aposentados de Jundiaí (SP), freqüentemente citada por aposentados militantes de diferentes orientações políticas e sindicais como exemplo de entidade bem-sucedida. Ele afirma que as associações sindicais específicas e ecléticas são maioria entre as filiadas à Cobap, e que delas provêm as principais lideranças do movimento.

O quarto tipo é formado pelas "associações nascidas de interesses políticos", por iniciativa de candidatos em busca de votos. Segundo o sr. Galdino, trata-se de associações geralmente inoperantes e que sobrevivem por curtos períodos. Grande parte dos aposentados ouvidos em entrevistas manifestou seu desagrado para com esse tipo de associação, acusando-as de possibilitar a infiltração de interesses político-partidários espúrios e desmobilizadores. Apesar disso, muitos foram vagos ou evasivos quando solicitados a apontar exemplos desse tipo de associação. O mais comum era se ouvir em resposta que a política partidária deveria sempre ser mantida "do lado de fora" das discussões que interessam aos aposentados.

Como ocorre com outros movimentos de base, a "política" tende a ser rejeitada pelos aposentados militantes quando significa infiltração de um partido ou de um candidato, e representa uma ameaça de divisão do movimento. Mas a "política" também adquire outro significado quando é usada no sentido de "conscientização" e se opõe a "assistencialismo" e a "imediatismo", numa crítica às associações mais preocupadas com a eficácia da intermediação jurídica do que com a "mobilização" dos filiados. Essa diferença entre as mais "mobilizadas" e as mais "assistencialistas" é um eixo recorrente de distinção político-simbólica entre as associações e gera categorias acusatórias correlacionadas: as "assistencialistas" acusam as "mobilizadas" de serem "partidárias" e "não terem vida própria"; enquanto as "mobilizadas" acusam as "assistencialistas" de serem "empresas de aposentados" ou "extensões de escritórios de advogados".

Pode-se dizer que, em parte, essas diferenças são retóricas, visto que o cotidiano de muitas associações gira em torno da prestação de informações sobre direitos dos aposentados e da condução de processos na Justiça, atividades que poderiam ser consideradas eminentemente "assistencialistas". De modo geral, as associações promovem reuniões e debates regulares entre seus filiados, além de publicar boletins e jornais de periodicidade e formatos irregulares, conforme os recursos disponíveis, que atualizam as informações sobre o movimento e sobre os direitos dos aposentados. Mas cumpre reconhecer a existência de diferenças entre elas no que se refere ao grau de engajamento na organização de manifestações de protesto e caravanas, à qualidade da representação junto às federações e à confederação e à participação nos congressos estaduais anuais e no congresso nacional bianual. As associações ecléticas tendem a ser vistas como as representantes mais autênticas do espírito de "unidade" e "autonomia" do movimento.

A identidade política dos aposentados segundo os participantes do movimento

Entre os elementos básicos e recorrentes na elaboração discursiva da identidade do aposentado, podemos destacar, em primeiro lugar, a afirmação de seu vasto contingente numérico, que se sintetiza na expressão "somos a maior categoria do país". Como afirmou, por exemplo, o sr. Cid Ferreira, ex-presidente da Associação dos Aposentados Metalúrgicos de Campinas e que posteriormente seria eleito vereador pelo PFL local:

> Nós temos que lutar. A gente não está com o chapéu na mão porque nós somos a maior categoria deste país. Hoje deve ter uns 12, 13 milhões de aposentados. Qual é a categoria que tem isso? O que está acontecendo conosco é um desleixo! (...) É bom que todo mundo saiba: aposentado não é velho bobo, louco, não. Nós tivemos um trabalho, nós sabemos o que precisamos e nós ainda temos que sustentar nossa família. (...) A intenção nossa é tirar essa imagem de que aposentado é velho, não presta mais, está morrendo. Nós não estamos morrendo não, estamos vivinhos da silva.

Nessa fala, como em muitas outras ouvidas em entrevistas, nota-se a intenção explícita de marcar uma nova imagem dos idosos aposentados. Temos aqui reunidas a ênfase na saúde e no discernimento, em contraposição aos estereótipos da caduquice e da apatia; a ênfase no passado de trabalhador, como contraponto ao estereótipo do "velho que só pensa em comer, dormir, reclamar e dar palpite"; e, mais importante talvez, a ênfase na condição de provedor e arrimo de família, em oposição à imagem do velho como um "peso" para os filhos e parentes mais jovens.

> Outro elemento cultural que dificultou e dificulta não só a própria organização de nosso movimento como também nossa relação com o resto da sociedade é a idéia de que o aposentado e o idoso em geral são um peso para a família e para toda a sociedade.[4]

Contrapõe-se a essa idéia, conforme se vê na fala do sr. Cid Ferreira, principalmente a referência ao aposentado como alguém ainda obrigado a garantir não apenas o próprio sustento como também o de seus dependentes, sugerindo que ao idoso ainda cabe um papel ativo e importante junto à família.

A par disso, são feitas críticas abertas ao Estado, aos governos e aos políticos em geral, por "nada fazerem" pelo aposentado. O Estado e os governos são responsabilizados pela redução do valor dos benefícios previdenciários, pela malversação de fundos, por desvio de verbas, corrupção e má administração. Os políticos são acusados de só procurarem os aposentados na época das eleições e depois lhes voltarem as costas. Como resume o sr. Cid Ferreira, "a verdade é que o aposentado não tem apoio de ninguém".

A crítica à atuação de sindicatos e centrais sindicais no que diz respeito a questões de interesse dos aposentados é freqüentemente ácida nas entrevistas, mas raramente consta dos discursos públicos dos aposentados militantes. A maioria destes é composta de antigos militantes e líderes sindicais, e a própria hierarquização do movimento de aposentados, com sua nomenclatura de "federações" e "confederações", parece reproduzir simbolicamente o modelo oficial de organização dos sindicatos. Os aposentados militantes reconhecem que suas associações ainda dependem muito dos sindicatos para conseguir um espaço de reunião, para assessoria jurídica ou dinheiro. No entanto, falar nos sindicatos é, com muito mais freqüência, refletir sobre as relações hoje mantidas entre trabalhadores da ativa e aposentados, a fim de redesenhar fronteiras políticas, o que acentua nos discursos o descaso, o desinteresse e o abandono a que teriam sido relegados os aposentados e a aposentadoria por parte dos atuais dirigentes e militantes sindicais.

Assim, segundo os aposentados militantes, os trabalhadores da ativa "se esquecem de que um dia também vão ficar velhos", pois "o aposentado hoje está no fim da vida e a Previdência vai responder pela

[4] Fala do sr. Antônio Galdino reproduzida em Araújo, 1992:14.

sobrevivência do trabalhador que vai se aposentar amanhã"; as lideranças sindicais não percebem que "se não mudarem, vão passar pela mesma coisa", ou "talvez nem cheguem a se aposentar"; que "esse problema da Seguridade Social diz mais respeito aos trabalhadores da ativa que a nós: quem tem direito a benefício é quem está trabalhando, quem tem acidente de trabalho é quem está trabalhando". Em vez de atentarem para o problema, "as centrais sindicais só competem entre si e tentam manipular os aposentados tratando-os como coitadinhos". Acusa-se também as centrais sindicais de serem hostis à autonomia das associações e criarem obstáculos à participação das associações de aposentados nos órgãos de gestão da Previdência Social.[5]

Vejamos a fala do ex-presidente da Cobap e ex-candidato a deputado federal pelo PTB-SP, sr. Osvaldo Lourenço, comentando a falta de participação dos sindicalistas da ativa na elaboração do capítulo constitucional referente à Seguridade Social:

> Esse capítulo (...) foi praticamente um trabalho exclusivo dos aposentados, porque os trabalhadores da ativa não estavam entendendo o alcance da Seguridade Social (...) Mesmo porque eles vinham de uma ditadura, de um período ditatorial em que foi modificado todo o conceito do que é Previdência Social (...) Eles viviam em torno do economicismo, do assistencialismo, do corporativismo (...) Já o contrário aconteceu com os aposentados, porque os aposentados têm a sua condução feita por lideranças que participaram do movimento sindical das décadas de 50 a 80, e muitos deles, como eu, por exemplo, que na ocasião era dirigente do Sindicato dos Empregados na Administração do Porto de Santos e também de uma espécie de central sindical que era o Fórum Sindical, que congregava naquela época 57 sindicatos da Baixada Santista (...) Então esse foi o motivo da maior presença, de uma mobilização maior dos aposentados.

[5] Na época dos confrontos entre o movimento dos aposentados e o governo Collor que antecederam a mobilização pelos 147%, a irritação das lideranças dos aposentados se voltou tanto contra o líder da Força Sindical, Luiz Antônio de Medeiros — que em julho de 1991, quando foi sancionado o Plano de Custeio e Benefícios, teria se apresentado na TV como o "responsável" pela sua conquista — quanto contra a CUT, cuja corrente majoritária, num acordo com o ex-ministro Magri, do Trabalho e Previdência Social, em 1991, teria aceitado indicar para os Conselhos de Previdência e Seguridade e Cadastro Nacional do Trabalhador outros nomes em substituição àqueles que representavam a Cobap e haviam sido vetados por Magri. Ver Araújo, 1992:27-9.

Essa fala é interessante porque procura inverter o alvo das categorias acusatórias "assistencialista", "corporativista" e "economicista", freqüentemente dirigidas ao sindicalismo "populista" pré-64, voltando-as contra o sindicalismo contemporâneo, independentemente de orientação política.

Sabe-se que a ruptura com o modelo populista e os novos controles sobre a estrutura sindical impostos pelo regime autoritário desde os anos 60 introduziram novas formas de socialização profissional e participação sindical e política, que culminaram no estabelecimento de novas fronteiras simbólicas entre trabalhadores "velhos" e "novos" e se traduziram numa espécie de "conflito de gerações" trabalhistas. Os "novos", baseados numa valorização da autonomia em relação à política e ao Estado, tenderam a acusar os "velhos" de "pelegos" e "assistencialistas"; e estes, por sua vez, baseados na valorização da disciplina do trabalho e das conquistas do passado, marcadas por forte relação com o Estado, tenderam a acusar os "novos" de "irresponsáveis" e "baderneiros".[6]

De forma semelhante, os aposentados — particularmente os que poderíamos classificar como de extração "comunista" ou "petebista" pré-64 — acusam os sindicalistas da ativa — particularmente os que classificaríamos como de extração "cutista" — de propagarem a falsa imagem de que os velhos sindicalistas eram "todos pelegos" e cristalizarem uma falsa oposição entre assistencialismo e participação.

Vejamos, por exemplo, o caso da Associação dos Aposentados do Petróleo de Santos (Astaipe), expressando suas divergências com a direção do sindicato da categoria, ligado à CUT. Na visão do sr. Bruno, liderança da Astaipe, a nova geração de dirigentes sindicais estaria ameaçando privar os sindicatos de uma série de serviços que beneficiariam trabalhadores da ativa e aposentados:

> Eles [os dirigentes do sindicato] têm outra ótica do que é sindicalismo. Por exemplo, nossa sede é uma sede bonita, até rica mesmo; isso foi construído com recurso próprio do trabalhador. Não houve empréstimo de jeito nenhum. Essa turma acha que sindicalismo não é isso. Tem de começar tudo de baixo. Nós não concordamos. Foi uma coisa que nós construímos. Não existe esse assistencialismo que eles falam. Hou-

[6] Ver Peçanha & Morel, 1991. Sobre a concepção de "gerações" como categorias que refletem distinções no espaço social e nas formas de ação política entre "jovens" e "velhos", ver Bourdieu, 1983:112-21.

> ve uma época em que não tinha nada... O INPS sempre foi ruim. O Inamps sempre foi ruim. Então nós pusemos o laboratório, o gabinete dentário e tudo o mais. Isso deve permanecer. Começam por aí as divergências entre o pessoal mais antigo, que é o aposentado, e o pessoal jovem.

Vemos que, diante do desprezo que as lideranças sindicais emergentes manifestam pelo estilo de atuação dos trabalhadores mais velhos, classificado de "populista", "assistencialista", ou "pelego", os aposentados tratam de valorizar as conquistas de seu passado de lutas e proclamam que sua experiência sindical e política precisa ser levada em conta pelas novas gerações.

Cabe ressalvar, porém, que, apesar das críticas à atuação dos sindicatos e das lideranças sindicais mais jovens, os aposentados militantes prezam sua condição de ex-ativistas sindicais como um elemento importante na auto-afirmação de sua capacidade de luta. Esse ponto fica mais claro quando os aposentados militantes procuram diferenciar seu movimento dos grupos de terceira idade. Para os aposentados militantes, esses grupos desenvolvem principalmente atividades de lazer que são um "descanso", um "refrigério", uma "diversão". Mas a atividade mais importante, que é a "luta", a "ação dentro de sua entidade de classe", essa somente o movimento e suas associações proporcionam. "Esse é nosso alimento", diz o sr. Roberto Pires, liderança da Federação dos Aposentados e Pensionistas do Rio de Janeiro, pois "a pessoa só está viva enquanto luta, quando ela pára os órgãos todos param e ela está morta".

O movimento dos aposentados acredita possuir uma perspectiva mais ampla de luta pelos direitos dos aposentados e dos idosos, perspectiva que estaria ausente nos grupos de terceira idade e que passaria por uma aliança com os demais setores oprimidos da sociedade, a partir da "conscientização" da inserção do aposentado e do idoso na sociedade. Como diz o sr. Luiz Viégas, ex-presidente da Federação dos Aposentados e Pensionistas do Rio de Janeiro:

> Não há família brasileira que não tenha aposentado, que não tenha um conhecimento objetivo dos problemas do aposentado, e isso facilita o nosso posicionamento na sociedade, onde buscamos respaldo.

Em contraste, os grupos de terceira idade prestar-se-iam mais facilmente à manipulação por parte de políticos e governos. Para o sr.

João Marquesini, liderança da Federação dos Aposentados e Pensionistas de São Paulo:

> (...) o Fórum da Terceira Idade é um pouco usado pelo governo do estado, porque eles dão área de lazer, aquela coisa toda, e parece que [isso] tira o sentido da luta que a gente está fazendo em prol do aposentado, ou em prol do idoso. A gente acha que tem que ter lazer também, todo mundo tem que ter sua hora de lazer, mas hora de luta, de reivindicação também. Mas eles ficam separados, só aparecem nesses momentos.[7]

Vimos que os aposentados militantes identificam-se preferencialmente como pertencentes à vasta categoria dos ex-trabalhadores, construíram suas novas associações em oposição ao que classificam como "descaso" dos sindicatos e, através delas, lutaram por seus interesses, conseguindo tanto o atendimento de demandas pontuais relativas ao valor dos benefícios previdenciários quanto a participação em comissões e grupos de trabalho oficiais formados para tratar da reestruturação do sistema previdenciário no país, desde o Congresso Constituinte. Dessa perspectiva, o movimento dos aposentados poderia ser classificado como mais um dentre os inúmeros conflitos de cunho distributivo que proliferam na sociedade brasileira. Apesar disso, a mobilização pelos 147%, que poderia ser mais uma "demanda corporativista", adquiriu a inusitada dimensão de uma "revolta dos velhinhos". Tentemos mostrar como isso aconteceu.

A "revolta dos velhinhos": o impacto da mobilização pelos 147%

Tudo começou em setembro de 1991, quando o salário mínimo recebeu um aumento de 147,06%, mas os benefícios da Previdência Social foram reajustados em apenas 54,6%. Ao determinar esse reajuste reduzido, o governo federal baseou-se numa interpretação (constestada) das disposições das leis nº 8.212 e nº 8.213, que haviam implantado os planos de benefícios e custeio da Previdência e estipulavam novas regras para o reajuste dos benefícios, desvinculando-os do salário mínimo. A reação do movimento de aposentados e pensionis-

[7] Depoimento em Haddad, 1991:120.

tas foi, a partir de setembro de 1991, impetrar, em diversos pontos do país, ações judiciais contra a Portaria dos 54,6%. Em 19 de novembro de 1991, o movimento obteve uma ampla vitória judicial: o juiz substituto da 2ª Vara da Justiça Federal, de Brasília, concedeu liminar determinando o pagamento imediato do reajuste de 147,06%, retroativo a setembro daquele ano, para todos os aposentados e pensionistas do país. Todavia, o procurador-geral do INSS e o consultor-geral da República contestaram a competência do juiz de Brasília para decidir em favor dos aposentados de todo o país. Em 21 de novembro, o presidente Collor declarou em entrevista coletiva, publicada nos jornais do dia seguinte, que "não havia disponibilidade na Previdência para fazer o pagamento dos 147,06%" e que a efetivação de tal pagamento implicaria "o caos do sistema".[8] Em 26 de novembro, o Tribunal Regional Federal de Brasília suspendeu a liminar que concedia os 147,06% aos aposentados de todo o país e, em 2 de dezembro, o Superior Tribunal de Justiça (STJ) suspendeu os efeitos das liminares que concediam os 147,06% em diversos estados. Mas em 17 de dezembro, o mesmo STJ concedeu mandado de segurança à Associação dos Aposentados e Pensionistas de Brasília e à Associação dos Aposentados Metalúrgicos de São Paulo, garantindo-lhes o reajuste de 147,06%, decisão que passou a valer para todos os aposentados e pensionistas do país. Em 23 de dezembro, no entanto, o presidente do STF, acolhendo pedido do governo, decidiu suspender a decisão tomada pelo tribunal em favor dos aposentados, adiando o julgamento definitivo da questão para fevereiro de 1992. Apesar disso, os tribunais regionais de São Paulo e do Rio de Janeiro mantiveram as liminares em favor do pagamento imediato dos 147%. O INSS conseguiu adiar temporariamente o pagamento nos dois estados, enquanto o presidente do STJ declarava-se incompetente para revogar a decisão dos juízes federais dos estados. O pagamento, sem correção monetária, começou a ser efetuado aos aposentados e pensionistas em 7 de janeiro, no Rio, e em 17 de janeiro, em São Paulo, sendo suspenso novamento no mês seguinte. Depois de idas e vindas no Judiciário e muitas declarações oficiais desencontradas sobre o estado financeiro da Previdência, a partir de agosto de

[8] Em 24 de novembro de 1991, a *Folha de S. Paulo* publicou que a Previdência teria um déficit de Cr$3 trilhões se efetuasse o pagamento dos 147,06%. Meses depois, porta-vozes do governo Collor afirmaram que esse déficit seria três vezes maior.

1992 os aposentados acabaram recebendo a quantia referente ao reajuste de 147%.

A representação da mobilização pelos 147% nos meios de comunicação de massa seguiu num crescendo. Começou com a exibição insistente e regular de imagens de filas de idosos diante de agências bancárias e postos de atendimento da Previdência — que, nesses casos, costumavam se formar já de madrugada. Essas imagens ilustravam matérias que destacavam as declarações das principais autoridades do governo federal, segundo as quais a concessão do pretendido reajuste de 147% aos benefícios da Previdência levaria o sistema à falência e instauraria o caos no país. O leitor e o telespectador podiam confrontar a reação agressiva e alarmada do governo — encabeçado por um "jovem autoritário" — com a imagem dos supostos agentes do caos: os velhos nas filas. Já aí se colocava a possibilidade de um estranhamento diante do que as imagens sugeriam ser uma reação excessiva e talvez injusta das autoridades federais.

A sensação de que os aposentados estavam sendo injustiçados tomou uma forma mais clara quando alguns dos principais jornais do país transformaram em manchete principal a decisão do juiz de Brasília, em novembro de 1991, determinando o pagamento dos 147% aos aposentados de todo o país. Comparem-se, a título de ilustração, as chamadas de primeira página dos três diários a seguir:

Folha de S. Paulo: "Justiça Federal dá 147% aos aposentados"

Jornal do Brasil: "Justiça manda União pagar 147% aos aposentados"

Jornal da Tarde (SP): "Conquistados os 147%: aposentados derrotam o governo"[9]

A cobertura cresceu a partir daí, sendo os sucessivos lances da batalha judicial acompanhados como episódios de telenovela. Em janeiro de 1992, a mobilização de aposentados e pensionistas tornou-se mais intensa. Idosos saíram às ruas em pequenas mas ruidosas passeatas em várias capitais, freqüentemente sob aplausos e chuvas de papel picado. Nos telejornais, prosseguia a exibição regular das filas, agora motivadas pela incerteza quanto ao pagamento do reajuste, diante do aparente impasse jurídico. A morte do aposentado Waldo-

[9] É curioso notar que esta última manchete — a mais forte e favorável aos aposentados — tenha aparecido justamente no jornal que, dos três citados, seria provavelmente classificado pelos aposentados militantes como o mais "conservador".

miro Bonifácio de Oliveira, após várias horas de espera numa fila de banco no Rio de Janeiro em 7 de janeiro, foi noticiada com destaque, acompanhada da seguinte declaração de um alto funcionário do INSS:

> A culpa é dos próprios aposentados, que querem ir todos ao mesmo tempo ver a cor do dinheiro; são velhos, doentes e estressados.

Além do falecido sr. Waldomiro, apareceram nesse mesmo mês duas outras figuras que se tornaram emblemas da mobilização. Uma delas foi justamente o pai do então ministro do Trabalho e Previdência Social, Antônio Magri, que vivia na Praia Grande, um balneário popular do litoral paulista. Uma matéria da revista *Veja*, de 15 de janeiro de 1992, classificou-o explicitamente como "um símbolo" dos aposentados empobrecidos, com base na seguinte descrição:

> Um senhor de 85 anos, viúvo, que mora de favor num pequeno apartamento da colônia de férias do Sindicato dos Eletricitários, ganha Cr$100 mil por mês e reclama que seu filho, o ministro, não lhe dá nenhuma atenção.

A outra figura simbólica foi o aposentado Quintino Cechinel, agredido a coronhadas por um policial militar ao participar de um ato de protesto de aposentados em Florianópolis, em 28 de janeiro de 1992. Cenas dessa agressão foram mostradas na TV, e a imagem patética do senhor de 70 anos, cercado de policiais, com a camisa rasgada e o peito nu ensangüentado, foi estampada nos principais jornais do país no dia seguinte.

É interessante notar que, embora a repercussão crescente da mobilização tenha aberto espaço nos meios de comunicação, através de entrevistas e debates, para as lideranças efetivas do movimento de aposentados, nenhuma dessas lideranças tornou-se uma figura simbólica tão forte da mobilização quanto o pai do ministro Magri e o senhor catarinense agredido pela polícia.

Foi a essa altura que a imprensa passou a destacar que os aposentados eram "os únicos a protestar na rua contra o Planalto". Trecho de uma matéria da *Folha de S. Paulo*, de 26 de janeiro de 1992, resume esse ponto de vista:

> Sem poder de greve e média de idade de 60 anos, eles já conseguiram obrigar o governo a convocar em caráter extraordinário o Congresso e a adiar o acordo do Brasil com o FMI.

Reforçando esse ponto de vista, alguns jornais destacaram também que Lula, o presidente nacional do PT, numa manifestação na praça da Sé, em São Paulo, por ocasião do Dia Nacional do Aposentado (24 de janeiro) teria dito que "a revolução talvez comece com os aposentados".

A mídia dava atenção às associações de aposentados, mas tendia a tratá-las como "associações de velhinhos". Outra matéria da *Folha de S. Paulo*, de 2 de fevereiro de 1992, é exemplar, desde o título: "A batalha dos velhinhos: aposentados ocupam vanguarda social". Reunindo opiniões bem diversificadas de lideranças dos aposentados, de participantes antigos e recém-chegados ao movimento, e de uma antropóloga especializada no assunto, o texto da matéria procurava comprovar a tese de que o movimento dos aposentados pelos 147% fora uma revolta de velhos oprimidos, empobrecidos e que, além disso — ou principalmente por isso — não tinham nada para fazer, tendo procurado as associações de aposentados "para agitar a vida". Dessa maneira inesperada, tinham virado a vanguarda do protesto social no país.

> O ex-representante comercial Jacy Bicalho, 66, diz o que tem feito na vida desde que se aposentou, há 10 anos: "nada". Entre filmes na TV e passeios à toa pelas ruas de São Paulo, seu dia é demorado, "difícil de passar". Ou era, até alguns meses atrás. Como milhares de outros velhos em várias partes do país, Bicalho se integrou ao movimento pelo reajuste de 147,06% na aposentadoria e ocupa um lugar que já foi de estudantes e operários. "Os velhos começaram a se sentir muito oprimidos", diz Bicalho. "Daí surgiu essa revolta." A "revolta dos velhinhos" está hoje na vanguarda das reivindicações sociais.

Com essa imagem de "vanguarda social" insuspeitada, de "velhinhos" subitamente revoltados contra o tédio de suas existências, as organizações de aposentados viram-se reconhecidas como movimento político. É claro que essa identificação aposentados/velhinhos carentes é abusiva e um tanto deturpadora, pois há muitos aposentados no Brasil que não são velhos nem carentes. No entanto, a questão dos 147% teve o efeito de dramatizar aquele "conhecimento objetivo dos problemas dos aposentados", apontado pelo sr. Luiz Viégas como algo que fazia parte do cotidiano das famílias brasileiras. Assim, o significado da mobilização foi além de uma mera reivindicação distributiva. Ao expor flagrantes das dificuldades e carências que caracterizam o modo de vida de muitos velhos, contribuiu para que se generalizasse a percepção de que a questão dos 147% tocava em conflitos e sentimentos mais profundos em relação aos velhos — conflitos e sentimentos esses que seriam familiares à experiência da população em geral. Naquelas circunstâncias, essa percepção acabou gerando uma postura de solidariedade para com os aposentados, vistos como os representantes dos "velhinhos" inconformados com a própria situação. Os "147%" sintetizaram o desprezo que a sociedade brasileira reservava aos mais velhos.

Deu-se, assim, um passo importante para fazer com que a questão dos direitos dos aposentados e dos idosos entrasse na pauta das lutas legítimas pela cidadania. A ironia é que não era bem essa a elaboração que os próprios aposentados militantes faziam da identidade política de seu movimento. Como vimos, até antes da mobilização pelos 147%, os aposentados militantes minimizavam a relevância dos programas destinados à terceira idade. No limite, esses programas eram vistos como formas de segregar ou infantilizar os mais velhos. Insinuava-se também que eles contribuíam para quebrar a "unidade política" dos mais velhos, gerando movimentos concorrentes. O sr. Antônio Galdino fez as seguintes declarações numa entrevista em setembro de 1991:

> Então, quando o movimento dos aposentados começa a se desenvolver (...), observamos que o movimento da terceira idade e o movimento dos idosos ganham impulso junto aos órgãos públicos estaduais, federais, municipais, já se falando inclusive em faculdade da terceira idade, cuja conotação não é aquela de aproveitar esse espírito de experiência, nem é de dar ao indivíduo a oportunidade de realizar aquilo que é do seu ego e que porventura não pôde realizar em decorrência do mercado de trabalho, da sobrevivência da família. Não se trata de baile, de dançar, de lazer, mas de realizar, em centros comunitários de idosos, com jovens etc., algo que lhe dê a satisfação íntima de estar contribuindo com alguma coisa de dentro de sua entidade de classe, ele sentir que pode ajudar e tem condições de mudar dentro de si e para a família.

Mas alguma coisa mudou no modo de encarar a questão mais ampla da velhice. Depois da explosão dos 147%, o mesmo sr. Antônio Galdino, durante uma aula pública sobre o tema "idosos" promovida pela Prefeitura de São Paulo, fez um discurso em que ressaltava a importância de uma aliança dos "aposentados e pensionistas" com os "idosos":

> Dentro desta sociedade contraditória, desta sociedade de interesses, o Estado não está a serviço do desenvolvimento e do interesse social, mas sim voltado para interesses outros que não atingem as necessidades básicas da população de idosos, aposentados e pensionistas. Portanto, ninguém irá resolver nossos problemas se não tivermos capacidade para isso. E nós temos. Os idosos têm, os aposentados têm, os pensionistas têm. E demonstramos isso na luta em defesa do direito dos 147% e na luta em defesa da Previdência Social.[10]

É verdade que, neste discurso, os idosos ainda são os "outros", e não uma categoria identitária mais ampla, da qual fazem parte aposentados e pensionistas militantes. Mas Galdino também diz que os problemas dos idosos são também "nossos" problemas, afinal...

Considerações finais

Concluirei repassando os pontos que me parecem mais importantes. O movimento unificado e autônomo de aposentados e pensionistas, que se constituiu a partir do início dos anos 80 e recentemente procurou se legitimar como representante dos interesses dos beneficiários da Previdência, é uma resposta à situação de orfandade política na qual os aposentados se viram colocados desde o fim do antigo sistema de IAPs.

Na organização do movimento desempenham papel fundamental antigos ativistas e líderes sindicais, e a visão das associações tende a refletir a experiência desses homens. Para a legitimação da representatividade do movimento, foi de crucial importância a mobilização em torno dos 147%, que, mais do que uma reivindicação redistributiva específica, dramatizou tanto a crise da Previdência Social quanto a situação dos velhos na sociedade brasileira.

[10] Ver depoimento do sr. Antônio Galdino em Simões & Maciel (coords.), 1992:111.

Os aposentados militantes autodenominam-se "a maior categoria do país" e elaboram sua própria identidade política contrapondo-se, de um lado, aos grupos envolvidos com os programas de terceira idade — classificados como "de lazer" e não "de luta" — e, de outro, com os ativistas sindicais e trabalhadores da ativa — classificados como "corporativistas", "economicistas", como os que "pensam que não vão envelhecer", os que "querem manipular o aposentado", os que desprezam a experiência e a capacidade de organização e luta dos aposentados.

Notemos ainda que certas categorias acusatórias endereçadas aos grupos de terceira idade e aos sindicatos e trabalhadores da ativa — como "assistencialismo" e "manipulação partidária" — são eventualmente usadas pelas lideranças de algumas associações de aposentados contra outras, na dinâmica complexa da identificação de adversários e aliados em diferentes níveis.

A partir da análise do impacto da "mobilização pelos 147%", talvez se possa dizer que o movimento de aposentados esteja cada vez mais propenso a fundir suas reivindicações de cunho "distributivo" com as que dizem respeito à "gramática das formas de vida", para retomar os termos de Habermas.[11] É importante observar, contudo, à guisa de conclusão, que essa perspectiva fará os aposentados se defrontarem com um novo dilema: se insistirem em sua identidade de "categoria", conservarão a legitimidade da representação de um contingente considerável e manterão sua autonomia de movi-

[11] Ver Habermas, 1982:33-7. Habermas usa ambas as expressões para distinguir a mudança na natureza dos conflitos sociais no capitalismo de bem-estar contemporâneo. Os conflitos sociais teriam deixado de se referir a áreas de reprodução material, não seriam mais canalizados através de partidos e organizações formais, nem poderiam ser contornados mediante compensações oferecidas pelo sistema de bem-estar. Ao contrário, os "novos movimentos sociais" surgiriam nas áreas de reprodução cultural, integração social e socialização; manifestar-se-iam por formas de protesto infra-institucionais e extraparlamentares, e girariam em torno da defesa de estilos de vida ameaçados ou da prática de estilos de vida renovados. Em nossa interpretação do novo movimento de aposentados e pensionistas — que tanto coloca demandas materiais em torno dos benefícios da Previdência, quanto questiona a condição dos mais velhos na sociedade —, sugerimos que aquelas duas formas de conflito não são necessariamente excludentes, mas podem fundir-se num mesmo movimento social.

mento social; mas suas reivindicações permanecerão primordialmente "distributivas" e "pontuais", confundindo-se com as milhares de demandas desse tipo. Se, por outro lado, o movimento de aposentados incorporar as reivindicações mais amplas pelos direitos dos mais velhos, sua presença pública adquirirá mais efetividade, mas o movimento se arriscará a se diluir em meio a outras organizações que ou já atuam nesse campo, ou agora passaram a considerá-lo politicamente promissor. Além disso, o movimento correrá o risco de perder — para os sindicatos, por exemplo — o que já conquistou em termos de mobilização, organização e representação dos beneficiários da Previdência.

Referências bibliográficas

Araújo, José Prata de. *A luta que comoveu o Brasil.* Belo Horizonte, Sindicato dos Bancários, 1992.

Bourdieu, P. A juventude é apenas uma palavra. In: *Questões de sociologia.* Rio de Janeiro, Marco Zero, 1983.

Cohn, Amélia. *Previdência Social e processo político no Brasil.* São Paulo, Moderna, 1980.

Draibe, Sonia. As políticas sociais brasileiras: diagnósticos e perspectivas. In: *Para a década de 90: prioridades e perspectivas de políticas públicas.* Brasília, Ipea/Iplan, 1989.

Habermas, J. New social movements. *Telos* (40):33-7, 1982.

Haddad, Eneida G. M. A velhice de velhos trabalhadores; o cenário, o movimento e as políticas sociais. São Paulo, FFLCH/USP, 1991. (Tese de Doutorado.)

Hochman, Gilberto. Aprendizado e difusão na constituição de políticas: a Previdência Social e seus técnicos. *Revista Brasileira de Ciências Sociais, 3*(7):84-98, jul. 1988.

Malloy, James. *A política de previdência social no Brasil.* Rio de Janeiro, Graal, 1986.

Oliveira, Jaime A. A. & Teixeira, Sonia M. F. *(Im)previdência social; 60 anos de história da Previdência no Brasil.* Petrópolis, Vozes, 1989.

Peçanha, Elina G. F. & Morel, Regina L. M. Gerações operárias: rupturas e continuidades na experiência dos metalúrgicos do Rio de Janeiro. *Revista Brasileira de Ciências Sociais, 6*(17):68-83, out. 1991.

Santos, W. Guilherme dos. *Cidadania e justiça; a política social na ordem brasileira*. Rio de Janeiro, Campus, 1987.

Simões, Júlio Assis & Maciel, Laura Antunes (coords.). *Pátria amada esquartejada*. São Paulo, Secretaria Municipal de Cultura/Departamento do Patrimônio Histórico, 1992.

O curso da vida no contexto da lógica empresarial: juventude, maturidade e produtividade na definição da pré-aposentadoria

Deborah Stucchi*

A velhice é um dos temas brasileiros que mais ganharam importância nos últimos anos, tendo-se assistido, a partir da década de 80, a uma proliferação acentuada de iniciativas voltadas para o seu atendimento. Em boa parte das cidades brasileiras formaram-se conselhos de idosos junto a administrações municipais e estaduais, constituindo o idoso a parcela da população cujas demandas são cada vez mais incorporadas às campanhas eleitorais e às plataformas partidárias. Os meios de comunicação veiculam discussões sobre as possibilidades de um envelhecimento adequado e a simpatia da população em relação à questão do idoso reflete a preocupação crescente com o velho como problemática nacional. O movimento dos aposentados, que incorpora o protesto contra o descaso dos governos em relação ao idoso, alcançou recentemente projeção nacional e apresenta-se com capacidade para questionar a credibilidade da administração política e econômica brasileira. A gerontologia e a geriatria transformaram-se, nos últimos 20 anos, em áreas especializadas do saber, abrigando um número crescente de profissionais dedicados ao tratamento da velhice. Esses profissionais, organizados em associações, promovem encontros científicos, seminários e congressos, divulgando

* Mestre em antropologia social e doutoranda em ciências sociais pela Universidade Estadual de Campinas.

conhecimentos em periódicos especializados. Um número cada vez maior de empresas integra, em suas políticas de recursos humanos, programas de preparação para a aposentadoria, objetivando oferecer aos trabalhadores de mais idade uma transição mais adaptada à condição de inativos.

Pensar na aposentadoria, portanto, é acompanhar como um problema que dizia respeito aos indivíduos, às suas famílias e às agências filantrópicas constitui-se em questão pública. É compreender como o problema do sustento na velhice transforma-se num direito do trabalhador, que, após certo número de anos de trabalho ou ao atingir determinada idade, passa a receber uma renda vitalícia. Ao pactuar o contrato trabalhista com o empregador, o indivíduo adquire a aposentadoria como direito e a velhice passa a ser um problema de alcance público.[1] Esse processo, que levou à generalização da aposentadoria para todas as categorias de trabalhadores, é chamado por Guillemard de *"socialização da gestão da velhice"*.

Veremos aqui como os programas de preparação para a aposentadoria (PPA) oferecidos aos trabalhadores mais velhos por empresas, fundações, institutos e prefeituras operam, aparentemente, num sentido inverso ao do movimento observado por Guillemard.[2] Os PPAs são uma manifestação concreta das novas práticas e concepções envolvidas nas formas contemporâneas de entender o processo de envelhecimento, o trabalho e a aposentadoria.

Implantados através da área de recursos humanos e serviço social ou comprados de consultores e assessores prestadores de serviços às empresas, os PPAs destinam-se a trabalhadores em final de carreira, com idade entre 40 e 65 anos.[3] Em sua quase totalidade, os PPAs são desenvolvidos por empresas participantes de fundos de pensão e aposentadoria privada. A participação dos trabalhadores nesses fundos

[1] Lenoir, 1979; Guillemard, 1980, 1983, 1986; Debert, 1993; Simões, 1992.

[2] Foram analisados, principalmente, os PPAs de duas empresas: a Companhia Paulista de Força e Luz de Campinas, que distribui energia como filiada da Eletrobrás, fundada em 1912, com 7.479 empregados em 1993, e a Refinaria de Paulínia, filiada do Sistema Petrobras, localizada em Paulínia, com 1.100 empregados em 1993. Para dados mais detalhados sobre os PPAs destas e de outras empresas, ver Stucchi, 1994.

[3] Na última década, um número crescente de empresas vem implantando PPAs: em 1980, duas ofereciam esse tipo de programa; em 1993, a Associação Brasileira das Entidades Fechadas de Previdência Privada já registrava 89 empresas interessadas ou iniciadas no processo de implantação dos programas de preparação para a aposentadoria. Ver IBGE, 1992.

durante seu período de vida ativa e a contribuição das empresas garantem ao empregado aposentado uma pensão complementar vitalícia, extensiva aos dependentes quando do falecimento do beneficiário principal.[4]

A especificidade que destaca essas empresas da maioria das outras no Brasil é a garantia de salários privilegiados, de benefícios diferenciados para seus trabalhadores e de rendimentos acima da média para seus aposentados.

Esses programas caracterizam-se por transformar o significado da velhice de algo negativo em um momento potencialmente positivo e da aposentadoria em uma decisão individual do trabalhador. Uma análise das práticas e do discurso dos especialistas envolvidos na idealização dos programas — psicólogos, gerontólogos e assistentes sociais que se dedicam a elaborar programas, treinar profissionais e divulgar os pressupostos que embasam os PPAs — permite perceber como os PPAs procuram rever concepções tradicionais sobre o envelhecimento e como organizam suas práticas concretas: é objetivo expresso do PPA demonstrar a possibilidade da vivência coletiva positiva e satisfatória dessa nova fase da vida que é a aposentadoria.

Como parte integrante das políticas de recursos humanos das empresas, os PPAs envolvem os direitos particulares que uma corporação assegura a seu corpo de funcionários e que lhe garantem uma identidade específica em relação às demais empresas e a fidelidade dos trabalhadores a seus objetivos específicos. Os benefícios garantidos aos empregados são tratados como privilégios que distinguem as organizações umas das outras.

Mais do que um direito, a aposentadoria, nas empresas que adotam os PPAs, é vista como uma violência contra o trabalhador de mais idade. Os programas propõem-se a preparar os trabalhadores mais velhos para uma nova etapa da vida, que deveria contemplar o planejamento do momento adequado para o abandono da vida produtiva na empresa. Esse planejamento, quando feito de maneira correta, pode transformar a violência em prêmio, propiciando ao aposentado uma nova experiência, um momento privilegiado para a realização e a satisfação pessoal.

---

[4] Em 1993, 1.800.000 trabalhadores participavam desses fundos de pensão no Brasil, enquanto o número total de segurados no Instituto Nacional de Seguro Social credenciados em 1988 era de 20.361.276. Ver IBGE, 1992.

A adoção dos programas de preparação para a aposentadoria, entretanto, é fruto de uma dificuldade em precisar as fases da carreira do trabalhador, as vantagens e desvantagens de se contar com trabalhadores jovens e velhos para o bom andamento das atividades e as obrigações legais e morais das empresas para com seus empregados, bem como a forma pela qual elas se combinam com as exigências de produtividade. A valorização do empregado selecionado é proporcional a sua juventude. O acúmulo de idade passa a representar risco e incapacidade para o trabalho, enquanto juventude equivale ao principal objetivo perseguido no recrutamento de um trabalhador, de um "*novo companheiro*":

> Lá fora eu selecionei esse elemento e a gente procura admitir profissionais jovens porque são atividades grosseiras que exigem um esforço físico razoável e, dependendo da idade, eles já não conseguem mais produzir com o mesmo denodo, colocando em risco sua segurança e a segurança dos colegas. Muitas vezes, a gente admite adolescentes da mais tenra idade e aproveitamos aprendizes do Senai (Gustavo, Recursos Humanos, CPFL — entrevista concedida em julho de 1993).

As concepções sobre o trabalhador mais velho unificam posições de atores colocados em lados opostos do jogo empresarial, como é o caso de sindicalistas e empresários. Ao justificar a existência de uma política orientada para a renovação de quadros funcionais na CPFL, a sindicalista assim se expressou:

> A gente sente que há um interesse muito grande na aposentadoria porque parece que o pessoal vai ficando mais inativo; o pessoal não trabalha tão bem no final da carreira, não se entusiasma tanto (Tereza, diretora do Sindicato dos Eletricitários de Campinas — entrevista concedida em maio de 1993).

Nos contextos em que se trata da cultura expulsória das empresas e de combatê-la, a ênfase recai nas obrigações legais, morais e éticas da empresa para com seus funcionários:

> Para o empregado, a gente procura passar esse sentimento de respeito, quer dizer, ele vai ficando mais velho e não é um produto descartável; a empresa tem um carinho enorme com o companheiro antigo. Eles são, realmente, valorizados e respeitados. O reconhecimento de que

> construíram e arquitetaram a empresa. Se a gente pode estar nessa empresa, promovendo um evento dessa natureza, isso é fruto do trabalho que eles produziram durante todos esses tempos, porque se não a empresa teria ido para o brejo (Gustavo, Recursos Humanos, CPFL — conferência Sinpra, Campinas, agosto de 1993).

À empresa não cabe apenas buscar no mercado de trabalho os profissionais mais competentes para oferecer um produto competitivo. Cabe a ela garantir o aprendizado e a qualificação de seus funcionários, que, "*desde a mais tenra idade*" e ao longo de toda a carreira, devem ter sua formação aperfeiçoada. Nesse aspecto, a empresa se confunde com a escola. Cabe a ela ainda proporcionar satisfação aos funcionários e motivação para que eles permaneçam na empresa e, ao mesmo tempo, aprimorem sua qualificação. Para tanto, salários e benefícios somam-se a outras homenagens:[5]

> ...nós fazemos (as homenagens) aos colegas que têm 25, 30 e 35 anos de empresa. Todo ano nós fazemos uma parada na empresa para prestar uma homenagem para eles. Nós reunimos toda a diretoria, todos esses colegas, e a gente faz um jantar amplamente divulgado na empresa e a gente procura destacar o respeito e o carinho que a empresa tem com esses colegas antigos (Gustavo, Recursos Humanos, CPFL — entrevista concedida em julho de 1993).

Tomando por base esses benefícios, seria apressado considerar que essas empresas desenvolvem uma política clara de incentivo às aposentadorias precoces. O mais adequado seria supor a existência de incentivos contraditórios, na medida em que os benefícios da aposentadoria são maiores em função do tempo de serviço, e prêmios como rubi, esmeralda e brilhante indicam o interesse e a homenagem aos funcionários mais velhos e que estão há mais tempo na empresa. Essa

[5] Na CPFL, segundo um funcionário de recursos humanos, as homenagens aos trabalhadores mais velhos incluem um prêmio ao empregado antigo que "já está em final de faixa salarial. Como ele não pode galgar novos postos, ele chegou no limite do potencial dele; ele é bom naquilo que está fazendo, mas não é bom para ocupar novas posições (...) a gente dá um bônus (...) e mantém a chama de sentir que ainda existe uma reciprocidade da empresa". Além desse bônus, a empresa oferece uma indenização na ocasião do desligamento, calculada em número de salários, dependendo do número de anos de serviço do empregado.

ambigüidade está presente na forma pela qual a empresa concebe o curso da vida do trabalhador: o funcionário mais velho é representado contraditoriamente, sendo valorizado por ser mais treinado, mais competente e mais experiente, mas, ao mesmo tempo, sendo visto como mais conservador, mais resistente a mudanças e acometido, em função da idade, do que na linguagem empresarial se denomina *"capacidades reduzidas"*. O envelhecimento, nesses contextos, está relacionado com a perda da competência profissional, do controle emocional e com manifestações de sentimentos como inveja ou ressentimentos, que prejudicam o andamento adequado das atividades na empresa. Diante dessa perspectiva, a necessidade de substituição dos quadros funcionais — a *"oxigenação"* — é apresentada como justificativa na defesa dos PPAs. Essa tendência, por outro lado, entra em choque com a idéia de que a empresa, para ser produtiva, deve aprimorar a formação de seus funcionários. Como essa formação é progressiva e consome tempo, os trabalhadores mais velhos são os mais treinados e os que têm maior competência. O trabalhador jovem, por sua vez, é valorizado por ser empreendedor, arrojado e arrogante; sua inexperiência é compensada pela possibilidade de *"injetar sangue novo e oxigenar"* as organizações.

A empresa procura transformar o desligamento definitivo em uma decisão voluntária e, ao mesmo tempo, arroga a si uma nova função — a de preparar seus empregados para que eles mesmos possam decidir o melhor momento de se aposentar. A impossibilidade de definir uma política para promover o equilíbrio ao se *"projetar as grandes organizações"* é que parece transformar os PPAs numa nova necessidade empresarial. As ambigüidades das representações sobre as vantagens e desvantagens de contar com trabalhadores jovens ou velhos e as políticas contraditórias de recursos humanos levam à definição da pré-aposentadoria, descrita como o momento em que os indivíduos devem começar a planejar uma nova etapa na vida e decidir, em função dela, a melhor hora de se aposentar. A reflexão sobre esse equilíbrio entre a experiência dos mais velhos e a iniciativa dos jovens tem como um de seus elementos fundamentais a transformação da aposentadoria de um direito social em uma violência contra o trabalhador. Essa violência ganha expressão nos contextos em que se trata de caracterizar o trabalhador aposentado:

> A perda de poder, o *status* dele como trabalhador, seja em que área for, em cada área... Eu costumo até conversar um pouco com eles sobre is-

so também nas oportunidades que eu tenho tido de falar nos meus encontros, e cada pessoa na sua área detém algum poder, por mínimo que seja. O poder de chegar todo dia na minha sala e abrir uma janela, esse é meu, ninguém vem aqui e faz isso. E ele depois se vê destituído de tudo isso e tem que reconquistar um outro espaço na sociedade, na comunidade, na família. E muitas vezes ele se depara com isso, por exemplo, de chegar lá e... o pessoal até conta o exemplo da questão de desligar o arroz; ele está passando por lá e não tem o que fazer, aí ele passa lá e desliga a panela, aí a mulher: "pô, mas quem manda aqui sou eu, eu sei a hora que eu tenho que desligar isso"... Aí ele começa a se perguntar: "pô, então o que é que eu devo fazer? Não devo desligar o arroz? Que é que eu devo fazer?" Então se dá esse impasse. Eu vejo muito, assim, essa ansiedade, ela está ligada muito com, quer dizer, qual será a nova posição dele na sociedade? O novo *status* que ele vai ter? Isso nas entrevistas de desligamento a gente percebe também, por exemplo, com chefia, que a rigor não faz esse programa como a Sueli está falando, geralmente eles não participam, quer dizer, um chefe aqui, um gerente, ele tem todo um *status*, uma responsabilidade, uma série de coisas que lá na casa dele não tem o menor valor, lá ele não é doutor ninguém, não é senhor ninguém, não abona falta de ninguém, os filhos vão, entram e saem à hora que bem entendem, aqui ele tem esse poder de dizer para o outro se ele vai ou não, se ele permite ou não que o outro faça isso ou aquilo, e lá ele não tem (Carla, coordenadora de PPA, Replan — entrevista concedida em julho de 1993).

A aposentadoria é caracterizada pela saída do mundo do trabalho, pela entrada no mundo doméstico e pela passagem de um mundo de poder para um mundo em que o poder está nas mãos de outros. A perda de poder torna-se responsável pela emergência de conflitos domésticos e prejudica o bom funcionamento da empresa, porque o aposentado volta ao antigo local de trabalho. Essa volta é, muitas vezes, expressa nos seguintes termos:

...Eu cheguei a perceber umas duas ou três pessoas no corredor, aposentados, que estavam embriagados. Começou um esquema de alcoolismo do pessoal aposentado, então era verificação de alcoolismo, verificação de conflitos familiares. Parece que o cara aposentado começava a não se dar mais bem com a mulher, cada um ia para um lado e algumas reclamações também. Eu pensei: puxa vida, a gente precisa dar um jeito para ver se a gente pode minorar esse problema (Paulo, coordenador de PPA, Replan — entrevista concedida em julho de 1993).

O elemento central dos argumentos legitimadores do PPA é a necessidade de substituir o trabalhador mais velho por um mais jovem, já que as perdas são crescentes em função do acúmulo de idade. Como é difícil detectar o momento exato em que o indivíduo passa de produtivo a improdutivo, de capaz a incapaz, de ativo a estagnado, a noção de pré-aposentadoria é acionada como uma solução para esses impasses e contradições. A hora exata para deixar o trabalho passa a ser uma decisão individual, na medida em que o compromisso ético da empresa com o trabalhador reforça a idéia de que não se deve pressionar o empregado em direção à aposentadoria. A decisão sobre o momento de se desligar é caracterizada como uma nova obrigação do trabalhador.

A impossibilidade de lidar com os impasses e as definições contraditórias sobre a carreira e o curso da vida do trabalhador leva as empresas a transferir ao empregado pré-aposentado a responsabilidade de decidir o momento adequado para a aposentadoria. A empresa assume, assim, a nova função de preparar o trabalhador para essa tomada de decisão. Na medida em que ela cria e identifica um problema, empresas, sindicatos e gerentes apresentam uma nova sensibilidade para com a questão do envelhecimento, embora ninguém saiba como resolvê-lo. Para dar conta dessa nova função é preciso buscar especialistas, *experts* na tarefa de operar a segunda transformação necessária para o bom funcionamento da empresa: fazer da aposentadoria uma decisão individual. Em outros termos, a aposentadoria, de um direito trabalhista, foi transformada em uma violência contra o trabalhador. Agora é preciso transformá-la em um dever, ao qual o trabalhador irá responder com uma decisão racional, possibilitada pelo planejamento; planejamento esse que a empresa tem o dever de propiciar a seus funcionários, contratando para isso serviços especializados. Cria-se um novo mercado para os especialistas em gerontologia, detentores de saber científico sobre o envelhecimento, que atuam na redefinição desse período denominado velhice e estabelecem novas necessidades e aspirações para os indivíduos idosos. Para firmar essa idéia constroem-se pares de oposição contemporâneos à constituição do conjunto de agentes especializados na manutenção da velhice: aposentadoria ativa *versus* aposentadoria passiva, lar-alojamento *versus* asilo, gerontologia *versus* assistencialismo, individual *versus* coletivo.

Definida a terceira idade como a idade do lazer, em sua esteira concebeu-se a idéia de aposentadoria ativa, a partir da imagem de que a vida começa aos 60 anos. A velhice passou, assim, a ser representada como uma fase a ser aproveitada. Acompanhando o movimento de redefinição dos conceitos e concepções sobre o envelhecimento, surgiu um novo mercado de consumo voltado para as pessoas idosas detentoras de certa posição social e que adquirem bens especialmente a elas destinados, na tentativa de racionalizar os privilégios e benefícios advindos da aposentadoria.

O envelhecimento transforma-se, dessa maneira, numa questão de peso para a economia, a vida social e cultural da sociedade contemporânea, sendo redefinido como uma experiência objeto de gestão coletiva. A ampliação das camadas médias e a extensão dos regimes previdenciários a todas as categorias fizeram com que a preocupação com a velhice não se restringisse aos setores empobrecidos: os sindicatos encampam o problema em suas práticas reivindicatórias e o Estado elabora políticas para lidar com a questão. Todas essas transformações possibilitaram a emergência de novas sensibilidades e novas formas de gerir o envelhecimento.

Por isso, os PPAs são considerados unanimemente, por gerentes, coordenadores e sindicalistas, uma atividade importante do ponto de vista da modernização das relações entre empresa e trabalhador. A eles cabe a função de ensinar os trabalhadores a enfrentar a nova etapa de sua carreira e de sua vida — a pré-aposentadoria, definida como um momento de crise. O trabalhador deve estar duplamente preparado para deixar a empresa e transmitir a experiência acumulada aos mais jovens.

Há um claro consenso acerca da importância do papel dos PPAs na preparação do trabalhador para a tomada de decisão sobre o melhor momento de se aposentar, mas, como não há critérios claros para definir o pré-aposentado, não há também consenso sobre como este deve ser preparado. Os procedimentos escolhidos para propiciar essa preparação, os conteúdos que embasam as concepções sobre as fases da vida e o formato dos programas são objeto de constantes desacordos e de improvisação por parte de seus implantadores e coordenadores. Os próprios pré-aposentados participantes dos PPAs reagem com veemência às imposições feitas durante a realização de um programa. Mas os PPAs conseguem se impor através de um conjunto de idéias cuja força está em contrapor-se às concepções tradicionais do envelhecimento.

Primeiro, os conteúdos expressos e as intervenções dos expositores procuram dissociar a aposentadoria da idéia de velhice, mostrando que a aposentadoria nada mais é do que um intervalo entre a maturidade e a velhice, um momento propício ao desenvolvimento pessoal, onde se pode ter uma experiência pessoal e coletiva gratificante. Com planejamento adequado, que depende da competência de cada um, ela pode ser estendida ao máximo, de modo que possibilite ao indivíduo uma vivência bem-sucedida da aposentadoria. Os participantes dos PPAs são lembrados de que a vida não se encerra na aposentadoria e de que há inúmeras coisas a serem feitas até que a velhice se instale. Os PPAs procuram promover atitudes que possibilitem o prolongamento dessa fase através de conselhos práticos, tais como a manutenção da atividade, que nesse caso significa a manutenção do próprio interesse pela vida. A atividade resulta de qualquer ação que permita ao indivíduo sair de estados contemplativos considerados perigosos, da dedicação a práticas que tragam satisfação e realização pessoal. Os PPAs garantem que, seguindo as orientações de especialistas em saúde, psicologia, finanças etc., o indivíduo poderá manter-se saudável, jovem e autônomo pelo máximo tempo possível. Ao adiarem indefinidamente a velhice para além da aposentadoria, os PPAs procuram valorar positivamente esse momento da vida, de modo a prevenir os pré-aposentados contra as concepções tradicionais que fazem coincidir exclusão do mercado e velhice. Desse modo, procuram tornar a aposentadoria um momento possível de realizações.[6]

Os PPAs procuram, sobretudo, ressignificar o envelhecimento, diluindo o sentido da velhice enquanto momento intrínseco de sabedoria proporcionada pela experiência, em favor da idéia de que esse é um momento propício ao aprendizado de novas coisas. A educação é ressaltada como necessária para que o indivíduo aproveite as vantagens criadas para a velhice na sociedade contemporânea. Os PPAs incentivam esse aprendizado através da idéia da preparação, que é seu objetivo expresso oferecer. Ao dissociarem a experiência dos anos vividos da sabedoria, valorizam a idéia de que a educação deve ser uma atividade permanente na vida dos indivíduos, e não somente em sua fase inicial. O preparo que ela proporciona habilitaria o pré-aposentado ao desempenho de novos papéis, que podem estar ligados a atividades associativas, de lazer, familiares, artísticas, ou a uma nova carreira, se isso lhe trouxer prazer. O aprendizado que os PPAs divulgam deve possibilitar o resgate e a realização de antigos sonhos. Dá-se ên-

[6] No entanto, a oposição entre velhice e aposentadoria reflete também uma ambigüidade, na medida em que os agentes que desenvolvem os PPAs acionam novas associações, dependendo do momento e do público ao qual se dirigem. Exemplo claro são as afirmações reiteradas, durante o PPA, de que se deve estar preparado para ingressar na terceira idade a partir da aposentadoria, o que sem dúvida atribui sentido ao evento.

fase especial à idéia de que cada um deve ser preparado para a principal tarefa dessa fase: aprender a aproveitar suas vantagens e encontrar a satisfação pessoal almejada por todos.

Os PPAs enfatizam a idéia de que a aposentadoria, momento potencialmente perigoso para o equilíbrio individual, deve ser antecedida por uma preparação, que garantiria a satisfação pessoal nesse momento da vida. A preparação é uma idéia tão cara aos coordenadores, divulgada com tanta insistência, que é absorvida mesmo por aqueles que não participaram do PPA por já se considerarem preparados e, portanto, prontos para fazer a transição de ativos a inativos. A preparação para a satisfação pessoal inclui a capacidade de fazer um planejamento racional para a nova vida através de uma programação de saúde física e mental, uma programação financeira e uma programação familiar: se um desses aspectos escapar ao controle, corre-se o risco de fracassar na nova experiência.

Por último, os PPAs operam uma transformação na concepção de trabalho, considerado ilegítimo na aposentadoria. Esse movimento toma corpo na medida em que a aposentadoria, como direito garantido ao trabalhador, passa a ser interpretada como um castigo e uma violência contra ele. Nesse contexto, a aposentadoria é vista como o elemento determinante da discriminação que vitima o indivíduo inativo, da opressão que o retorno à casa determina e da marginalização social a que é submetido numa sociedade que preza os valores da produtividade e da eficiência.

Cabe aos PPAs a tarefa de neutralizar esses sentidos negativos da aposentadoria para torná-la uma realidade menos repulsiva: e isso se faz transformando a aposentadoria num dever que cada um deve cumprir. Os PPAs tratam de valorizar a importância da decisão individual no processo de desengajamento da atividade produtiva. Eliminam o tom expulsório, reforçando que cabe ao indivíduo reconhecer quando é chegado o momento de abandonar o trabalho. Para tanto, é preciso vencer resistências, convencer empresários e trabalhadores da importância da preparação e, sobretudo, diluir as contradições e ambigüidades produzidas pela dificuldade de dar um sentido unívoco às etapas da vida e à carreira do trabalhador, bem como de mensurar as vantagens e desvantagens da juventude — associada ao mesmo tempo ao arrojo e à inexperiência — e da velhice — relacionada tanto com competência profissional quanto com capacidades reduzidas.

É assim que o PPA se sustenta, tem continuidade no tempo e angaria novos adeptos, promovendo a imagem de que transfere a cada um a avaliação dos fatores determinantes da decisão de se aposentar. Essa imagem consegue se impor porque os conflitos do evento são dissolvidos, as ambigüidades das definições são postas em segundo plano e a representação dos aposentados é de que o PPA é um elemento poderoso, que possibilita uma transição bem-sucedida da vida ativa para a aposentadoria.

Ao transformar a aposentadoria de direito-castigo em dever, o PPA promove a idéia de que ela pode ser um prêmio, que pode ser usufruída com satisfação se o indivíduo estiver devidamente preparado para isso. A aposentadoria-prêmio, portanto, é uma categoria destinada àqueles que a merecem. Cabe aos coordenadores propiciar a preparação a que cada um faz jus, nessa nova tarefa que a empresa se atribui; é dos especialistas também a tarefa de definir suas necessidades e propor soluções para atendê-las.

É exatamente nesse contexto de controvérsias que os programas de preparação para a aposentadoria vêm se mantendo como um importante aspecto diferenciador dos privilégios concedidos aos trabalhadores pelas empresas no Brasil contemporâneo.

Referências bibliográficas

Debert, G. G. O discurso gerontológico e as novas imagens do envelhecimento. São Paulo, 1993. mimeog.

Guillemard, A. M. *La vieillesse et l'État*. Paris, Presses Universitaires de France, 1980.

———. Les politiques de la vieillesse. In: *Le continent gris*. Paris, École des Hautes Études in Sciences Sociales, 1983. (Communications, 37.)

———. *Le déclin du social: formation et crise des politiques de la vieillesse*. Paris, PUF, 1986.

IBGE/Diretoria de Pesquisas/Departamento de População. *Anuário estatístico do Brasil*. 1992.

Lenoir, R. Le invention du troisième age: constituition du champ de la vieillesse. *Actes de la Recherche en Sciences Sociales*. 1979.

Simões, J. Assis. O idoso como ator político. Campinas, 1992. mimeog.

Stucchi, D. Os programas de preparação à aposentadoria e o remapeamento do curso da vida do trabalhador. Campinas, IFCH/Unicamp, 1994. (Dissertação de Mestrado.)

PARTE II

Formas de Classificação e Geração

A antropologia e o estudo dos grupos e das categorias de idade

Guita Grin Debert*

As formas pelas quais a vida é periodizada, as categorias de idade presentes em uma sociedade e o caráter dos grupos etários nela constituídos são, do ponto de vista da antropologia, um material privilegiado para pensarmos a produção e a reprodução da vida social. O estudo dessas dimensões é parte fundamental das etnografias que se preocupam com tipos de organização social, formas de controle de recursos políticos e especificidade das representações culturais.

A pesquisa sobre esses temas esbarra, porém, em três conjuntos de dificuldades, próprias de problemáticas com as seguintes características: categorias culturalmente produzidas, que têm como referência processos biológicos universais; questões que nas sociedades ocidentais contemporâneas passaram a ser problemas sociais; e temas em torno dos quais se institucionaliza um discurso científico especializado.

A velhice, como tema de pesquisa, está marcada por essas características. Nosso interesse aqui é mostrar algumas das armadilhas que seu estudo apresenta para os antropólogos que pesquisam as representações e as práticas ligadas ao envelhecimento, em sua própria sociedade ou em sociedades muito distintas da sua.

* Professora livre-docente do Departamento de Antropologia da Unicamp.

Tratarei dessas armadilhas em nove tópicos, que podem ser considerados pressupostos básicos da pesquisa antropológica sobre questões ligadas ao envelhecimento.

1. A velhice não é uma categoria natural

A dificuldade mais evidente, cujo tratamento dá início a boa parte dos manuais e cursos dirigidos à formação de antropólogos interessados em pesquisar o envelhecimento, é a consideração de que a velhice é uma categoria socialmente produzida. Faz-se, assim, distinção entre um fato universal e natural — o ciclo biológico, do ser humano e de boa parte das espécies naturais, que envolve o nascimento, o crescimento e a morte — e um fato social e histórico — a variabilidade das formas de conceber e viver o envelhecimento. Da perspectiva antropológica, e também da pesquisa histórica, trata-se de ressaltar, em primeiro lugar, que as representações sobre a velhice, a posição social dos velhos e o tratamento que lhes é dado pelos mais jovens ganham significados particulares em contextos históricos, sociais e culturais distintos. A mesma perspectiva orienta a análise das outras etapas da vida, como infância, adolescência e juventude.

Boa parte da produção antropológica sobre as sociedades ditas primitivas esteve voltada para a descrição da diversidade de formas com que são tratados indivíduos em diferentes etapas da vida. São descrições importantes para um quadro, o mais completo possível, da vida social e de formas culturais diferentes da nossa.

Em outras palavras, do ponto de vista da antropologia clássica, as etnografias têm sempre um duplo objetivo: oferecer uma descrição densa das particularidades culturais e transcender os particularismos, pensando a humanidade em seu conjunto. Um dos mecanismos fundamentais para a realização desse segundo objetivo é a relativização de uma série de noções que tendem a operar uma naturalização da vida social. Ou seja, criticar a postura que consiste em apresentar o que é próprio de uma sociedade ou de uma cultura como característica da natureza humana em geral ou dos estágios mais altos de sua evolução. A obra de Margaret Mead é um dos exemplos mais conhecidos nesse sentido. Suas descrições sobre o cuidado e o tratamento das crianças, sobre os papéis sexuais atribuídos a homens e mulheres na vida adulta e sobre os sentimentos e emoções envolvidos na experiência cotidiana em Samoa servem para relativizar e criticar certos padrões de comportamento próprios da sociedade norte-americana e mostrar o caráter etnocêntrico da postura que os considera próprios da humanidade enquanto espécie ou os mais adequados à convivência humana. Apresentando formas de sociedade e cultura muito distintas da nossa, a antropologia rompe com o senso que uma sociedade tem de seus próprios costumes, que tendem a ser concebidos como naturais e imutáveis.

Em segundo lugar, as etnografias mostram que, em todas as sociedades, é possível observar a presença de grades de idades. Mas cada cultura tende a elaborar grades de idades específicas. A pesquisa antropológica demonstra, assim, que a idade não é um dado da natureza, nem um princípio naturalmente constitutivo de grupos sociais, nem ainda um fator explicativo dos comportamentos humanos. Essa demonstração exige um rompimento com os pressupostos da psicologia do desenvolvimento que concebe o curso da vida como uma seqüência unilinear de etapas evolutivas em que cada etapa, apesar das particularidades sociais e culturais, seriam estágios pelos quais todos os indivíduos passam e, portanto, teriam caráter universal. Em sua pesquisa sobre a adolescência, Margaret Mead (1973) verifica que esse período, concebido na sociedade norte-americana como um momento de dificuldades e conflitos a que todos os indivíduos devem se ajustar, não ocorre em Samoa.

A pesquisa antropológica é rica em exemplos que servem para demonstrar que fases da vida como a infância, a adolescência e a velhice não se constituem em propriedades substanciais que os indivíduos adquirem com o avanço da idade cronológica. Pelo contrário, o próprio da pesquisa antropológica sobre os períodos da vida é mostrar como um processo biológico é elaborado simbolicamente com rituais que definem fronteiras entre idades pelas quais os indivíduos passam e que não são necessariamente as mesmas em todas as sociedades.

2. As categorias de idade são construções históricas e sociais

A demonstração de que a periodização da vida implica um investimento simbólico específico em um processo biológico universal não está ausente da pesquisa histórica que trata das mudanças ocorridas nas sociedades européias. O livro de P. Ariès (1981) sobre a infância é um dos exemplos mais difundidos de como o trabalho do historiador se volta para o estudo da construção social das categorias de idade.

Ariès mostra que a criança como categoria não existia na Idade Média e analisa o processo de sua constituição a partir do século XIII, e que resultou em um alargamento da distância que separava as crianças dos adultos. Na França medieval, as crianças não eram separadas do mundo adulto. A partir do momento em que sua capacidade física permitisse, e em idade relativamente prematura, as crianças participavam integralmente do mundo do trabalho e da vida social adulta. A noção de infância desenvolveu-se pouco a pouco ao longo dos séculos e só gradualmente a criança passou a ser tratada como um problema específico. Roupas e maneiras adequadas, jogos, brincadeiras e outras atividades passaram a distinguir de maneira radical a criança dos adultos. Instituições específicas, como as escolas, foram criadas para atender e preparar a população infantil para a idade adulta.

Elias (1990), em seu trabalho sobre o processo civilizador, é outro exemplo interessante nessa mesma direção. Ele considera que o comportamento dos adultos na Idade Média era muito mais solto e espontâneo. Os controles sobre as emoções eram menos acentuados e sua expressão, como ocorre com as crianças, não carregava culpa ou vergonha. A modernidade, segundo o autor, teria alargado a distância entre adultos e crianças, não apenas pela construção da infância como uma fase de dependência, mas também pela construção do adulto como um ser independente, dotado de maturidade psicológica, direitos e deveres de cidadania.

As formas de periodizar a vida e a definição das práticas relacionadas a cada período apresentam também variações, segundo os grupos sociais de uma mesma sociedade. George Duby (1973) mostra como, na sociedade aristocrática da França do século XII, uma nova etapa na vida foi designada de "juventude" — período que compreendia a saída da infância e antecedia o casamento. A criação dessa etapa correspondeu a uma estratégia das famílias para conservar poder e patrimônio. Ser jovem não era, portanto, uma questão de idade biológica, posto que indivíduos com idades cronológicas muito variadas permaneciam nessa fase. Ser jovem era ser uma espécie de cavaleiro errante e aventureiro, à espera do momento em que seria possível casar e substituir os pais na gestão do patrimônio familiar.

Featherstone (1989), em seu artigo sobre os jovens na sociedade inglesa contemporânea, descreve as diferenças na duração e na forma como essa etapa da vida era vivida por indivíduos da classe operária e de setores médios.

A "terceira idade" também é uma criação recente das sociedades ocidentais contemporâneas. Sua invenção implica a criação de uma nova etapa na vida que se interpõe entre a idade adulta e a velhice e é acompanhada de um conjunto de práticas, instituições e agentes especializados, encarregados de definir e atender as necessidades dessa população que, a partir dos anos 70 deste século, em boa parte das sociedades européias e americanas, passaria a ser caracterizada como vítima da marginalização e da solidão.

Os recortes de idades e a definição de práticas legítimas associadas a cada etapa da vida não são, portanto, conseqüências de uma evolução científica marcada por formas cada vez mais precisas de estabelecer parâmetros no desenvolvimento biológico humano. Como ressalta Bourdieu (1983), a manipulação das categorias de idade envolve uma verdadeira luta política, na qual está em jogo a redefinição dos poderes ligados a grupos sociais distintos em diferentes momentos do ciclo da vida. Por isso, Bourdieu afirma que, ao tratar das divisões por idade, é um reflexo profissional do sociólogo lembrar que elas são uma criação arbitrária.

Afirmar, contudo, que as categorias de idade são construções culturais e que mudam historicamente não significa dizer que elas não tenham efetividade. Essas categorias são constitutivas de realidades sociais específicas, uma vez que operam recortes no todo social, estabelecendo direitos e deveres diferenciais em uma população, definindo relações entre as gerações e distribuindo poder e privilégios. A fixação da maioridade civil, do início da vida escolar, da entrada no mercado de trabalho é, em nossa sociedade, fundamental para a organização do sistema de ensino, a organização política, a organização dos mercados de trabalho. Mecanismos fundamentais de distribuição de poder e prestígio no interior das classes sociais têm como referência a idade cronológica. Categorias e grupos de idade implicam, portanto, a imposição de uma visão de mundo social que contribui para manter ou transformar as posições de cada um em espaços sociais específicos.

3. Diversidade cultural e a busca de universais

Não está ausente da pesquisa antropológica a busca de universais por trás das complexas elaborações específicas a determinadas culturas. Ou seja, a tentativa de descobrir, com base nas descrições da vida cotidiana em diferentes sociedades, o que haveria de comum em todas elas e que, portanto, poderia ser considerado inevitável na situação dos velhos e no tratamento da velhice, independentemente das variações culturais.

A primeira tentativa nesse sentido foi a de Leo Simmons (1945). Com base no material etnográfico reunido nos Yale Human Relations Files, o autor procurou descobrir padrões universais de adaptação ao envelhecimento. Ele analisou a situação dos velhos em 71 sociedades ditas primitivas, e que apresentavam diferenças marcantes, do ponto de vista da cultura e da ambientação no meio físico, procurando relacionar o *status* formal dos velhos com o que denominava variáveis culturais e econômicas. Simmons propôs um conjunto de critérios a partir do qual a velhice poderia ser objeto de comparação transcultural, como formas de subsistência, direitos de propriedade, atividades econômicas, vida doméstica, organização política, conhecimento da tradição, crenças e rituais, integração na família e no sistema de parentesco. O autor concluiu que existem fatores constantes, relacionados a objetivos e a interesses centrais, que caracterizariam os indivíduos na última etapa da vida: viver o máximo possível, terminar a vida de forma digna e sem sofrimento, encontrar ajuda e proteção para a progressiva diminuição de capacidades, continuar participando ativamente dos assuntos e decisões que envolvem a comunidade, prolongar ao máximo conquistas e prerrogativas sociais como a propriedade, a autoridade e o respeito.

As colocações de Simmons lançam luz sobre a especificidade da velhice em nossa sociedade. Entretanto, afirmações tão gerais sobre o que é específico aos indivíduos na última fase da vida não impedem que o envelhecimento apresente uma ampla variação nas formas pelas quais é vivido, simbolizado e interpretado em cada sociedade.

O problema com os universais é que, na tentativa de encontrar o que é comum em experiências tão distintas e multifacetadas, eles acabam se transformando, como mostra C. Geertz, em "categorias vazias":

> O fato de que em todos os lugares as pessoas se juntam e procriam filhos, têm algum sentido do que é meu e do que é teu, e se protegem, de alguma forma, contra a chuva e o sol não é nem falso nem sem importância, sob alguns pontos de vista. Todavia, isso pouco ajuda no traçar um retrato do homem que seja uma parecença verdadeira e honesta e não uma espécie de caricatura de um "joão universal", sem crenças e credos (1978:52).

Criticando o pressuposto de que a essência do ser humano se revela nos aspectos que são universais às culturas, Geertz sugere que, pelo contrário, "pode ser que nas particularidades culturais dos povos — em suas esquisitices — sejam encontradas algumas das revelações mais instrutivas sobre o que é ser genericamente humano" (1978:55).[1]

Nas pesquisas sobre as etapas da vida em geral e o envelhecimento em particular, a busca de universais é prejudicada também pela dificuldade de definir a especificidade e precisar os limites dessa etapa. Na pesquisa antropológica, muitas vezes é a impressão que o pesquisador tem sobre a aparência do pesquisado que o leva a caracterizar os indivíduos como velhos. Outras vezes, é a autodefinição do informante e, na maioria das vezes, uma determinação aproximada de sua idade cronológica.

Quando a referência do pesquisador no tratamento de categorias como velhos, jovens, adolescentes e crianças é o número de anos vividos a partir da data de nascimento ou a aparência de cada um, acaba-se por perder a plasticidade das formas pelas quais o curso da vida é concebido em sociedades distintas, bem como o sentimento investido na relação entre grupos etários e a importância desses grupos e categorias na organização social. A diferença entre idade cronológica, idade geracional e níveis de maturidade, enquanto princípios organizadores do curso da vida, lança luz sobre essas questões, como mostraremos no próximo item, seguindo as colocações de Meyer Fortes (1984). Esse autor mostra também a riqueza da abordagem transcultural quando se estabelecem com precisão os elementos e as dimensões da vida social que podem ser comparados.

[1] A busca de universais está presente em contribuições mais recentes, como na introdução de Cowgill e Holmes (1972) a uma coletânea de textos por eles organizada que envolve estudos sobre o envelhecimento em sociedades ditas primitivas como os Bantu e sociedades complexas como a da Noruega. Esses autores chegam a conclusões do tipo: em todas as sociedades algumas pessoas são classificadas como velhas; os velhos correspondem sempre à minoria da população; entre esses a maioria é composta de viúvos; o número de mulheres velhas é sempre maior do que o de homens etc. Eles propõem ainda uma correlação negativa entre modernização e participação, *status* e satisfação na velhice. Apresento o conjunto de críticas que vêm sendo feitas a essa concepção da modernização como um fenômeno homogêneo e negativo para os velhos em Debert (1992).

4. Idade cronológica, idade geracional, níveis de maturidade

Meyer Fortes considera que os antropólogos muitas vezes acabam erroneamente projetando categorias relacionadas com a idade cronológica nos grupos estudados. Propõe, então, que se estabeleçam diferenças entre conceitos como estágio de maturidade, ordem de nascimento, idade geracional e idade cronológica. Vou retomar essas distinções ressaltando três pontos fundamentais, em seu artigo, para mostrar como um olhar cuidadoso sobre as diferenças pode trazer elementos importantes para uma reflexão sobre as formas que a periodização da vida assume e como elas definem espaços privilegiados para a ação.

Fortes parte da consideração de que as idades cronológicas, baseadas num sistema de datação, estão ausentes da maioria das sociedades não-ocidentais. Já nas sociedades ocidentais elas são um mecanismo básico de atribuição de *status* (maioridade legal), de definição de papéis ocupacionais (entrada no mercado de trabalho), de formulação de demandas sociais (direito à aposentadoria) etc.

Os estudos antropológicos nas sociedades não-ocidentais, a partir da observação do ciclo de vida individual, procuram levar em conta a incorporação dos estágios de maturidade na estrutura social. Eles têm mostrado que, nessa incorporação, considera-se não só o desenvolvimento biológico, mas também o reconhecimento da capacidade de realizar certas tarefas, e que a validação cultural desses estágios não significa apenas o reconhecimento de níveis de maturidade, mas uma autorização para a realização de práticas como caçar, casar e participar do conselho dos mais velhos. Os estágios de maturidade diferem, portanto, da ordem de nascimento, posto que, apesar da diferença na data de nascimento, as pessoas podem estar autorizadas a realizar atividades próprias a um determinado grupo de idade. Por exemplo, a categoria jovem, como uma classe de idade, pode compreender indivíduos nascidos há 10 ou 30 anos. O ritual de passagem de um estágio para outro não se orienta pela idade cronológica dos indivíduos, mas pela transmissão de *status* sociais, como poder e autoridade jurídica, através de específicos, cujo momento de realização depende, na maioria das vezes, da decisão dos mais velhos.

O estágio de maturidade e a ordem de nascimento nada têm a ver com a geração. Entre os Tallensi, por exemplo, um filho pode ser mais velho do que seu pai classificatório.

Nas sociedades ditas primitivas, como indica Fortes, pode haver conflitos entre a ordem de nascimento e a ordem de geração, e é também possível observar a institucionalização de medidas para resolvê-los. Entre os Tallensi, os conflitos entre direitos e deveres que essa situação tenderia a gerar são resolvidos à medida que os indivíduos são classificados pela geração, nas relações internas da família e da linhagem, e pela ordem do nascimento, nas relações políticas e entre as linhagens.

Fortes mostra então que o envelhecimento em sociedades desse tipo pode ser uma experiência muito distinta daquela das sociedades ocidentais. Além disso, é preciso notar também que relações bastante complexas podem ser resolvidas sem referência a idade cronológica.

O segundo ponto a ressaltar no texto de Fortes é a consideração de que, nas sociedades ocidentais, a idade cronológica é estabelecida por um aparato cultural, um sistema de datação, independente e neutro em relação à estrutura biológica e à incorporação dos estágios de maturidade. Os critérios e normas da idade cronológica são impostos nas sociedades ocidentais não porque elas disponham de um aparato cultural que domina a reflexão sobre os estágios de maturidade, mas por exigência das leis que determinam os deveres e direitos do cidadão. Crianças, considera Fortes, trabalhavam nas minas de carvão há 150 anos não porque a lei, ou melhor, o Estado autorizava, da mesma forma que mais tarde passou a impedi-las de trabalhar. Na Inglaterra, os pais estarão desrespeitando a lei se não fizerem com que seus filhos, independentemente de capacidade física e mental, compareçam à escola até os 16 anos. O fato de a idade cronológica não estar ligada a um aparato que domine a reflexão sobre os estágios de maturidade mostra também a flexibilidade desse mecanismo no que diz respeito à criação de novas etapas e à redefinição de direitos e obrigações. Essa fluidez, e ao mesmo tempo efetividade, na definição de experiências individuais e coletivas transforma a idade cronológica em um elemento simbólico extremamente econômico no estabelecimento de laços entre grupos bastante heterogêneos no tocante a outras dimensões. Laços simbólicos que são extremamente maleáveis, pois neles podem ser embutidas e agregadas outras conotações que nada têm a ver com ordem de nascimento, estágio de maturidade ou geração.

O terceiro ponto que nos interessa é a consideração de Fortes de que os sistemas de datação, dos quais o reconhecimento das idades cronológicas dependem, são irrelevantes se não forem cruciais para o estabelecimento de direitos e deveres políticos, isto é, para o *status* de cidadão. A idade cronológica só tem relevância quando o quadro político jurídico ganha precedência sobre as relações familiares e de parentesco para determinar a cidadania.

A idade geracional é relevante para estruturar a família e o parentesco. Um pai é um pai, um irmão é um irmão, independentemente da idade cronológica ou do estágio de maturidade. Nesse sentido, para Fortes, as idades cronológicas são uma imposição, um fator adventício na estrutura familiar. Em algumas sociedades, o princípio geracional pode ser ampliado para a comunidade tribal (caso dos aborígines australianos) e constituir a base dos direitos políticos e jurídicos. Em outras sociedades, como a nossa, não há relação, pelo menos do ponto de vista jurídico, entre ser membro de uma família ou grupo de descendência e ser cidadão. As sociedades variam entre aquelas em que o domínio legal e a família são esferas distintas e aquelas em que essas duas esferas se mesclam em graus variáveis.

Fortes quer enfatizar a idade cronológica e o princípio geracional como elementos da estrutura social e como valores culturais. Enquanto as gerações têm como referência a família, as idades são institucionalizadas política e juridicamente. A organização geracional subsume a ostensiva descontinuidade entre gerações sucessivas num quadro de continuidade geral. A idade, em contraste, opera atomisticamente, com o indivíduo formalmente isolado, enquanto unidade de referência, e deixa a questão da continuidade e descontinuidade para a ordem institucional não-familiar. O Estado é a forma mais diferenciada e desenvolvida do ordenamento político-jurídico, que, em nossa sociedade, tende a absorver cada vez mais funções antes próprias da família.

5. *Cronologização da vida e modernidade*

Ao mostrar que o processo de agrupar pessoas em função da geração é totalmente distinto de agrupar pessoas em função do estágio de maturidade ou da idade cronológica, Fortes abre a análise para duas dimensões que vale a pena ressaltar.

A primeira complementa o conjunto de trabalhos inspirados na obra de Ariès, apontando uma direção que o próprio Ariès (1990) reconhece que deveria ser incorporada à análise das transformações históricas ocorridas na vida privada nas sociedades ocidentais contemporâneas: trata-se do domínio do Estado e da forma como este redefine o espaço doméstico e familiar.

A segunda indica que as transformações históricas ocorridas no processo de modernização ocidental corresponderam não apenas a transformações na forma pela qual a vida é periodizada, no tempo de transição de uma etapa a outra e na sensibilidade investida em cada um dos estágios, mas também no próprio caráter do curso da vida enquanto instituição social. É nesse sentido que a expressão "cronologização da vida" é usada por Kohli e Meyer (1986). Trata-se de chamar a atenção para o fato de que o processo de individualização, próprio da modernidade, teve na institucionalização do curso de vida uma de suas dimensões fundamentais. Uma forma de vida em que a idade cronológica era praticamente irrelevante foi suplantada por outra, em que a idade é uma dimensão fundamental na organização social. "Os estágios da vida são claramente definidos e separados e as fronteiras entre eles, mais estritamente organizadas pela idade cronológica" (1986:145). Essa institucionalização crescente do curso da vida envolveu praticamente todas as dimensões do mundo familiar e do trabalho e está presente na organização do sistema produtivo, nas instituições educativas, no mercado de consumo e nas políticas públicas, que cada vez mais têm como alvo grupos etários específicos.

Na explicitação das razões que levaram à institucionalização crescente do curso da vida, em função da idade cronológica, pesos distintos podem ser atribuídos a dimensões diversas. A padronização da infância, da adolescência, da idade adulta e da velhice pode ser entendida como respostas a mudanças estruturais na economia, devidas sobretudo à transição de uma economia que tinha como base a unidade doméstica para uma economia baseada em mercado de trabalho. Inversamente, pode ser dada ênfase ao papel do Estado moderno, que, no processo de transformação de questões que diziam respeito à esfera privada e familiar em problemas de ordem pública, seria, por excelência, a instituição que orienta o curso da vida. A regulamentação estatal do curso da vida está presente do nascimento até a morte, passando pelo sistema complexo que engloba as fases de escolarização, entrada no mercado de trabalho e aposentadoria.

6. Modernidade e o conceito de gerações no estudo de mudanças sociais

A institucionalização do curso da vida, própria da modernidade, não significou apenas a regulamentação das seqüências da vida, mas também a constituição de perspectivas e projetos de vida, por meio dos quais os indivíduos se orientam e planejam suas ações, individual e coletivamente. Nesse sentido, é preciso ir além das colocações de Fortes, nas quais a geração fica restrita à família ou interessa apenas para explicar mudanças históricas, porque estabelecem uma associação apressada entre as diferentes gerações na família e as diferenças entre as gerações na história.

Nos dois últimos séculos, mostra Kriegel (1978), a idéia de gerações não corresponde à sucessão de um grupo pelo outro, à substituição do mesmo pelo mesmo. Na verdade, apesar de suas conotações variadas, a idéia de geração implica um conjunto de mudanças que impõem singularidades de costumes e comportamentos a determinadas gerações. Daí falar-se em geração do pós-guerra, da televisão, de 68. A geração não se refere às pessoas que compartilham a idade, mas às que vivenciaram determinados eventos que definem trajetórias passadas e futuras.

As pesquisas sobre grupos de idade tanto mostram que a geração, mais do que a idade cronológica, é a forma privilegiada de os atores darem conta de suas experiências extrafamiliares, como também indicam que mudanças na experiência coletiva de determinados grupos não são apenas causadas por mudanças sociais de ordem estrutural, mas que esses grupos são extremamente ativos no direcionamento das mudanças de comportamento, na produção de uma memória coletiva e na construção de uma tradição. Ou seja, apesar das várias conotações que o conceito de geração assume, ele tem uma efetividade que ultrapassa o nível das relações na família, direcionando transformações que a esfera da política tem de incorporar. É nesse sentido que a idéia de gerações ganha a efetividade que vai além da proposta por Fortes, que tinha como base a família.

Anthony Giddens (1992) considera que a própria idéia de ciclo de vida perde sentido na modernidade, uma vez que se quebram as conexões entre vida pessoal e troca entre gerações. Nas sociedades pré-modernas, a tradição e a continuidade estavam estreitamente vinculadas com as gerações. O ciclo de vida tinha forte conotação de renovação, pois cada geração redescobre e revive modos de vida das gerações predecessoras. Nos contextos modernos, o conceito de geração só faz sentido em oposição ao tempo padronizado. As práticas de uma geração só são repetidas se forem reflexivamente justificadas. O curso da vida se transforma em um espaço de experiências abertas, e não de passagens ritualizadas de uma etapa para outra. Cada fase de transição tende a ser interpretada pelo indivíduo como uma crise de identidade e o curso da vida é construído em termos da necessidade antecipada de confrontar e resolver essas fases de crise.

7. Problema social e problemas para a investigação antropológica

O segundo conjunto de dificuldades que as pesquisas sobre as dimensões do envelhecimento enfrentam é que nas sociedades ocidentais contemporâneas a velhice é apresentada como um problema social. Seria, portanto, importante ter uma visão clara do que é a constituição de uma questão em problema social e qual a especificidade da análise antropológica.

O objetivo do estudo antropológico não é a resolução dos conflitos envolvidos na luta pelos direitos dos idosos. Não cabe ao antropólogo definir a idade correta para a entrada dos indivíduos na aposentadoria, ou o momento em que as pessoas ficam velhas demais para exercer certas atividades ou para ocupar determinadas posições sociais. Não cabe tampouco ao antropólogo avaliar quais os programas e atividades que garantem uma adaptação bem-sucedida ao envelhecimento.

O interesse do antropólogo por esses problemas deveria começar, por exemplo, pela análise das seguintes questões: quem são os agentes envolvidos nessa luta em torno de definições? Qual o tipo de arma que utilizam? Que estratégias põem em ação e como definem as relações de força que se estabelecem? Quais as representações dominantes na organização das práticas legítimas associadas à definição das idades e como, a partir delas, se definem os comportamentos corretos ou adequados? Como os indivíduos de mais idade, vivendo em condições distintas, reelaboram essas representações e redefinem novas práticas?

O antropólogo que, ao tomar como objeto uma população, supõe que sua essência definidora seja a idade legal ou o estado de envelhecimento biológico nega de início seu objeto de estudo, por desconsiderar uma das primeiras questões que deveriam orientar sua pesquisa: como o envelhecimento físico ou a idade legal tornaram-se mecanismos fundamentais de classificação e separação de seres humanos. Desprezar essa questão significa perder a oportunidade de descrever os processos pelos quais os indivíduos passam a ser designados socialmente como velhos, jovens, adolescentes ou crianças.

Em resumo, não cabe ao antropólogo resolver um problema social, mas compreender como um problema social é constituído e o conjunto de representações que orientam as práticas destinadas a solucioná-lo. O trabalho do antropólogo envolve um rompimento com as definições socialmente admitidas dos fenômenos.

8. A constituição de problemas sociais: reconhecimento, legitimação, pressão e expressão

A transformação da velhice em problema social não é o resultado mecânico do aumento do número de pessoas idosas, como tende a sugerir a noção de "envelhecimento demográfico" usada pelos demógrafos e freqüentemente utilizada pelos cientistas sociais para justificar seu interesse pessoal e o interesse social em pesquisas sobre o tema.

Para Remi Lenoir (1989), um problema social é uma construção social e não o puro resultado do mau funcionamento da sociedade. A constituição de um problema social supõe um trabalho em que, segundo o autor, estão envolvidas quatro dimensões: reconhecimento, legitimação, pressão e expressão.

O reconhecimento implica tornar visível uma situação particular. É a conquista da atenção pública e supõe a ação de grupos socialmente interessados em produzir uma nova categoria de percepção do mundo social, a fim de agir sobre ele.

A legitimação não é conseqüência automática do reconhecimento público do problema. Ao contrário, supõe o esforço para promovê-lo e inseri-lo no campo das preocupações sociais do momento.

Em outras palavras, às transformações objetivas, sem as quais um problema social não teria sido colocado, soma-se um trabalho específico de enunciação e de formulação pública, uma empresa de mobilização. Ao tratar do conjunto de lutas pelo direito dos operários à aposentadoria que opuseram a burguesia industrial à aristocracia no século XIX, na França, Lenoir mostra que, naquele momento, a aposentadoria era uma questão que ainda não fazia parte das pautas de reivindicação operária. As condições sociais que possibilitam um determinado tipo de mobilização e a interpretação das razões que levam ao seu sucesso são alguns dos aspectos que a análise antropológica deve compreender. Mesmo quando o problema social é uma oportunidade para o embate entre grupos ou um pretexto para acirrar conflitos que ultrapassam sua resolução, o importante é que o problema passa a ser formulado, integrado às preocupações do momento, e pode ser reelaborado em função de novos atores sociais, que eventualmente passam a incorporá-lo como objeto de luta política.

As formas de pressão envolvem o estudo dos atores sociais que podem tanto representar certos grupos de interesses quanto um interesse geral, que deve ser explicitado enquanto tal. São porta-vozes empenhados em denunciar determinadas questões e que ocupam uma posição privilegiada para torná-las públicas. Essas questões, transformadas em problemas sociais, levam a marca social desses agentes que a pesquisa antropológica deve recuperar. No caso da transformação da velhice em problema social, essa questão, segundo Lenoir, é especialmente importante. Diferentemente de outras categorias, os velhos não dispõem de meios sociais nem de instrumentos de acesso à expressão pública. Os representantes que se colocam como porta-vozes das pessoas idosas são atualmente *experts*, cuja competência é oficialmente reconhecida pela referência a uma especialidade científica — a gerontologia.[2]

As formas de pressão traduzem-se em formas de expressão. Na transformação do envelhecimento em problema social estão envolvidas novas definições da velhice e do envelhecimento, que ganham dimensão com a expressão "terceira idade". Uma nova imagem do envelhecimento é constituída a partir de um trabalho de categorização e criação de um novo vocabulário que se opõe ao antigo no tratamento dos mais velhos: terceira idade × velhice; aposentadoria ativa × aposentadoria passiva; centro residencial × asilo; gerontologia × ajuda social; animador × assistente social.

Os signos do envelhecimento foram invertidos e assumiram novas designações: "nova juventude", "idade do lazer". Da mesma forma, inverteram-se os signos da aposentadoria, que deixou de ser um momento de descanso e recolhimento para tornar-se um período de atividade, lazer, realização pessoal. Não se trata mais apenas de resolver os problemas econômicos dos idosos, mas de proporcionar cuidados culturais e psicológicos, de forma a integrar socialmente uma população tida como marginalizada.

[2] No caso brasileiro, sobretudo no que diz respeito à aposentadoria, o movimento dos aposentados exige uma revisão desse pressuposto. Ver a respeito Simões, s.d.

O discurso sobre a terceira idade, assim, não acompanha simplesmente processos de mudanças objetivas. Pelo contrário, deve ser entendido como parte constitutiva dessas mudanças. Ele contribui para acelerar e direcionar processos, na medida em que opera reclassificações que são constitutivas das formas de gestão do envelhecimento.

Entender a terceira idade como uma construção social é portanto recuperar questões, como:

- os conteúdos investidos nessa classificação;
- as formas de mobilização e as condições que as tornam possíveis;
- a especificidade dos agentes encarregados de dar credibilidade às representações e o tipo de autoridade de que se servem para isso;
- os conteúdos simbolicamente produzidos e o modo pelo qual se constituem intervenções voltadas para uma população específica;
- a reelaboração e a incorporação desses conteúdos às práticas e às autodefinições dos mais velhos.

Esse conjunto de questões fica vedado à análise que parte do pressuposto de que a constituição da velhice como problema social resulta do envelhecimento populacional ou de que terceira idade é o nome que se dá a uma etapa do processo de degeneração física, cuja descoberta é conseqüência de um olhar detido sobre o corpo humano, pautado exclusivamente na ciência biológica.

9. *A ciência e a análise cultural*

O terceiro conjunto de dificuldades relacionadas ao estudo do envelhecimento prende-se ao fato de ele ser objeto de um discurso científico. Nas sociedades ocidentais contemporâneas, a velhice não só constitui um problema social, como também é objeto de uma especialidade reconhecida como científica: a gerontologia.

Lenoir mostra que pensar na constituição da gerontologia enquanto especialidade científica é se deparar com as etapas da evolução das disciplinas que, à maneira de camadas geológicas, transformam a velhice em uma especialidade. Os primeiros discursos pertenciam ao campo médico e tratavam do envelhecimento orgânico, visto como desgaste fisiológico. Esse discurso é difundido em obras especializadas e em revistas encarregadas de disseminar o saber especializado e propor medidas de higiene corporal relacionadas com o retardamento do envelhecimento. Mais tarde, com as políticas de aposentadoria, a problemática econômica e financeira baseada na especialidade da demografia impõe-se no campo político-administrativo. Trata-se de analisar o custo financeiro do envelhecimento, estabelecendo a relação entre a população ativa e aquela que está fora do mercado de trabalho. Dessa relação demográfica se servem os *experts* em administração pública e em gestão de caixas de aposentadoria para calcular o montante dos impostos ou das cotas de seus associados e dos gastos com pensões. Da mesma forma, e para responder às demandas dos mais velhos, especialistas em psicologia e sociologia emprestam seu saber para definir as necessidades dos aposentados e os modos de resolvê-las. Além disso, a gerontologia tende cada vez mais a abarcar o problema do envelhecimento populacional, que se transforma em problema nacional. Já não se trata apenas de melhorar as condições de vida do velho pobre, ou de propor formas de bem-estar que deveriam acompanhar o avanço das idades, ou ainda de calcular contribuições adequadas às despesas com aposentadoria. Trata-se agora de apontar os problemas que o aumento da população idosa traz para a perpetuação da vida social, contrapondo-o à diminuição das taxas de natalidade. O envelhecimento converte-se em um perigo, em uma ameaça à vida social.

Em outras palavras, a transformação do envelhecimento em objeto de saber científico põe em jogo múltiplas dimensões: do desgaste fisiológico e do prolongamento da vida ao desequilíbrio demográfico e ao custo financeiro das políticas sociais. A pluralidade de especialistas e abordagens que a gerontologia abarca não impede a constituição de um campo de saber claramente delimitado, em que cada uma das disciplinas, à sua maneira, contribui para definir a última etapa da vida como uma categoria de idade autônoma, com propriedades específicas, dadas naturalmente pelo avanço da idade e que exigem tratamentos especializados, como o desgaste físico e os médicos; a ausência de papéis sociais e os sociólogos; a solidão e os psicólogos; a idade cronológica e os demógrafos; os custos financeiros e as ameaças à reprodução das sociedades e os economistas e os especialistas na administração pública.

Essa autonomização da velhice é um dos obstáculos que o pesquisador encontra na construção de seu objeto de pesquisa e que o leva, na maioria das vezes, a limitar seu campo de trabalho ao estudo da última etapa da vida. Quando a análise cultural está em jogo, esse campo tem que ser ampliado e o interesse é compreender os pressupostos que organizam as representações sobre a velhice nesses discursos. O discurso gerontológico é um dos elementos fundamentais no trabalho de racionalização e de justificação de decisões político-administrativas e do caráter das atividades voltadas para um contato direto com os idosos. Mesmo quando o poder de decisão final não é do gerontólogo, é ele o agente que, em última instância, tem a autoridade legítima para definir as categorias de classificação dos indivíduos e para reconhecer nos indivíduos os sintomas e os índices correspondentes às categorias criadas.

O saber científico não é um saber exclusivamente técnico, mas um saber que produz fatos normativos. As qualificações e desqualificações que ele opera acabam tendo o estatuto de um direito e de uma definição de normas.

A pesquisa antropológica propicia um instrumental rico para a análise das formas específicas que a gerontologia assume em determinados contextos e do tipo de luta que neles tem lugar para a imposição de novas necessidades, inclusive a necessidade de serviços de especialistas para atendê-las. Essa tarefa é especialmente importante em um momento em que o envelhecimento populacional é visto como um problema que põe em risco a reprodução da sociedade e do grupo nacional. Concebido como um perigo, o envelhecimento oferece a certos agentes a oportunidade de exercer uma magistratura metapolítica em um domínio ainda pouco constituído politicamente.

A antropologia, ao mostrar que a velhice é uma construção social, ao acompanhar sua constituição em problema social e ao discutir os pressupostos que regem o discurso gerontológico, oferece elementos para a politização dos debates e da luta envolvida no tratamento do conjunto de questões indissoluvelmente ligadas ao envelhecimento.

Referências bibliográficas

Ariès, P. *História social da criança e da família*. Rio de Janeiro, Guanabara, 1981.

———. Por uma história da vida privada. In: *História da vida privada*. São Paulo, Companhia da Letras, 1990. v. 3.

Bourdieu, P. A "juventude" é apenas uma palavra. In: *Questões de sociologia*. Rio de Janeiro, Marco Zero, 1983.

Debert, G. G. Família, classe social e etnicidade: um balanço da bibliografia sobre experiência de envelhecimento. *BIB — Boletim Informativo e Bibliográfico de Ciências Sociais*. Anpocs (33), 1992.

Duby, G. *Hommes et structures du Moyen Age*. Paris, Mouton, 1973.

Elias, N. *O processo civilizador. Uma história dos costumes*. Rio de Janeiro, Jorge Zahar, 1990.

Featherstone, M. Aging and old age — reflection on the post-modern life course. In: Bytheway, B. et alii (eds.). *Becoming and being old: sociological approach to later life*. London, Sage, 1989.

Fortes, M. Age, generation, and social structure. In: Kertzer, D. & Keith, J. (eds.). *Age and anthropological theory*. Ithaca, Cornell University Press, 1984.

Geertz, C. *A interpretação das culturas*. Rio de Janeiro, Zahar, 1978.

Giddens, A. *Modernity and self-identity. Self and society in the late Modern Age*. Cambridge, Polity Press, 1992.

Kohli, M. & Meyer, J. W. Social structure and social construction of life stages. *Human Development* (29), 1986.

Kriegel, A. Generation differences: the history of an idea. *Daedalus, 105*(2), Spring 1978.

Lenoir, R. Objet sociologique et problème social. In: Champagne, P. et alli (orgs.). *Initiation a la pratique sociologique*. Paris, Dunod, 1989.

Mead, M. *Coming of age in Samoa*. New York, American Museum of Natural History, 1973.

Simmons, L. W. *The role of the aged in primitive society*. New Haven, Yale University Press, 1945.

Simões, J. A. Solidariedade intergeracional e a reforma da previdência. *Estudos Feministas*. IFCS/UFRJ, *5*(1), 1997.

Entre o estigma e a compaixão e os termos classificatórios: velho, velhote, idoso, terceira idade...*

Clarice Peixoto**

Pretende-se aqui traçar a trajetória da formulação pública de termos, conceitos ou noções vinculados ao envelhecimento, buscando entender as nuances das representações sociais francesas e brasileiras a respeito dessas categorias.

Esse tema vem, de uma forma ou de outra, despertando o interesse dos franceses há alguns séculos. A marquesa de Lambert, por exemplo, escreveu em 1748 um guia para as mulheres envelhecidas — *Traité de la vieillesse* —, onde exortava a paz e a piedade como elementos fundamentais para se ter uma velhice tranqüila, em família. Quase um século depois, em 1822, a baronesa de Maussion, indicava em seu livro *Quatre lettres sur la vieillesse des femmes* que, para se ter uma boa velhice, era preciso, além da piedade e da paz, que os velhos mantivessem relações sociais constantes com os jovens. Ou seja, a sociabilidade aparece como elemento principal do envelhecimen-

* Este texto foi extraído do capítulo II de minha tese de doutorado *A la rencontre du petit paradis: une étude sur le rôle des espaces publics dans la sociabilité des retraités à Paris et à Rio de Janeiro* (Paris, EHESS, 1993). Procuro aqui analisar certos documentos oficiais à luz dos estudos de Françoise Cribier, Bernard Ennuyer, Anne-Marie Guillermard e Rémi Lenoir.

** Doutora em antropologia social e visual, professora do Instituto de Filosofia e Ciências Humanas da Uerj.

to. Mas foi somente no final do século XIX que os franceses passaram a dar um tratamento social à velhice, ao distinguirem os velhos dos mendigos internados nos "depósitos de velhos" e nos asilos públicos.

Embora a velhice tenha merecido, desde então, a atenção dos poderes públicos, ela só atraiu o interesse das ciências sociais francesas há algumas décadas. Quanto ao Brasil, diria que as políticas sociais e o interesse do Estado nessa questão caminham a passos lentos, e só recentemente certas áreas das ciências sociais despertaram para o estudo dessa temática.

A antropologia ou sociologia do envelhecimento constituiu-se como campo específico de investigação a partir do surgimento de um novo fenômeno — o rápido aumento da população de mais de 60 anos —, que virou um "problema social". E o que tornou a velhice um problema social foram sobretudo as conseqüências econômicas, que afetaram tanto as estruturas financeiras das empresas — e posteriormente do Estado, com o advento das aposentadorias —, quanto as estruturas familiares, que até então arcavam com os custos de seus velhos, incapacitados para sustentar a si mesmos. A transferência desse encargo para outra instância afetou sensivelmente as relações entre as gerações nas diferentes classes sociais. Como escreve Jean Stoetzel (1954), "a família-protetora é substituída cada vez mais pelo grupo social ou pelo Estado-protetor, não apenas nos fatos, mas também nas atitudes. Onde, na sociedade tradicional, o indivíduo teria se voltado para a família, ele se volta, legitimamente, para o Estado". Na França pós-liberação, o Estado é chamado a desempenhar funções até então a cargo da família: a educação das crianças, o tratamento dos doentes e o amparo aos velhos.

A representação social da pessoa envelhecida conheceu, assim, uma série de modificações ao longo do tempo, uma vez que as mudanças sociais reclamavam políticas sociais para a velhice, políticas essas que pressionavam pela criação de categorias classificatórias adaptadas à nova condição moral, assim como a construção ética do objeto *velho*.[1]

[1] Segundo Ennuyer, "o sistema social tem, em relação à velhice, uma *posição moral*, embora devesse ainda hoje ocupar uma *posição ética*" (1991:25, grifos meus).

O caso francês

Na França do século XIX, a questão da velhice se impunha essencialmente para caracterizar as pessoas que não podiam assegurar seu futuro financeiramente — o indivíduo despossuído, o indigente —, pois as pessoas com certo patrimônio, aquelas que Ariès designa como "o(s) patriarca(s) com experiência preciosa" (1973:21), detinham certa posição social, administravam seus bens e desfrutavam de respeito. Esse recorte social da população de mais de 60 anos foi acompanhado de locuções diferenciadas para tratar cada grupo de pessoas da mesma idade: designava-se mais correntemente como velho (*vieux*) ou velhote (*vieillard*) os indivíduos que não detinham estatuto social,[2] enquanto os que o possuíam eram em geral designados como idosos (*personne âgée*). Mas é preciso assinalar que, no século XVIII, o termo *vieillard* não possuía uma conotação fortemente pejorativa: ele designava também os velhos abastados, cuja imagem estava muito associada a "bom cidadão", "bom pai" etc. Em seu discurso de abertura da Festa da Velhice, instituída logo após a Revolução Francesa, o orador local afirmava: "nestes dias de festa, esses *vieillards* que deram seus filhos à luta pela pátria estimulam sobretudo a solicitude do governo".[3] De fato, a velhice de outros tempos somente existia para os que "só tendo sua força de trabalho para vender, eram definidos como velhos a partir da diminuição de suas forças (...). O único ponto comum que, durante o século XIX, aproxima de forma regular a condição das pessoas de mais idade é seu estado de pobreza" (Guillemard, 1980:20); a representação social da velhice é, assim, bastante marcada pela inserção do indivíduo de mais idade no processo de produção.

Desde sua origem, o problema das aposentadorias foi saber que grupo social deveria tomar a si o encargo da velhice das classes menos favorecidas, que, com o desenvolvimento do capitalismo, vieram a constituir as classes proletárias: a família ou o patrão? Nesse sentido, a velhice dos trabalhadores está vinculada à invalidez, ou melhor, à incapacidade de produzir. A partir dessa lógica, o patronato empresarial instituiu as caixas de aposentadorias, cuja finalidade principal era reduzir os custos de produção, pois se "desfaziam" dos velhos trabalhadores, cujos salários já não compensavam o ren-

[2] Cabe assinalar que, no século XVIII, o termo *velhote* não tinha conotação pejorativa, designando também os velhos ricos.

[3] Apud Pasquet, 1985:18.

dimento que tinham. Vale lembrar que o termo *retraite* (aposentadoria) era, ainda no final do século XIX, assimilado a *rente* (renda) e *pension* (pensão).

A maior parte das pesquisas francesas sobre essa época descrevem as condições miseráveis da velhice trabalhadora. No final do século XIX, mais da metade da população urbana de mais de 60 anos não possuía pensão nem salário. A maioria dependia dos filhos ou das instituições de assistência pública. É interessante lembrar que mais de 40% dos asilos foram construídos no século XIX, contra 26,5% antes de 1800; 23,3% entre 1900 e 1944 e 9,3% entre 1945 e 1970 (Lenoir, 1989). Muitas dessas instituições foram criadas ou financiadas com fundos privados provenientes, em geral, de famílias de industriais ou banqueiros. Observa-se também que raramente esses indivíduos eram chamados de idosos, seja no discurso oficial, seja em certos textos sociológicos, salvo quando se tratava do conjunto da população de mais de 60 anos. Os termos "velho" e "velhote" podem ou não estar carregados de conotações negativas, mas quando isso acontece são empregados para reforçar uma situação de exclusão social.

Ennuyer propõe uma reflexão sobre a posição moral da categoria idoso, afirmando que "entendemos a palavra moral no que diz respeito aos velhos, quando ouvimos dizer que um certo número de soluções são consideradas boas, razoáveis por especialistas, médicos e tecnocratas. Esta moral constituiu, então, como objeto os 'velhos sem estatuto social', pois entendeu-se, de uma vez por todas, que os velhos que possuem um certo estatuto social não são jamais velhos, como, por exemplo, o presidente da República, os senadores, os artistas, certos empresários etc." (1991:26). Outro exemplo, referente às aposentadas, mostra a designação diferenciada atribuída às mulheres que trabalhavam em algumas instituições públicas — em 1903, "as 'velhas senhoras' recebiam aposentadoria equivalente à metade da média dos salários que obtinham durante seis anos" — e as *demoiselles* que trabalhavam em lojas comerciais como as Galeries Lafayette, os Magazins du Louvre, as Samaritaines, cujo valor da aposentadoria, obtida após 25 anos de trabalho, era relativamente mais elevado em relação às demais categorias profissionais. Assim, parece que, nas camadas superiores, a velhice não é aparente.

A noção de *velho* é, pois, fortemente assimilada à decadência e confundida com incapacidade para o trabalho: ser velho é pertencer à categorização emblemática dos indivíduos idosos e pobres.

A partir dos anos 60 do século XX, com a nova política social para a velhice, há uma mudança na estrutura social: a elevação das pensões faz aumentar o prestígio dos aposentados. Observa-se uma transformação nos termos de tratamento, bem como outra percepção das pessoas envelhecidas. Tornados pejorativos, certos vocábulos são suprimidos dos textos oficiais, principalmente dos títulos das comissões governamentais de estudos sobre a velhice.

É o caso, por exemplo, de *Envelhecimento e saúde*, relatório do Alto-Conselho da População e da Família, no qual se lê: "a fim de atender às pessoas idosas que perderam uma parte mais ou menos importante de sua autonomia de vida e que necessitam de cuidados ou acompanhamento contínuo, foram instituídas no setor médico-social 'seções de assistência médica'..." (1991:84). Neste relatório, de aproximadamente 100 páginas, há somente duas citações aos termos "velho" e "velhote", que, aliás, são duas rápidas centelhas na representação negativa desses modos de designação: "os novos velhos serão 'clientes' mais exigentes que seus predecessores, embora essa exigência, justificada, se traduza mais racionalmente por uma demanda crescente da quantidade dos cuidados" (p. 69); "é, sem dúvida, indispensável conservar as estruturas hospitalares habilitadas a receber os doentes, os velhotes dependentes, durante os internamentos muito longos ou mesmo até o fim de suas vidas..." (p. 84).[4]

A introdução da noção menos estereotipada "idoso" foi bastante criticada por alguns especialistas do tema, como Lenoir (1984), para quem o termo idoso não é tão preciso quanto velho, mesmo que seja mais respeitoso. Outros analistas mostram o contorno impreciso do termo: idoso é uma noção *floue*, uma vez que abarca realidades diversas. Assim, trazendo consigo uma certa ambigüidade, o termo serve para caracterizar tanto a população envelhecida em geral, quanto os indivíduos originários das camadas sociais mais favorecidas. Para além do caráter generalizante desse termo, que homogeneíza todas

[4] Tudo leva a crer que, nos EUA, esses termos eram empregados de forma diferenciada para cada grupo social. Gratton estudou duas instituições americanas para velhas: a *Casa para Mulheres Idosas*, entidade privada, fundada em 1849 por um grupo de mulheres protestantes "respeitáveis", era um dos maiores e mais ricos estabelecimentos de caridade de Boston, e o *Asilo da Cidade*, que no início do século abrigava "dois tipos de pensionistas: os alcoólatras e os velhotes. Diferentemente da *Casa para Mulheres Idosas*, os pensionistas eram sobretudo imigrantes e católicos. Na virada do século, 60% das mulheres velhas do asilo eram irlandesas" (1985:31).

as pessoas de mais idade, esta designação deu outro significado ao indivíduo velho, transformando-o em sujeito respeitado. A partir de então os problemas dos velhos passaram a constituir necessidades dos idosos.

Se é verdade que os velhos se tornaram pessoas respeitadas através do termo idosos, este parece ser ainda mais valorizado com a criação da categoria aposentado, que introduz melhorias nas condições de vida das pessoas envelhecidas: através de instrumentos legais elas passam a adquirir um estatuto social reconhecido. No entanto, a aposentadoria traça contornos homogêneos neste novo recorte das idades, criando assim uma identidade comum em torno do universo da velhice, uma vez que classifica as pessoas não-produtivas segundo a idade cronológica.[5] O estabelecimento do direito à inatividade remunerada — a aposentadoria — permite a uma geração uma situação de disponibilidade e de ociosidade que se transforma em novos hábitos, em novos traços comportamentais e, portanto, em uma luta contra os estigmas de velho e velhote.[6]

Mas, ao se apoiar na idade biológica ou no tempo de serviço, a aposentadoria libera do trabalho indivíduos ainda produtivos e lhes atribui o estatuto de inativos. Se considerarmos que a ideologia do trabalho e a apologia da produtividade são bastante enfatizadas nas sociedades industriais, a aposentadoria representa, para alguns, a deterioração da pessoa: *"a aposentadoria me fez sentir que a velhice chegava"* (Marie); *"Ela* (aposentadoria) *me deprimiu, é mais uma página que a gente vira e, de tanto virar, a gente chega ao fim..."* (Anne).[7] A aposentadoria simboliza a perda de um papel social fundamental — o de indivíduo produtivo —, passando a ser sintoma social de envelhecimento. Mas, para outros aposentados, sobretudo os jovens aposentados, a expressão "não ter nada para fazer" significa principalmente o tempo liberado à cristalização dos velhos sonhos e, portanto, à realização de um novo projeto de vida. Para Cribier, "um novo ideal de um desabrochar pessoal se desenvolveu pouco a pouco em nossa sociedade depois dos anos 30, e a imagem positiva de uma aposentadoria ativa e independente se firmou" (1992:715).

[5] É interessante observar que até a I Guerra Mundial o *não-trabalhador* pertencente às camadas superiores detinha ainda certo prestígio social que os aposentados só conquistaram a partir do aumento do valor de suas aposentadorias.
[6] Sobre a questão da evolução das mentalidades, consultar Guillemard, 1980.
[7] Fragmentos de depoimentos de entrevistados franceses.

Como já assinalamos, a França passou, logo após a guerra, por um período de agravamento das condições de vida da população idosa, beirando mesmo a indigência social. Entre 1945 e 1960 houve uma revisão fundamental nas políticas sociais e a administração tradicional da velhice, pautada na exclusão que tinha no asilo seu símbolo principal, foi substituída por uma proposta de integração. Para atingir esse objetivo, novos instrumentos foram criados. Em 1949, a *Carte d'Economiquement Faible* — uma prova de indigência — concedia certas vantagens a seus possuidores: assistência médica, alimentação gratuita nos 'restaurantes populares', assistência jurídica e outros.[8] No entanto, as novas políticas de integração foram implementadas por meio de medidas segregacionistas, como a criação de casas para velhos: "A sociedade se constrói, especialmente, tratando dos corpos e dispondo-os no espaço (...) ela impõe distâncias convenientes ou eficientes, recobre os corpos de suas marcas ou insígnias, modos e uniformes, modelando-os segundo cânones que expressam seus valores por meio de práticas esportivas, medicinais e estéticas... Ora, chegado o momento da aposentadoria, em que os corpos não podem mais se encaixar neste modelo em face da impossibilidade de corresponder aos ideais e modelos sociais propostos, voltados fundamentalmente para a juventude e a maturidade, momento em que a sociedade não propõe mais um modelo e consagra os corpos ao distanciamento, à ocultação, ou melhor, à assistência, acusando-os de envelhecimento..." (Barus-Michel, 1985:54).

A política de integração da velhice introduzida na França a partir de 1962 visava a modificações político-administrativas,[9] assim como à transformação da imagem das pessoas envelhecidas. Os novos aposentados começaram a reproduzir práticas sociais das camadas médias assalariadas, já que a imagem de degradação estava muito associada às camadas populares: o antigo retrato preto-e-branco de uma

[8] As principais etapas que marcaram o desenvolvimento da aposentadoria na França foram as seguintes: 1910 — lei que estabelece a aposentadoria para operários e camponeses; 1930-45 — criação de seguros sociais para a velhice; 1945 — criação da Sécurité Sociale e sua extensão ao setor agrícola (1953).

[9] No final de 1995, houve uma enorme mobilização popular contra a tentativa governamental de reformular o sistema previdenciário francês, cujo projeto propunha, em linhas gerais, o aumento das contribuições, a redução das indenizações e a reestruturação das idades para obtenção da aposentaria. Considerado um dos melhores sistemas previdenciários do mundo, a *Sécurité Sociale* estava em crise.

velhice decadente toma o colorido de uma velhice associada à arte de bem viver.[10]

Faz-se então necessário criar um novo vocábulo para designar mais respeitosamente a representação dos jovens aposentados — surge a *terceira idade*. Sinônimo de envelhecimento ativo e independente, a terceira idade converte-se em uma nova etapa da vida, em que a ociosidade simboliza a prática de novas atividades sob o signo do dinamismo. A velhice muda de natureza: "integração" e "autogestão" constituem as palavras-chave desta nova definição. Assim, a criação de uma gama de equipamentos e de serviços declara a sociabilidade como o objetivo principal de representação social da velhice de hoje. Entretanto, a invenção da terceira idade — nova fase do ciclo de vida entre a aposentadoria e a velhice — é simplesmente produto da universalização dos sistemas de aposentadoria e do conseqüente surgimento de instituições e agentes especializados no tratamento da velhice, e que prescrevem a esse grupo etário maior vigilância alimentar e exercícios físicos, mas também necessidades culturais, sociais e psicológicas. Desse modo, "a expressão 'terceira idade' não é um simples substituto do termo 'velhice'. O trabalho de classificação é indissociavelmente um trabalho de eufemização e tem por objetivo tornar nominável, ou seja, público, aquilo que até agora foi rechaçado e não pôde se exprimir, como por exemplo tudo que se relaciona à vida sexual que, em vocabulário jargão, permite dizer a coisa sem pronunciar a palavra" (Lenoir, 1977:384).

No entanto, a unificação de todas as idades na rubrica aposentado, sob a etiqueta terceira idade, apresenta um outro recorte nas faixas de idade: parece agora importante distinguir os jovens idosos dos idosos velhos. Em conseqüência, surge uma nova expressão na nomenclatura francesa para classificar as pessoas de mais de 75 anos: é a *quarta idade*. A representação social que liga a terceira idade à continuidade da vida ativa através da autonomia e das práticas de sociabilidade, associando a essa imagem a idade biológica (da aposentado-

[10] Segundo Guillemard: "definindo uma nova arte de bem envelhecer, que propõe que todos os rendimentos sejam voltados (...) para o estabelecimento da própria autonomia (...), a nova doutrina faz da velhice um empreendimento privado: (...) ela estabelece uma nova arte de bem envelhecer, baseada no convite ao dinamismo através do estímulo constante às capacidades individuais (...) [Assim, ela] transforma a velhice bem vivida ou decadente num problema estritamente individual" (1976:104).

ria aos 74 anos), aproxima simultaneamente os representantes da quarta idade — os muito velhos —, à imagem tradicional da velhice, ou seja, à decadência ou incapacidade física.

O caso brasileiro

Passemos agora ao exame de algumas designações da velhice no Brasil. Parece-nos que a conotação negativa do vocábulo "velho" seguiu um processo semelhante ao da França, ainda que seja mais recente, datando dos anos 60. Isso porque o objeto velhice só entrou na cena brasileira há bem pouco tempo. Ainda que existam outros termos classificatórios para a velhice no uso corrente, o termo que designava, até essa época, a pessoa envelhecida era sobretudo "velho". Empregado de maneira geral, esse termo não possuía um caráter especificamente pejorativo, como o *vieux* ou o *vieillard* francês, embora apresentasse uma enorme ambigüidade, por ser um modo de expressão afetivo ou pejorativo, cujo emprego se distinguia pela entonação ou pelo contexto em que era utilizado.[11]

Os documentos oficiais publicados antes dos anos 60 denominavam as pessoas pertencentes a esta faixa de idade simplesmente velhas. Vejam o texto do Instituto Nacional de Previdência Social: "dada a preponderância marcante de pessoas jovens em nossa população, a elevada taxa de natalidade, a baixa expectativa de vida, a pequena renda média *per capita* e a alta incidência de doenças de massa — os programas de saúde no Brasil devem, necessariamente, concentrar seus recursos no atendimento das *doenças da infância e dos adultos jovens. A assistência ao velho, é forçoso reconhecer, deve aguardar melhores dias*".[12]

Os ecos vindos da Europa sobre a mudança da imagem da velhice chegam às terras brasileiras no final da década de 60 e, como na França, certos documentos oficiais, bem como a grande maioria das análises sobre a velhice, recuperam a noção idoso (*personne âgée*). É claro que este termo sempre fez parte do vocabulário português, en-

[11] O termo em português que se aproxima de *vieillard* é velhote, cuja tradução literal significa *petit vieux* — uma expressão popular freqüentemente utilizada para marcar uma distância hierárquica: um velho bastante dominado. Já em português, *velhote* não tem essa conotação; guarda, assim, um sentido mais afetivo e seu uso nas situações de decadência moral ou econômica é bastante raro.

[12] Trecho em itálico no texto original.

tretanto, não era palavra de muito uso. Ainda que o termo idoso não fosse muito empregado, observa-se que as ambivalências já são fortes: velho e idoso podem se confundir, mas idoso marca um tratamento mais respeitoso, como *personne âgée* praticado na França. Assim, "duas soluções são possíveis: a Casa de apartamentos para *Idosos* e o Lar da *Velhice*. A casa de apartamentos deveria consistir em um grupo de pequenos apartamentos, exclusivamente para *pessoas idosas*, dispondo de serviço médico, serviço social, serviços coletivos de restaurante, serviço de compras, correio, sala de estar comum, lavanderia etc., onde cada *pessoa idosa* ou casal pudesse viver confortavelmente. Os *lares da velhice* seriam casas de um plano só (...), deverão ter sala de jantar tipo restaurante, mesas isoladas e serviço à francesa. Essa é outra maneira de não amesquinhar o *velho* recolhido ao lar".[13] Se a denominação desses dois estabelecimentos marca uma certa ambivalência, a descrição de suas instalações mostra bem o tratamento diferenciado dispensado às diversas camadas sociais: o "lar" para os velhos e pobres, a "residência" para os idosos pertencentes às camadas mais favorecidas. O termo "velho" tem assim uma conotação negativa ao designar, sobretudo, as pessoas de mais idade pertencentes às camadas populares que apresentam mais nitidamente os traços do envelhecimento e do declínio.

As ações em favor da mudança de nomenclatura se multiplicam, as instituições governamentais adotam uma outra representação das pessoas envelhecidas; mas isso não significa a implantação de uma política social voltada especificamente para a velhice. Trocam-se apenas as etiquetas. Doravante, a categoria idoso invade todos os domínios e o termo "velho" passa a ser sinônimo de decadência, sendo banida dos textos oficiais.

As análises sociológicas e antropológicas, assim como os textos demográficos, acompanham a mesma mudança conceitual: "os arranjos familiares, os motivos que levaram às atuais composições, o apoio que a família presta ao *idoso*, o tipo de apoio que o *idoso* anseia, como é resolvida a necessidade de apoio quando o *idoso* tem problemas econômicos e/ou de saúde, como ocorre a integração do *idoso* na família etc." (Yazaki, 1991:15) — nesse parágrafo, como em todo o texto, parece haver uma intenção forçada de não mencionar o sinônimo de ido-

[13] Filizzola, 1972:248, grifos meus.

so — velho —, que foi aparentemente suprimido dos escritos sobre a velhice.

No Brasil, a primeira concessão ao direito à aposentadoria data do final do século passado, mais exatamente de 1890, quando o Ministério da Função Pública concedeu aos trabalhadores das estradas de ferro federais o direito à aposentadoria. Nos anos que se seguiram, outros funcionários públicos adquiriram esse direito: trabalhadores do Ministério da Finanças (1891), da Marinha (1892), da Casa da Moeda (1911), do Portos do Rio de Janeiro (1912). Mas vale assinalar que os primeiros direitos trabalhistas foram concedidos logo após a abolição da escravidão (1888), quando os ferroviários obtiveram o direito a férias remuneradas. Entretanto, só a partir dos anos 20, com a elaboração da Lei Elói Chaves, que cria as caixas de aposentadoria e pensão (CAPs), é que se desenvolveu um sistema de proteção social no interior das empresas. Os trabalhadores passaram a contar com assistência médica, aposentadoria-doença, assim como pensão para os familiares em caso de morte do segurado. O sistema das CAPs era circunscrito a cada empresa, sendo financiado pelas contribuições dos empregados (3% do salário), do empregador e do Estado. Os empregados e o empregador, em número equivalente de representantes, administravam o fundo das pensões.

Tempos mais tarde, já nos anos 30, o sistema das aposentadorias estendeu-se à maior parte das categorias profissionais. E em 1933 foi criado o primeiro fundo de aposentadoria por categoria profissional — o Instituto de Aposentadoria e Pensões dos Marítimos (IAPM). Após essa conquista dos marítimos, outras categorias profissionais fundaram seus próprios sistemas de assistência social. Os funcionários públicos criaram uma infindável constelação de institutos sobre a rubrica dos IAPs.

A criação, em 1960, da Lei Orgânica da Previdência Social, uniformizando as legislações dos diversos institutos de previdência social, aposentadorias e pensões, abriu caminho para a criação, em 1966, de uma nova lei, reunindo todas as CAPs, IAPMs e IAPs num só instituto — o Instituto Nacional de Previdência Social (INPS). Doravante, a Previdência passa a ser questão social de ordem pública. No entanto, três categorias profissionais ficaram excluídas: os agricultores, os empregados domésticos e os trabalhadores autônomos, admitidos no sistema de seguridade social somente nos anos 70.

Quanto às políticas sociais voltadas para a velhice, ressaltamos a criação em 1973, pelo Ministério do Trabalho e pelo INPS, da aposentadoria-velhice, concedida aos homens de mais de 65 anos e às mulheres de mais de 60 anos, e do decreto-lei de 1974 que estabeleceu uma renda mensal vitalícia (60% do salário mínimo) para as pessoas de mais de 70 anos. Mas foi somente em 1988, com a nova Constituição brasileira, que se reconheceu pela primeira vez a importância da questão da velhice e se estabeleceu que o valor da aposentadoria deveria basear-se no salário mínimo: "a família, a sociedade e o Estado têm o dever de cuidar dos idosos, assegurando-lhes uma participação na vida comunitária, protegendo sua dignidade e bem-estar, garantindo-lhes o direito à vida" (art. 230).

Essas modificações na legislação brasileira acentuaram a representação social do aposentado, que passa a ser fortemente associada à velhice, e as pessoas aposentadas — ou seja, não-produtivas —, independentemente da idade, são designadas de velhas. Em conseqüência, no Brasil como na França, e aliás em todas as sociedades industriais, a partir da criação da aposentadoria o ciclo de vida é reestruturado, estabelecendo-se três grandes etapas: a infância e adolescência — tempo de formação; a idade adulta — tempo de produção; e a velhice — idade do repouso, tempo do não-trabalho.

A associação entre velhice e decadência atinge então todos os domínios da sociedade brasileira. Em artigo sobre a representação social da velhice, Debert mostra que a categoria velho, na percepção das pessoas envelhecidas pertencentes às camadas médias e superiores, está também associada à pobreza, à dependência e à incapacidade. Assim, em sua proposição de uma política para a velhice, essas pessoas sugerem melhoramentos nos asilos para a "população velha e pobre": o isolamento — mais confortável? — é a solução ideal de controle dos velhos pobres, assim como um mascaramento da velhice feia e acabada. Através da análise desses depoimentos, a autora mostra que "velho é sempre o outro" (1988:555).

Quanto à noção "terceira idade", ela constitui simplesmente um decalque do vocábulo francês adotado logo após a implantação das políticas sociais para a velhice na França. E se o movimento de transformação da imagem de velho foi bem-sucedido, a criação de um sistema de proteção à velhice é ainda um esboço inacabado. A proposição de uma política para a velhice está ainda engavetada na mesa de um ministério qualquer. Em um país onde reinam a desnutrição, o analfabetismo, o desemprego, a habitação precária e tantas outras misérias, a velhice não entra na lista das ações políticas. A rubrica da terceira idade é fundamentalmente empregada nas proposições relativas à criação de atividades sociais, culturais e esportivas. *Idoso* simboliza sobretudo as pessoas mais velhas, "os velhos respeitados", enquanto *terceira idade* designa principalmente os "jovens velhos", os aposentados dinâmicos, como a representação francesa. E não é por acaso que surge um novo mercado para a terceira idade: turismo, produtos de beleza e alimentares, bem como novas especialidades profissionais, gerontólogos, geriatras etc. A terceira idade passa assim a ser a expressão classificatória de uma categoria social bastante heterogênea. De fato, essa noção mascara uma realidade social em que a heterogeneidade econômica e etária é muito grande.

Nos últimos tempos, o prolongamento da duração da vida empurrou para mais adiante a concepção de velhice e, ao mesmo tempo, as caracterizações mascaram as diferenças de classe e nível econômico na França e no Brasil. Assim, o licenciamento de indivíduos de 60 anos — através do estatuto legal da aposentadoria — faz com que percam o direito de continuar trabalhando, mesmo que tenham vontade, e cria novas atitudes no quadro da aposentadoria e nos lugares onde se expõem, como os espaços públicos.

Quanto à quarta idade? Ainda não chegamos lá!

Dados comparativos

Consideradas grandes metrópoles, Paris e Rio de Janeiro apresentam características divergentes, dos pontos de vista econômico e social — enquanto cidades do primeiro e do terceiro mundos —, e cultural e demográfico. Vamos nos deter um pouco mais neste último aspecto — o demográfico. Conforme dados do censo de 1991, a parcela da população brasileira de mais de 60 anos aumentou de 6 para 7,3% entre 1980 e 1990, e as estimativas estatísticas prevêem que essa população representará, no ano 2010, 9,2% da população total — ou seja, a pirâmide etária apresentará um novo desenho, aproximando-se cada vez mais da forma francesa atual.

O Brasil possui, segundo dados de 1990 da Pesquisa Nacional por Amostras de Domicílio (Pnad), 11.326.901 pessoas com mais de 60 anos. Essa pesquisa mostra ainda que o Rio de Janeiro é o segundo estado de maior concentração dessa população. Nele vivem 9,3% dos velhos brasileiros, residindo a maior parte na zona urbana.

Temos ainda os seguintes indicadores sobre a população de mais de 60 anos: as mulheres representam 8,2% e os homens constituem

7,2% da população investigada pela Pnad; 15% das mulheres idosas moram sozinhas, enquanto apenas 8% dos homens são sós. Mas o que agrava essa condição de solidão é que, desses velhos que vivem sós, 60% das mulheres e 52% dos homens recebem no máximo um salário mínimo por mês. Os que recebem mais de 10 salários mínimos constituem apenas 7% da população idosa. Se olharmos as estatísticas francesas, o censo de 1990 nos informa que esta mesma população — a de mais de 60 anos — constitui 20% da população total francesa. Destes, a proporção de pessoas de mais de 60 anos que vivem sós é de 26,5%. No entanto, entre os homens, 77,5% ainda são casados. É interessante observar que, na população masculina de mais de 85 anos, um entre dois homens vive ainda com uma companheira, enquanto na feminina somente uma entre 12 mulheres vive com o cônjuge.

Os velhos que ainda vivem no grupo familiar — nas famílias extensas — constituem 41,9% da população brasileira. Segundo Edith Motta, assistente social e antiga militante da causa da velhice, já falecida: "o problema dos velhos é a rejeição social. Eles precisam se sentir úteis. A gente sabe que muitas famílias rejeitam seus velhos, não a minha nem a sua, mas as outras". Ou como diz Marie-Louise (72 anos) : "eu acho que a velhice vem sempre acompanhada da solidão, mesmo que seja moral. Mesmo no meio dos filhos, penso que estamos sempre um pouco solitários. A gente não participa mais... Mais a gente envelhece, mais a gente está só. A gente se sente só no meio da multidão. Terrivelmente. Onde a gente se sente menos só é na casa da gente".

No Brasil, a permanente crise econômica reflete-se diretamente tanto nos valores das pensões e aposentadorias, bastante irrisórios, quanto no sistema da previdência social do qual dependem: a assistência médico-social e os serviços hospitalares são precários e incapazes de atender adequadamente à demanda da população. As estimativas estatísticas sobre as condições de saúde da população de mais de 60 anos indicam que 80% das pessoas envelhecidas sofrem de alguma doença crônica.

Os indicadores de esperança de vida reeditam a imagem de um país dividido entre pobres e ricos: na região Nordeste, onde predomina a economia de subsistência, a esperança de vida é de 52 anos. Em compensação, nas regiões Sudeste e Sul, que apresentam os mais altos índices de industrialização, ela sobe para 72 anos. É claro que o cenário francês não é tão cinza quanto o brasileiro, uma vez que o Estado previdenciário implantou um amplo sistema de assistência social para os velhos. Embora para certas categorias profissionais francesas a aposentadoria não seja tão elevada, há um sistema de compensações sociais, na medida em elas recebem assistência médica gratuita e reembolso dos gastos com medicamentos, auxílio moradia, acompanhantes para as visitas médicas, para fazer compras etc. e, mais recentemente, foi implantada a entrega de quentinhas para aqueles que não podem mais cozinhar... Evidentemente, as políticas sociais voltadas para a velhice aumentam a esperança de vida dos franceses para além dos 75 anos.

O que sobressai no sistema de representações da velhice, francês ou brasileiro, é que o prolongamento da vida das pessoas envelhecidas pressiona o alargamento das faixas de idade mais jovens e, assim, a criação de novas denominações: a quinta idade (pessoas com mais de 85 anos) já sobrevoa o céu francês, enquanto a quarta idade cairá em breve sobre as terras brasileiras.

Referências bibliográficas

Ariès, Philippe. *L'enfant et la vie familiale sous l'Ancien Régime.* Paris, Seuil, 1973.

Barus-Michel, Jacqueline. La femme, son âge et son narcissisme. *Penelope — Vieillesses de Femmes* (13), 1985.

Cribier, Françoise. La migration de retraite des parisiens: une analyse de la propension au départ. *Population* (3):677-717, 1992.

Debert, Guita Grin. Envelhecimento e representações sobre a velhice. In: VI Encontro Nacional de Estudos Populacionais. *Anais.* 1988. p. 537-56.

Ennuyer, Bernard. L'objet personne âgée. *Autrement* (124):14-28, 1991.

Filizzola, Mário. *A velhice no Brasil.* Rio de Janeiro, Cia. Brasileira de Artes Gráficas, 1972.

Gratton, Brian. Seules au monde: les femmes âgées en institution a Boston. *Penelope — Vieillesses de Femmes* (13), 1985.

Guillemard, Anne-Marie. *La politique d'intégration de la vieillesse.* Paris, EHESS, 1976.

———. *La vieillesse et l'État.* Paris, PUF, 1980.

Lenoir, Rémi. *Transformations des rapports entre générations et apparition du troisième âge.* Paris, EHESS, 1977. v. 1.

———. *Securité sociale et l'évolution des formes de codifications des structures familiales*. Paris, EHESS, 1984. v. 4. (Thèse de Doctorat.)

———. Fondements social des catégories préconstruites. In: Champagne, P. et alii (orgs.). *Initiation à la pratique sociologique*. Paris, Dunod, 1989. p. 69-98.

Pasquet, Yvonne. La Fête de la Vieillesse pendant la Révolution de 1789. *Penelope — Vieillesses de Femmes* (13), 1985.

Peixoto, Clarice. *A la rencontre du petit paradis: une étude sur le rôle des espaces publics dans la sociabilité des retraités à Paris et à Rio de Janeiro*. Paris, EHESS, 1993. (Thèse de Doctorat.)

Stoetzel, Jean. Révolution industrielle et changement dans la famille. In: *Renouveau des idées sur la famille*. Paris, PUF, 1954. p. 343-69. (Cahiers de l'Ined.)

Yazaki, Lúcia et alii. Perspectivas atuais do papel da família frente ao envelhecimento populacional: um estudo de caso. *Informe Demográfico*. São Paulo, Seade (24), 1991.

O ciclo vital completado: a dinâmica dos sistemas etários em sociedades negro-africanas*

Theophilos Rifiotis**

> De todas as realidades, talvez a velhice seja aquela da qual conservamos durante mais tempo na vida uma noção puramente abstrata.
>
> *M. Proust*

A velhice se apresenta como uma esfinge para nosso final de século. Quanto mais rapidamente se dá o avanço da longevidade e o desenvolvimento de estudos específicos sobre os fundamentos biopsicossociais do processo de envelhecimento, tanto maiores parecem tornar-se nossas interrogações sobre as condições de sociabilidade na "última etapa da vida". É precisamente em torno do complexo fenômeno encoberto pela noção de etapas da vida — aceita como uma verdade lógica e mesmo biológica — que foi construído o presente ensaio.

A simples menção à idéia de "última etapa da vida", tomada como equivalente da velhice, é por si só tão forte que faz com que ela se

* Este texto foi apresentado no grupo de trabalho Antropologia e Envelhecimento da XX Reunião Brasileira de Antropologia (Salvador, 1996) e faz parte de minha tese de doutoramento. Ver Rifiotis, 1994.

** Doutor em sociologia. Departamento de Antropologia da Universidade Federal de Santa Catarina.

apresente como fato biológico e universal. Aliás, o próprio título deste trabalho parece apontar, numa primeira leitura, para o fim do ciclo biológico: o ponto para o qual todos nós tendemos, inelutavelmente.

El ciclo vital completado, título de conhecida obra de E. H. Erikson (1990), é a fórmula que me parece melhor expressar os resultados de minhas pesquisas sobre o idoso e a dinâmica etária em sociedades banto-falantes.[1] A partir da análise de contos e lendas da literatura oral e de dados etnográficos, pretendo mostrar como aquelas sociedades desenvolveram uma noção de dinâmica etária que envolve uma etapa posterior à da vida biológica e como ela é importante para a definição das estruturas de sociabilidade entre os grupos etários, sendo fundamental para a definição da condição de idoso.

De modo geral, o material aqui analisado aponta para a dificuldade de generalização sobre a condição do idoso nas sociedades tradicionais e para a necessidade de que ela seja interpretada a partir de um sistema específico que lhe dê sentido próprio. Neste ensaio serão levantados os aspectos da ancianidade que nos permitam refletir sobre as condições básicas da sociabilidade neste período do ciclo vital: a relação recíproca entre os grupos etários, a noção de "família" e a de morte e nascimento.[2]

Na realidade, minhas pesquisas começaram com uma interrogação que pode ser assim resumida: nas sociedades negro-africanas, onde a oralidade é o modo privilegiado de transmissão e manutenção de saberes, como é representada a figura do ancião, seu guardião? Pode-se facilmente perceber que uma tal pergunta equivale a uma espécie de truísmo, ou seja, se as manifestações orais, como a chamada

[1] Trata-se de uma área cultural geograficamente delimitada pela faixa de floresta equatorial que atravessa o continente africano entre as costas leste e oeste, ocupada por diversos grupos étnicos, cuja homogeneidade histórica e cultural é atestada por especialistas (Obenga, 1983:11). Neste estudo utilizaram-se narrativas coletadas junto a etnias pertencentes ao círculo zambeziano-congolês (Baumann & Westermann, 1948:56 e 90). O que se chama genericamente de sociedades banto-falantes compreende um agrupamento de mais de 150 milhões de pessoas, que ocupam um terço do continente africano (Obenga, 1983:13). Este estudo trata especificamente de narrativas dos seguintes grupos étnicos: Makonde (Moçambique), Mbala (Zaire), Tumbuka-Kamanga (Malavi), Tshokwe (Angola) e Luba (Zaire).

[2] O texto aqui apresentado é um primeiro estudo de uma pesquisa cujo desenvolvimento prevê a publicação de um trabalho dedicado à análise contrastiva entre o *corpus* de narrativas negro-africanas e outro que chamo de "grupo externo", composto por variantes de outros contextos culturais, analisados em Rifiotis, 1994.

literatura oral, são transmitidas pelos anciãos, o que se poderia encontrar nelas senão a reafirmação dos valores da ancianidade?

Entretanto, é preciso lembrar que essas narrativas foram coletadas junto a populações não-urbanas, que vivem em aldeias no interior do continente africano, e que elas expressam uma configuração cultural específica, que procura construir um tipo particular de pessoa e de cidadão. Nas sociedades negro-africanas, os contos não têm apenas uma função didática, não se reduzindo à "moral da história"; eles também comunicam uma palavra que faz pensar, que produz consciência, "amadurecimento" (Calame-Griaule, 1965).

É assim que se deve compreender que minha pesquisa de contos e lendas, ou melhor, de narrativas, me levou a identificar um tipo de narrativa em cuja história estão relatadas situações de conflito entre o grupo de jovens e os idosos.[3] As narrativas levantadas pela pesquisa constituem um *corpus* que reporta uma visão banto-falante sobre a ancianidade, ligada ao dinamismo dos grupos etários e ao conflito entre eles. São relatadas situações em que estes conflitos culminam com o assassinato generalizado dos idosos. Procurarei mostrar, através do exame dessas narrativas, que elas podem ser compreendidas como um duplo aprendizado: de um lado, os *jovens*, que devem reconhecer a sabedoria dos idosos e, do outro, os *velhos*, que precisam se preparar para a próxima etapa do ciclo vital — atingir a condição de ancestrais.

O corpus *de narrativas*

"Que morram os *velhos*!", esta é a palavra de ordem dos *jovens* que marca o desequilíbrio inicial, o rompimento do contrato que estabelece as bases da seqüência narrativa principal de cada uma das narrativas aqui analisadas. Começando os relatos por uma situação de caos e morte, as narrativas relatam as peripécias da história desses *jovens* que, a partir do assassinato dos idosos e dos parentes, criam suas próprias aldeias, as "aldeias de *jovens*". Em cada uma das narrativas analisadas estabelece-se, a partir do que se poderia chamar de disjunção inicial, uma seqüência narrativa formada por dificuldades e provas, às quais os *jo-*

[3] Por não haver equivalentes semânticos para a terminologia corrente nas sociedades estudadas para os grupos etários e para as relações de parentesco, optou-se por manter estes termos em itálico, indicando a limitação do português para traduzir aquelas realidades culturais.

vens são submetidos. A superação dessas provas exigirá a presença de um *velho*, que em geral foi salvo e escondido por um *sobrinho* ou *filho*. No desenvolvimento das narrativas, a superação da prova a que os *jovens* são submetidos depende desse *velho*/parente. Transmitido o conhecimento necessário indicado pelo *velho*/parente, os *jovens* conseguem superar a prova e, finalmente, reconhecem o valor dos idosos.

Esta é uma espécie de "retrato falado" das narrativas que serão aqui analisadas. A adoção dessa estratégia deve-se exclusivamente a limitações de espaço. O material relativo às sociedades negro-africanas selecionado para este trabalho é composto por seis variantes da narrativa resumida anteriormente, que foram coletadas por diversos pesquisadores (Rifiotis, 1994:152s) e são oriundas das etnias Makonde (Moçambique), Mbala (Zaire), Tumbuka-Kamanga (Malavi), Tshokwe (Angola) e Luba (Zaire).[4]

Para operacionalizar esta exposição e minimizar a falta dos textos das narrativas analisadas, elaborei o quadro sinóptico à pagina 89, no qual as narrativas são apresentadas na seqüência que minha análise estrutural identificou a partir do material em sua íntegra.[5]

As seqüências narrativas

A descrição das seqüências narrativas apresentada no quadro é fundamental para a compreensão da lógica interna do discurso presente neste material e para a compreensão da ancianidade e da noção de "última etapa da vida". Nesta apresentação segui a ordem de ocorrência das seqüências narrativas em cada uma das variantes, procurando por meio deste procedimento evidenciar ao mesmo tempo o desenvolvimento narrativo e as variações de cada narrativa. Após esta etapa descritiva, serão sistematizadas as temáticas evidenciadas nas seqüências, para análise mais aprofundada, em busca da estrutura significativa deste *corpus*.

[4] Na realidade, analisaram-se duas variantes da etnia Luba, chamando-se uma de "Luba" e outra de "Molenda", nome da região específica em que foi coletada no Zaire.

[5] Ver Rifiotis, 1994. No trabalho que serve de base a este ensaio, cada uma das narrativas foi transcrita na íntegra e posteriormente analisada, sendo a variante Makonde (Moçambique), que foi tomada como narrativa de referência, transcrita e traduzida da língua original e posteriormente analisada a partir de dados etnográficos.

		Variantes negro-africanas					
Nº	**Seqüência narrativa**	**Makonde**	**Mbala**	**Tumbuka**	**Tshokwe**	**Luba**	**Molenda**
1	Complô de *joves* contra *velhos*	S	S	S	S	S	S
1	*Jovens* resolvem matar *velhos*	S	S	S	S	S	S
1	Matam os *velhos* após complô	S	S	S	S	S	S
2	Resta um *velho*/parente	S	S	S	S	S	S
2	Relação de parentesco com o *velho* sobrevivente	TM	TM	P'	TM	P	P'
2	Local em que o *velho* foi escondido	M	F	CV	M	M	M
3	Coloca-se uma prova	S	S	S	S	S	S
3	Tipo de problema	SE	SN	SE	SE	F	SE
3	Jovens não têm a solução	S	S	S	S	S	S
4	Comunica-se problema ao *velho*	S	S	S	S	S	S
4	*Velho* tem solução	S	S	S	S	S	S
5	*Velho* comunica solução	S	S	S	S	S	S
5	Tipo de solução	R	C	G	G	PE	G
6	Transmissor da solução	Mãe	Velho	Jovem	Jovem	Jovem	Jovem
7	Pergunta-se origem da solução	N	N	S	S	N	S
7	Reconhece-se o valor dos *velhos*	S	S	S	S	S	S

C: conhecimento; CV: caverna; F: fonte; G: grilo; M: mata; N: não; P: *pai*; P': *pais*; PE: pergunta; R: rato; S: sim; SE: serpente; SN: sentido; TM: *tio-materno*.

Seqüência número 1

Na primeira seqüência, todas as narrativas apresentam os seguintes elementos: um complô dos *jovens*, a crítica ao governo dos *velhos*, a resolução de matá-los e a prática de um gerontocídio generalizado.

A oposição entre *jovens* e *velhos* expressa genericamente uma polaridade geracional. O estudo lingüístico da variante Makonde (Moçambique) mostra que é através das categorias *vanemba* — rapazes que acabaram de passar pelos rituais de iniciação e que ainda não estão casados — que se apresentam os *jovens*; enquanto os *velhos* são designados pelo termo *vanañolo*, que equivale a "pessoa respeitável", sem referência necessária a idade (Rifiotis, 1994:99). Por isso, os termos *jovens* e *velhos* foram mantidos sempre em itálico, para indicar que se trata de uma aproximação limitada com as categorias presentes nos textos estudados.

As críticas aos *velhos* são vagas, ou nem se fazem presentes, como no caso Tumbuka. Poder-se-ia resumir esta seqüência nos termos de construção de novas regras para o governo das aldeias. Na variante Molenda, há uma passagem intermediária em que a narrativa relata a revolta e a recusa por parte dos *jovens* em realizar os trabalhos agrícolas, o que funciona como uma seqüência auxiliar que reforça as queixas e a insatisfação dos *jovens*. O gerontocídio é praticado de modo generalizado, permitindo que os *jovens* governem a seu modo, como pretendiam quando fizeram o complô. Pode-se dizer que esta seqüência é de *rompimento* do contrato. É essa função que lança a narrativa e que possibilita a criação do *governo dos jovens*: é a primeira função cardinal da narrativa.[6]

Assim, o primeiro movimento das narrativas é uma separação entre *velhos* e *jovens*, o que cria as condições para a vivência sem restrições exteriores, determinadas pelos *velhos*. Isso abre a possibilidade lógica de um teste para as novas regras, deixando em suspenso sua viabilidade. Porém, os indícios narrativos apontam para o fracasso dessas

[6] Na análise estrutural, função cardinal é aquela seqüência narrativa que faz avançar o relato. Por outro lado, chama-se de "função de catálise" a concentração de elementos que possibilitam um movimento narrativo. Na narrativa "Molenda", por exemplo, tem-se a recusa dos *jovens* em obedecer aos mais velhos e em realizar os trabalhos que lhes são exigidos, equivalendo a uma função de catálise. Ela prepara e amplifica o descontentamento dos *jovens* com a vida organizada pelos *velhos*.

regras, pelo caráter, digamos, infantil das reivindicações e reclamos: "os *velhos* nos incomodam", "nos obrigam a plantar e colher".

O início da narrativa está dominado pela idéia de um contrato, o que implica, em termos lógicos, quatro elementos potencializadores do desenvolvimento narrativo: ordem e aceitação de regras, proibição e violação. Note-se que o primeiro par de elementos refere-se ao estabelecimento do contrato, enquanto o segundo está relacionado com sua ruptura. Pode-se considerar que, na narrativa, há uma ruptura do contrato pressuposto entre *jovens* e *velhos*, e o estabelecimento de um novo contrato, criado com a ruptura do primeiro.

Seqüência número 2

Nesta seqüência tem-se a informação de que todos os *velhos* foram mortos, exceto um deles, que, na maioria dos casos, é um *tio materno* dos *jovens*, podendo ser o *pai*[7] (caso Luba). Essa relação familiar com o *velho* que será escondido aparece em todas as variantes.

Este *velho* pode ter sido escondido pela *irmã* (Makonde), pelo *sobrinho* ou pelo *filho*. O local do esconderijo é, na maioria dos casos, a mata, mas pode ser uma fonte ou uma caverna. O local em que se esconde o *velho*, além de trazer uma informação que dá autenticidade à narrativa, representa uma qualificação desse lugar. Convém explicar: a mata, a fonte, ou ainda a caverna são locais inacessíveis para o conjunto dos *jovens*, assim como a resposta ao problema que lhes é colocado na seqüência número 3.

A morte dos *velhos* significaria a instalação de novos valores, o que equivale a renovar, a fundar novamente a sociedade ou a aldeia, ou, num plano mais amplo, a reviver uma experiência de fundação da própria sociedade.

A função dessa seqüência é a chave para a continuidade das narrativas, pois, uma vez estabelecido o rompimento entre gerações, o fato de ainda restar um representante do contrato anterior abre a possibilidade de volta. O indício fornecido por essa seqüência é que aquele *velho* que escapou da matança promovida pelos *jovens* no início da narrativa tem relações de parentesco com os *jovens*: *tio materno* ou *pai*,

[7] A referência à figura do pai ocorre apenas nas narrativas da etnia Luba, que é patrilinear, enquanto as outras são de sociedades matrilineares, donde se depreende a importância social do irmão da mãe, o tio materno.

conforme o regime de parentesco de cada grupo étnico. Embora algumas narrativas apontem desde o início para o fato de que os *pais* são assassinados, a maioria insiste no caráter indiferenciado com que eles são tratados pelos *jovens*. É um investimento semântico significativo a passagem da oposição expressa entre gerações para seu desdobramento em termos de consangüinidade.

Seqüência número 3

Em todas as variantes, apresenta-se um problema cuja solução está fora do alcance dos *jovens* e de suas leis. Esse problema envolve em geral uma serpente em diversas condições: no umbigo do *filho*, uma caça desconhecida que não tem cabeça nem patas, ou, na maioria das vezes, a serpente que se enrola no pescoço do chefe. Trata-se de um fato incomum e para o qual os *jovens* não têm resposta.[8] De fato, os *jovens* não sabem como se livrar da serpente sem ferir a criança ou matar seu chefe, ou não sabem o significado do animal encontrado (Mbala). Ou ainda, no caso Luba, devem conseguir resolver o problema colocado pelo *pai* da noiva desejada pelo chefe da "aldeia de jovens".

No caso Makonde, por exemplo, após a morte dos *velhos* nasce uma criança, *filha* dos rapazes, que tem uma cobra no umbigo, o que põe em questão sua existência e, num sentido mais amplo, a própria reprodução do grupo. Os problemas a que os *jovens* devem fazer face são, portanto, de maior amplitude do que as narrativas deixam entrever numa primeira leitura.

O problema sem solução aparente é uma espécie de *prova* a que é submetido o novo contrato. Deve-se levar em conta que o rompimento do contrato, em termos da lógica narrativa, não exige a prova, embora ela possa estar presente. Em outras palavras, embora a prova seja uma impossibilidade ou uma interdição, ela constitui também uma certa liberdade, dada pela organização da narrativa, para que os *jovens* procurem superá-la. Assim, atua como afirmação da liberdade

[8] Esta prova tem um caráter de enigma, ou seja, uma verdade que não pode ser imediatamente conhecida. Cabe lembrar que a solução do enigma parece poder ser associada à narrativa de Édipo. Conforme se vê em Rifiotis (1994), uma série de evidências nos leva a verificar a adequação da aproximação entre este *corpus* de narrativas e a narrativa de Édipo.

dos *jovens*, e sua superação os qualifica para assumir o governo das aldeias.

Para a superação dessa prova, apela-se a um adjuvante: um dos *jovens* — ou a mãe, no caso Makonde —, que servirá de intermediário para que o verdadeiro adjuvante, o *velho* que não foi assassinado, possa comunicar o saber de que necessitam os *jovens*.

Seqüência número 4

Sem solução para o problema que lhes foi colocado, um dos *jovens*, aquele que escondeu o *velho*/parente, vai procurá-lo para pedir conselho. No caso Makonde, os *jovens* vão todos juntos pedir ajuda para a mãe deles, que vai ao encontro de seu *irmão* perguntar como se deve proceder para salvar a criança que nasceu com uma serpente no umbigo. Porém, em geral, o *jovem* que escondeu o *tio materno* ou o *pai* é que vai buscar a solução; ele é o agente de comunicação entre o grupo de *jovens* e o *velho* que não foi assassinado, cabendo a ele realizar a comunicação do saber que resolverá o problema colocado aos *jovens*.

Assim, o apelo ao adjuvante é feito por alguém que se distinguiu dentre todos os *jovens* por ter salvo seu *velho*/parente. É importante destacar que nunca cabe ao chefe dos *jovens*, mesmo quando este foi escolhido entre aqueles que realizaram a rebelião (caso Tumbuka e Molenda), fazer o apelo ao *velho*/parente. De modo geral, nas quatro variantes em que há a presença de um chefe (caso Tumbuka, Tshokwe, Luba e "Molenda"), a solução do problema está marcadamente fora de seu alcance. Há indícios narrativos da impotência desse chefe, pois, além de desconhecer a solução, ele mesmo fez-se alvo da serpente.[9]

Seqüência número 5

Nesta seqüência, o *velho* que foi salvo e escondido fornece, sem impor qualquer dificuldade, a resposta para os problemas que os *jovens* não conseguiram solucionar. Este ponto é particularmente significativo, se levarmos em consideração que o *velho* poderia tirar pro-

[9] No caso Tshokwe, tradicionalmente, uma das qualidades exigidas para a chefia é ser exímio caçador (Lima, 1971), o que o chefe da aldeia de jovens dá provas de não ser, ao se deixar aprisionar pela serpente.

veito de seu conhecimento para subjugar os *jovens*. De fato, conforme veremos mais adiante, o conhecimento poderia ser manipulado como mecanismo de dominação, porém o discurso contido nestas narrativas aponta para outra direção: o saber deve estar a serviço, deve ser compartilhado e eficaz. Aliás, a análise de um *corpus* equivalente coletado em outras culturas sugere ser este um traço distintivo das sociedades negro-africanas (Rifiotis, 1994).

A solução implica utilizar ratos ou grilos para atrair a serpente e matá-la. No caso Mbala, o *tio materno* vai à aldeia, reconhece o animal e recomenda que seja decepado. Na variante Luba, a solução do problema é pedir um cesto de fumaça para transportar a fonte para os *pais* da noiva.

O *velho* que foi preservado na mata atuará, juntamente com a mãe ou o *jovem* que o escondeu, como um adjuvante para a solução do problema. Porém, apesar de sua posição central na solução do problema, ele não pode agir, a menos que alguém venha comunicar-lhe o que está acontecendo na aldeia e peça seu conselho. Estabelece-se um eixo de comunicação que propiciará a solução do problema, equivalendo esta seqüência à recepção do adjuvante do conhecimento, que permite a superação da prova.

Na maioria das variantes, temos a afirmação de que a solução é fácil e a resposta vem de imediato. No caso Mbala, o *tio materno* pede para ser levado à aldeia para que o animal caçado lhe seja mostrado e posteriormente identificado com os ancestrais. A variante Luba refere-se também à realização de cultos aos ancestrais.

Seqüência número 6

O *jovem* — ou a mãe, no caso Makonde — comunica o ensinamento do *velho* aos outros. Seguindo-se o conselho do *velho*, a serpente sai do umbigo da criança para devorar os ratos ou grilos ou desenrola-se do pescoço do chefe e é cortada com um facão e morre. No caso Mbala, o *velho* reconhece o animal e pede que este seja decepado para que todos fiquem felizes. Na variante Luba, os *pais* da noiva reconhecem a sabedoria do pretendente e permitem que o casamento se realize, quando o *jovem* diz que trará a fonte de água pedida por eles num cesto de fumaça que pede emprestado aos *pais* da *jovem* pretendida, deixando claro que sabe que a prova envolve a realização de algo que está além da capacidade individual.

A adoção dos procedimentos comunicados pelo *velho*/parente, e que permitem matar a serpente, equivale a uma integração da nova e da antiga ordem. Algumas narrativas explicitam esse caráter na própria fala do *velho* sobrevivente, quando ele afirma, na *seqüência 5*, referindo-se ao assassinato dos *velhos*: "não tem importância" (Makonde), "os *velhos* são maus" (Tshokwe). Na variante Mbala, é uma voz, que se ouve após a solução do problema e que proclama que o sangue do animal salva os homens — um resgate através do sacrifício.

A adoção desses procedimentos equivale à reparação da falta cometida no início da narrativa pelos *jovens* e, conseqüentemente, a uma retomada do contrato rompido.

Seqüência número 7

Tem-se o reconhecimento de que sem os *velhos* o problema não teria sido resolvido. A restauração do equilíbrio pela reparação da falta inicial, *seqüência 6*, exige o reconhecimento. Esta função narrativa é apenas complementar em relação à anterior, mas, dado o caráter pedagógico das narrativas, o reconhecimento aparece de modo explícito e até mesmo redundante.

O valor do *velho*/parente é admitido pela transferência do conhecimento para os *jovens*. É através dessa transferência que eles se qualificam para governar as aldeias. Esse reconhecimento será amplificado com o pedido de reintegração do *velho* sobrevivente à aldeia. No entanto, no caso Makonde, o *tio materno* não aceita voltar, pois "estará só, sem os do seu grupo etário que foram mortos".

O sucesso obtido na prova significa que a impossibilidade imposta aos *jovens* pela prova foi superada e que eles estão autorizados a passar a uma outra situação: casar, ter *filhos* etc. O próprio reconhecimento da importância dos *velhos* e a demanda para viverem juntos são uma forma explícita de marcar essa mudança de papéis sociais.

O ciclo narrativo

A descrição das seqüências narrativas permite caracterizar o ciclo narrativo a partir da transformação geral que se opera no nível do discurso que estamos procurando identificar. Em outras palavras, o que tentamos identificar são as formas narrativas que produzem a transformação do quadro inicial, marcado pelo rompimento, para o quadro final. Essas formas têm a função de catalisadores, que atuam sobre conteúdos potencialmente disponíveis no quadro inicial, selecionando aqueles que estarão na composição do quadro final.

Deve-se ter em conta que o quadro inicial não corresponde necessariamente à primeira seqüência narrativa e muito menos às primeiras frases das narrativas, nem a última corresponde ao quadro final. A identificação desses quadros não pode ser linear. Ao contrário, é a partir do quadro final, com os elementos selecionados pela própria narrativa, que se pode, retrospectivamente, caracterizar o quadro inicial. Por isso, procuraremos identificar a seguir o quadro final da narrativa e somente depois o inicial, o que permitirá caracterizar o processo de seleção de conteúdos verificado no discurso narrativo.

O quadro final

O quadro final está marcado pelas funções cardinais — aquelas que representam a dinâmica das realizações na narrativa. Tudo o que estava potencializado no texto é realizado no quadro final. Este quadro equivale a uma retomada do contrato rompido com a ação dos *jovens*. Nas variantes analisadas, o quadro corresponde à *seqüência número 6*, onde se dá a superação da prova a que os *jovens* foram submetidos.

Nessa prova encontramos um agente de comunicação — aquele que escondeu o *velho*/parente —, e é graças a sua atuação que este se reaproxima dos *jovens* da aldeia. Para que o contrato seja retomado, os *jovens* devem realizar uma ação determinada pelo *velho*/parente. Essa ação é representada pela morte da serpente que estava no centro do problema solucionado e em que se baseia todo o sistema de relações entre iniciadores e noviços. Apenas na variante Luba, onde se trata do casamento do chefe, é que se coloca uma contra-astúcia, um pedido de um cesto de fumaça para transportar a fonte solicitada como condição para o casamento.

O quadro final é, então, caracterizado muito mais pela colocação em prática de um saber que o *velho*/parente detém do que pelo reconhecimento desse saber. Este último vem com a demonstração da eficiência do "remédio" indicado, o que lhe confere os privilégios do princípio da ancianidade, tais como encontramos nas narrativas: respeito, autoridade, e mesmo privilégios econômicos etc. Em termos de grupos etários, a oposição existente entre *velhos* e *jovens* é uma oposição em termos de poder, ou melhor, de autoridade. Quando o massacre é organizado e liderado pelo próprio chefe da aldeia, este perde a capacidade de desempenhar o papel de chefia, como no caso Tshokwe, em que ele perde a voz, o dom da palavra, ou ainda como nos casos Tumbuka e "Molenda", em que o chefe fica imobilizado, o que equivale a impossibilitado de exercer a chefia.

O poder deve estar fundamentado no seu mais elevado exercício, pois deve ser correlato a um saber adquirido por mérito, por reconhecimento social. Naturalmente, a vivência cotidiana por vezes não coincide com os princípios, fazendo com que nem sempre haja respeito por parte dos *jovens*, e nem todos os *velhos* sejam dignos da ascendência e dos privilégios da ancianidade. Assim, em momentos de conflito, este princípio é mantido muitas vezes sob a ameaça de se invocar os espíritos ancestrais para castigar os desobedientes.[10] A invocação dos espíritos ancestrais — e qualquer contato com eles — é apanágio exclusivo dos *velhos*, o que implica dizer que as relações entre gerações seriam correlatas às relações com os ancestrais.

A ancianidade é entendida como um vir a ser, um processo de aprimoramento da pessoa. Através da memória são transmitidos os conhecimentos e as leis, o que associa ancianidade com poder. Por outro lado, a ancianidade e a ancestralidade mantêm vínculos bastante estreitos e se reforçam mutuamente. Porém, o princípio fundamental está na ancestralidade,[11] que fornece a base sagrada da primeira. A própria autoridade que a ancianidade pode conferir depende da noção de ancestralidade dominante numa determinada civilização. Portanto, a oposição relativa aos critérios etários está submetida à ancestralidade, a qual por sua vez se propaga através das gerações, recombinandose com as relações de ancianidade. A literatura especializada sobre o conflito entre grupos etários e a sobreposição da solidariedade gera-

[10] Este tipo de ameaça ocorre de modo ainda mais generalizado nos momentos de sucessão à chefia da linhagem ou na formação de uma nova aldeia. A diferenciação etária se amplifica pelo contato com os ancestrais e pelo conhecimento de "remédios", com sua conotação ambivalente, relativa à noção de *n-tela* em língua Makonde, ou seja, "remédio" e "veneno".

[11] A noção de ancestralidade em três complexos culturais — Ioruba, Agni e Senufo da costa oeste do continente africano —, encontra-se desenvolvida em suas especificidades em Leite, 1982. Utilizando os termos de Leite, a ancianidade está dotada de uma dimensão ancestral.

cional à solidariedade do parentesco não explica esse fenômeno (Rifiotis, 1995).

As narrativas estudadas nos mostram que, no contexto negro-africano, o conflito entre solidariedade geracional e de parentesco é permeado pela questão ancestral. Convém relembrar que, na *seqüência 5*, o *velho* que resolve o problema e salva a aldeia é sempre um *velho*/parente, ou seja, aquele que, além do princípio da ancianidade, ocupa a posição mais próxima do ancestral-fundador da linhagem, ou da aldeia, no caso das aldeias de família extensa.

Assim, fazendo a leitura na ordem do desenvolvimento narrativo, tem-se que, no início, haveria um fortalecimento da solidariedade no interior do grupo etário, em oposição ao grupo familiar, no equivalente genérico de *velhos*. Essa oposição leva ao rompimento do contrato entre *jovens* e *velhos*, o qual será restabelecido através de um ato que implica, geralmente, a morte de uma serpente. O modo pelo qual se dá o restabelecimento do contrato é particularmente interessante, e será objeto de reflexão mais adiante, no estudo da transformação do quadro inicial em final.

O quadro inicial

O que chamaríamos intuitivamente de quadro inicial das narrativas seria a revolta dos *jovens* contra os *velhos*, que leva ao assassinato dos *velhos* e ao estabelecimento de novas regras sociais. Não há dúvida de que, entre os vários conteúdos colocados no discurso em questão, está a revolta, assim como está a sucessão no poder. Porém, entre os vários conteúdos colocados no início das narrativas, a partir dos quais potencialmente elas poderiam se desenvolver, percebe-se que foram selecionados aqueles relacionados especificamente com os meios de garantir a eficácia da ordem social.

O quadro inicial seria caracterizado então pela necessidade de comprovar que a legitimidade do poder não vem apenas da ancianidade, mas da efetiva concretização dos atributos a ela associados. Um *velho* não é necessariamente sábio, deve dar provas de sua sabedoria. Em outros termos, as narrativas não tratam apenas dos *jovens* e da sua, digamos, rebeldia; elas configuram um critério de ancianidade com o qual se limita o acesso a esta condição. É esse critério que se está pondo à prova, e não a idade em abstrato.

Por outro lado, as narrativas dão ênfase ao fato de que o *velho* sobrevivente na realidade se sobressai também por ser um parente do *jovem* que o escondeu. Essa proximidade de parentesco coloca em oposição duas orientações sociais: uma que exige solidariedade intrafamiliar e outra que exige solidariedade dentro do grupo etário.

O problema posto pela narrativa poderia ser formulado em termos da perplexidade do *jovem* recém-iniciado ante as diferentes orientações sociais dos papéis e comportamentos ligados ao desempenho social, enquanto membro de um grupo etário, e aqueles relativos a sua posição na situação de parentesco. A posição absoluta de *filho, sobrinho* entra em choque com a mobilidade de *status* — com a passagem à posição de adulto que os *jovens* estão adquirindo.

A transformação

A caracterização dos quadros inicial e final nos leva a considerar as vias pelas quais se dá o jogo de oposições entre as solidariedades etária e familiar. Essas vias são construídas a partir da seleção de determinadas possiblidades dadas na narrativa, que permitem o restabelecimento e a reconstrução do contrato rompido inicialmente.

Pode-se considerar, sempre seguindo os textos analisados, que a transformação da situação de rompimento para a de restabelecimento do contrato implica a morte de um animal, geralmente uma serpente. Estudando detalhadamente essa morte, observa-se que a serpente se prende a um corpo humano, criança ou chefe e, para que ela saia, faz-se necessário um "remédio". Esse "remédio", que afasta a serpente do corpo para ser morta, pode ser um rato ou um grilo — dois animais que atraem a serpente —, que ela não pode deixar de devorar, conforme enfatizam as narrativas, afirmando o automatismo de sua reação de serpente. Esses animais são utilizados para distrair a atenção da serpente, que sai da posição inconveniente — pescoço do chefe, por exemplo —, podendo então ser morta pelos *jovens* sem que se machuque o chefe da aldeia. Neste aspecto, há uma proximidade com o caso Luba, onde se trata também de astúcia — digamos, contra-astúcia — para resolver o problema, colocado pelos pais da noiva, de transportar uma fonte até eles. Nesses casos, o fundamental para superar a prova é possuir um conhecimento eficaz.

A figura da serpente ocupa uma posição central no discurso das narrativas e, por isso, será objeto de exame detalhado nesta parte do texto. Procurarei demonstrar que a figura da serpente é essencial para a compreensão de que as narrativas analisadas referem-se a uma etapa posterior, para a qual os *velhos* devem se preparar. Espero mostrar, através do estudo do simbolismo da serpente nas sociedades banto-falantes e do papel que ela desempenha nas narrativas, que não é possível compreender a ancianidade isoladamente da ancestralidade, e que essas narrativas nos permitem considerar que os *jovens* devem ocupar o lugar dos *velhos* e que estes devem se preparar para atingir a condição de ancestrais.

Nas narrativas, a serpente aparece logo após a quebra do contrato e é da sua morte que depende a superação da prova a que foram submetidos os *jovens*. Concretamente, a serpente aparece nas narrativas enrolando-se no pescoço do chefe da "aldeia de jovens" (caso Tumbuka, Tshokwe e "Molenda"), o que denota um grave erro para um caçador. Por outro lado, deve-se ter em conta que a serpente que ataca o chefe representa um elo entre o mundo dos vivos e o dos ancestrais. Desse modo, fica configurada a limitação do chefe e sua submissão aos ancestrais.

Envolvido pela serpente, o chefe não pode falar, emagrece e pode morrer. É preciso enfrentar a serpente antes que o chefe morra, o que equivaleria à morte de todos. Simbolicamente, é preciso restabelecer a ordem, recuperar o poder, recuperar a palavra. O poder, seus símbolos, ou aquele que o encarna são equivalentes.[12]

Além disso, a possessão dos símbolos do poder implica a posse do reino. De fato, L. de Heusch (1982:14), analisando a figura da serpente na África central, mostra que, nesta área, considerando-se a provável origem comum de vários grupos étnicos, a história das migrações e das guerras, pode-se encontrar uma "linguagem simbólica comum". Um mito do ciclo real de Ruanda, analisado por Heusch (1982:61ss), mostra a conquista do tambor, símbolo supremo do poder real, que está envolto por uma serpente, numa narrativa mítica que é associada à história de Kalala Ilunga, o rei Luba. Para se reapropriar do tambor, o rei guerreiro Ruganzu Ndori decide enfrentar a serpente

[12] Sobre a equivalência entre o corpo do rei e o reino, e a prática do regicídio, procurou-se mostrar que se trata de uma tentativa de controle social sobre a vida e a morte, simbolizada pelo controle sobre o soberano. Em termos simbólicos, essa equivalência pode ser significativa também para a figura do chefe local, e até mesmo do *velho*, onde as formas de organização social privilegiam o poder local em relação a um central, como no caso dos Estados monárquicos (Rifiotis, 1996).

e escolhe como melhor arma a astúcia; ele oferece ao animal-espírito bebida e carne, que a atraem, sendo ela finalmente morta pelos soldados do rei, que recupera o tambor. Assim, seguindo esse conhecido especialista das sociedades banto-falantes, dir-se-ia que há uma linguagem comum à luta de Ruganzu Ndori contra a serpente que seria comparável à luta de Nkongolo (Luba).

No desenvolvimento da análise sobre esse mito, a serpente enrolada em torno do tambor faz o papel de mediador entre o passado funesto e um devir próspero. Na reconstrução histórica de Heusch, há referência ao rei Ruganzu Ndori, que deve matar a serpente, saciada de bebida e comida, para que seu reino seja legitimado (Heusch, 1982:83). Assumindo a idéia de uma linguagem simbólica comum neste contexto cultural, parece haver um paralelismo entre o mito do ciclo real de Ruanda e o *corpus* de narrativas por mim analisado no que se refere à chefia e à serpente enrolada em torno do corpo do chefe. O simbolismo da serpente pode portanto ser associado aos ancestrais e ao poder e, de modo mais geral, à própria fertilidade, como é afirmado explicitamente para o caso Tshokwe (Lima, 1971:377). A serpente enrolada no pescoço do chefe pode matá-lo a qualquer momento, porém, ela apenas o imobiliza até que se encontre um modo de atacá-la. Em outros termos, o poder é controlado social e ancestralmente.

A própria serpente pode ser uma mensageira dos ancestrais, como no caso Makonde. Em várias ocasiões, Heusch (1982:83, 92), em sua discussão sobre o sacrifício nas religiões africanas, refere-se aos ancestrais serpentes. Essa situação parece muito comum e está sempre relacionada a uma falta, a um desvio da norma. É possível afirmar que a observância da norma e a unidade política estão mais fundadas numa consciência de unidade e interdependência do que numa submissão a uma autoridade central; a discussão sobre as normas está ligada a essas formas de consciência, e o seu rompimento leva à desordem, ao desconhecido, geralmente associado a uma punição pelos ancestrais (Wagner, 1981:354).

Voltando à ancianidade, cabe lembrar que ela está sempre relacionada com as relações entre grupos etários, sendo evocada quando a ordem imediata está em questão, enquanto a ancestralidade apenas se apresenta quando é a própria sociedade que está em perigo, como no caso do *corpus* examinado. A prova a que é submetida a "aldeia de *jovens*" não significa necessariamente a negação dessa aldeia. Aliás, é interessante salientar que a formação de novas aldeias em toda a área banto-falante é bastante comum e resulta de uma divisão de outras aldeias.[13] A presença da serpente é uma prova a que é submetida a nova aldeia dominada pelos *jovens*, o que nos leva a uma questão: se a ancestralidade se manifesta através da serpente para questionar as ações dos *jovens*, como se explica que ela precise ser morta para resolver o problema? Qual o sentido de afirmar, como parece que as narrativas o fazem, que a serpente põe em xeque a continuidade da sociedade?

As serpentes são uma espécie de mestre da vida e da morte. Elas matam com sua mordida, mas têm o "remédio" para a volta à vida (Paulme & Seydou, 1972). Na variante Makonde, a serpente devora os ratos-de-casa, nas outras, o grilo e, ao ser decepada, os devolve em outro estado. Especificamente no caso Makonde, a solução reside em entregar à serpente os "filhos dos ratos-de-casa"[14] para que sejam devorados. A serpente engole os "filhos dos ratos-de-casa", como se relata na narrativa, e, ao ser decepada, os devolve transformados pela ação do *tio materno*. Essa transformação pode ser comparada a um dos momentos do *Likumbi*, o ritual de iniciação Makonde: a circuncisão dos noviços, que serão transformados em *jovens* (*vanemba*, em Makonde) após as provas da iniciação. Pode-se dizer que, pelo menos no caso Makonde, há uma aproximação a ser feita entre não saber como cortar a serpente e não saber como circuncidar.[15] A circuncisão é, para os Makonde, uma etapa do *Likumbi* e implica a afirmação da situação de homem iniciado. Ela tem um papel importante na mudança de *status* social. Por outro lado, entre os Tshokwe, há referências à serpente do nascimento, que provocaria no corpo da mulher a germinação do *filho* (Bauman & Westmann, 1948:166). Assim, pode-se identificá-la com a volta do antepassado pelo nascimento do *filho* dos rapazes, ao mesmo tempo em que os ancestrais se manifestam com relação à aldeia de *jovens*.

Por outro lado, se considerarmos, na variante Makonde, o paralelo entre o cordão umbilical do recém-nascido *filho* dos *jovens* e a serpente, estaremos também no mesmo universo de significação, ou seja,

[13] Um homem seria responsável pela formação da nova aldeia, sendo uma espécie de pivô da aldeia; com sua morte, a unidade da aldeia poderia mesmo ser quebrada. Segundo J. Vansina (1965:24), para os Lunda essas aldeias seriam criadas por "(...) indivíduos ambiciosos que reúnem ao seu redor uma série de parentes de toda a sorte".

[14] Na variante Makonde encontra-se o termo *lingundu*, uma espécie de rato que vive nas casas.

[15] Comunicação oral da professora Jacqueline Roumeguère-Erberhardt (Paris, 1991).

a passagem por uma situação de socialização. A criança só pode entrar no mundo social quando separada de suas ligações com o meio anterior ao qual pertencia; materialmente, ela deve separar-se da mãe. A criança separada desse "mundo anterior" torna-se um ser social. Entre os Tumbuka, por exemplo, a criança pertence à linhagem, à sociedade, e é tratada desse modo desde o seu nascimento: ela fica em casa e não pode ser vista até a queda completa do cordão umbilical; durante esse período a própria mãe é considerada perigosa (Young, 1931:15, 41). O mesmo nos explica J.Roumeguère-Erberhardt (1986:27) com relação à noção de vida entre os Venda (norte do Transvaal), para os quais a celebração do nascimento de uma criança deve aguardar que o cordão umbilical esteja completamente seco:

> (...) a avó do recém-nascido prepara então uma festa na qual ela dança dizendo: "Meu pote agüentou o cozimento", e também: "A aldeia agora tem raízes".

O nascimento e a morte assim compreendidos são matéria de interesse social e estariam ligados ao domínio do renascimento. Até o momento da queda do cordão umbilical, a criança permanece em contato com o "mundo anterior". Essa ligação também se faz evidente pela própria analogia com a serpente, que é um animal das origens (Roumeguère-Erberhardt, 1986:13-24). O nascimento é um momento de entrada na vida social. Tanto é assim que, se a criança morrer antes, ela não pode ser chorada, sua morte não pode ser lamentada. No caso Makonde, há uma associação entre o cordão umbilical da criança que nasceu na aldeia de *jovens* e a serpente que não a deixa viver; ou melhor, a serpente anuncia que a vida social da criança deve ser sancionada, o que os *jovens* não sabem, não podem fazer. Em outro plano, a crise em torno do recém-nascido equivale a uma incapacidade dos *jovens* para realizarem a circuncisão à qual eles mesmos teriam acabado de ser submetidos.

A analogia entre as serpentes que são decepadas e mortas e a circuncisão pode ser observada ainda na simbologia do *cortar em pedaços*, que significa excluir de um grupo — uma separação que somente tem lugar após a oferta de ratos ou grilos para a serpente. A oferenda, que pode ser um tributo pago pelo rompimento do contrato, atua também como atrativo para eliminar a serpente, ou separar-se dela.

Na variante Mbala, o animal desconhecido que não tem nem cabeça nem patas, e cujo nome os *jovens* desconhecem, é *o animal da fe-*

licidade. Nessa narrativa, é o *tio materno* que dá o significado do animal, recomendando que ele seja decepado. Parece plausível, pela idéia da forma descrita, considerar que esse animal se aproxime de uma serpente, mas não há elementos para decidir. Na narrativa, tem-se ainda a indicação de que do corpo desse animal florescem cogumelos, que todos comeram. Segundo os estudiosos da região dos Mbala,[16] o fato de esse animal não ter patas significa que está separado do *tio materno*, e a ausência de cabeça representaria o *pai*. Encontra-se outra referência a essa simbologia apenas na obra de D. Zahan, que relaciona as pernas com as relações sociais, mais particularmente ligadas ao *parentesco uterino*. Entre os Bambara, elas estariam relacionadas também com os órgãos ligados ao sexo e à fala, órgãos que *fazem e desfazem* a sociedade (Zahan, 1960:82, 173). Este aspecto é particularmente interessante porque, na variante Tumbuka, é oferecido um grilo para a serpente; porém, diferentemente dos casos Tshokwe e "Molenda", são cortadas as pernas do grilo (*seqüência 5*). Aliás, há uma insistência em que se deve cortar apenas as pernas e não as asas, o que talvez pudesse se referir à parte superior do corpo — à cabeça.

A morte da serpente ligada ao sacrifício é uma questão coletiva; portanto, qualquer atitude sacrificial só pode ser tomada coletivamente. Este é o caso do mito do rei que reconquista o poder distraindo a serpente, que solta o tambor e é morta pelos soldados. No caso das narrativas, um *jovem* traz a solução-astúcia do *velho*/parente que permitirá superar a prova imposta aos *jovens*, e todos eles juntos acabam matando a serpente. É importante que este seja um ato coletivo, pois trata-se de dar legitimidade ao poder. Por outro lado, em se tratando de uma comunicação com os ancestrais, parece valer o seguinte:

> Os ancestrais estão ali falando entre eles; é por esta razão que é preciso que nós também sejamos muitos para falar com eles (Vincent, 1976:190).

A morte da serpente deve ser realizada conforme a prescrição ritual do *velho*/parente e não por outra via. Se os *jovens* tentassem matar

[16] A indicação refere-se ao VIII Colóquio no Centre d'Études Ethnologiques de Bandundu (Zaire), que teve lugar em 1974, onde a variante teria sido discutida. Infelizmente, a publicação que se refere à equivalência simbólica entre *pata* e *tio materno*, e *cabeça* e *pai*, não nos fornece maiores detalhes (Hochegger,1975:v).

a serpente de modo diferente do ensinado pelo *velho*, matariam o chefe ou a criança. Matando a serpente do *modo adequado*,[17] é possível superar a prova, ou obter os cogumelos da felicidade, como no caso Mbala. Aliás, neste último caso, tem-se a idéia da fertilização do solo onde jorrou o sangue da serpente decepada. O *nome* e o *significado* do animal caçado pelos *jovens* é "felicidade", que fertiliza o solo com seu sangue. Por conselho do *tio materno*, a serpente será decepada e dela florescerão os cogumelos da felicidade, que serão comidos por todos. Na seqüência, ouve-se uma voz na aldeia que explica que foi o sangue derramado e a carne da serpente que fizeram brotar os cogumelos que, consumidos pelos *jovens*, salvaram a aldeia.[18] Portanto, esta seqüência pode ser tida como um sacrifício; porém, que sentido deve ser atribuído a tal sacrifício?

Assumindo o paralelo com a cena sacrificial, neste *corpus* de narrativas ter-se-ia o *tio materno* como o oficiante principal desse sacrifício, e o *sobrinho* como adjuvante. A relação que se apresenta aqui entre *tio materno*, *sobrinho* e serpente exige um estudo específico, pois parece sintetizar, pelo menos para a variante Makonde, a relação que está na base do restabelecimento do contrato quebrado com a revolta dos *jovens*.

Finalmente, para ampliar o contexto simbólico, seria interessante lembrar as palavras recolhidas por M. Griaule de Ogotemmêli, o ancião da etnia Dogon (Mali), e publicadas em *Dieu d'eau* (1966:158ss). Griaule relata que a invenção da morte se deu a partir de uma sucessão de transgressões. Os *jovens* se apossaram das fibras que serviam de vestimenta a uma mulher e que lhe conferiam poder sobre todos, e nada disseram ao homem mais velho, rompendo com a tradição de respeito e submissão em relação ao "chefe natural". Quando este último

[17] O "modo adequado" está ligado ao exemplo sacrificial, ou seja, ao gesto fundador que inspira todos os demais. Como o gesto de *Nommo*, que retira toda a feminilidade do homem pela circuncisão. O prepúcio retirado se transforma num animal, "que é classificado com as serpentes" (Griaule, 1966:20).

[18] O que nos remete ao complexo simbolismo fertilizante ligado à serpente. Neste aspecto específico, os Venda (Trasvaal), segundo J. Roumeguère-Erberhardt (1986), são os que escolheram este animal para o centro de seus cultos. É muito conhecido o *Domba*, a dança da iniciação entre os Venda que simula a grande serpente da criação; a mesma serpente que vomita a criação está presente, segundo L. Heusche, entre os Kuba. O próprio sangue que "refresca" a terra. Entre os Venda, as serpentes controlam a reprodução e os ciclos da vida, pois estão ligadas à descoberta sexual e à passagem da puberdade.

estava no término de sua vida, seguindo a regra, tomou a forma de uma serpente antes de subir ao céu. Nesta condição ele encontra no caminho os *jovens* e, tendo descoberto o ocorrido, repreende-os, falando a língua dos vivos. Isso causa a sua morte. Diante desse fato os *jovens* vão à aldeia e trazem os *velhos* para ver o corpo da serpente.

A série de rupturas relatadas em *Dieu d'eau* marca a origem da morte. Porém, nada indica que para Griaule essa série seja avaliada negativamente. Ao contrário, tem-se o estabelecimento de uma nova ordem, na qual grupos e indivíduos passam a ter um papel a desempenhar. A morte torna-se, então, parte do mundo dos homens, exigindo-lhes transformações. A seqüência parece indicar que a morte é uma construção humana e que a figura da serpente é um caminho que os viventes devem percorrer, sempre lembrando aos *jovens* sua condição de mortais e aos *velhos* que é preciso se tornar um ancestral.

Em resumo, essa digressão em torno da figura da serpente permite afirmar que o conjunto das narrativas indica a necessidade de um sacrifício, oferecido aos ancestrais, como operador da transformação da situação inicial de quebra de contrato para a situação de seu restabelecimento. O sacrifício é uma forma de resgatar o contrato quebrado, de reatualizá-lo. Porém, como se chamou a atenção ao longo desta parte da exposição, não se encontra, ao contrário do que se poderia esperar, a idéia de uma culpa dos *jovens* a ser expiada. Trata-se de um sacrifício que se inscreve na narrativa como o fechamento de um ciclo que renova o contrato entre as diversas etapas etárias presentes nas sociedades negro-africanas.

Considerações finais

No início deste trabalho afirmei que a velhice, no atual quadro de prolongamento da longevidade, é um fenômeno que renova nossas interrogações sobre as condições de sociabilidade ligadas aos grupos etários. Destaquei ainda que a idéia de "última etapa da vida" ligada à velhice parecia naturalizada, pois não considera a possibilidade cultural de existência após a morte biológica, como nas sociedades banto-falantes, em que existe o culto dos ancestrais. Levantei uma série de contos e lendas coletados em sociedades banto-falantes para que fosse possível uma reflexão sobre as condições básicas da sociabilidade na velhice naquelas sociedades. Basicamente, viu-se como a análise daquelas narrativas indica que, nas sociedades estudadas, é fundamental a relação recíproca entre os grupos etários, a noção de "família", de ancestralidade e de morte.

O material analisado permite perceber a existência de uma concepção sobre as relações entre grupos etários na qual o respeito aos *velhos* está intimamente ligado à exigência do exercício pleno da ancianidade. Pode parecer paradoxal, mas as narrativas examinadas, através da rebelião dos *jovens*, das "aldeias de *jovens*", põem em xeque os *velhos*. Elas mostram que também os *velhos* têm algo a perder quando ressentem, no ciclo das gerações, na nova ordem estabelecida, apenas o fim de seu governo, seu próprio fim, e não o início de mais uma passagem. É como se houvesse um jogo de espelhos, no qual a projeção da imagem dos *jovens* como rebeldes refletisse uma imagem dos *velhos* questionando sua posição. Nas narrativas examinadas, tudo se passa como se, ao questionarem o regime imposto pelos *velhos*, com o objetivo de destruí-lo, os *jovens* passassem da condição de rebeldes insatisfeitos a reformadores socialmente valiosos — em outras palavras, a figura do *jovem* passa a ser assimilada à figura de um fundador mítico da sociedade. Neste conjunto de narrativas, os *jovens* aparecem como agentes da reatualização da ordem social.

Assim, a primeira questão ligada às narrativas é a do crescimento, do amadurecimento pessoal, cujo momento crucial é a separação, o corte. O simbolismo do corte remete a uma espécie de encruzilhada entre a idéia geral da separação, do abandono, da perda, da circuncisão e a morte da serpente (renovação, instauração de uma nova ordem, de um novo grupo etário). Desse modo, as idéias de separação e renovação encontram-se e têm como conseqüência a superação do *outro*, a morte do *outro*, o que introduz um campo extremamente complexo, que é a visão do processo de envelhecimento nas sociedades banto-falantes. Assim, ao invés de se encontrar no material estudado uma apologia abstrata à importância do *velho*, foi preciso considerar também a passagem do *velho* para a etapa de ancestral e a preparação que lhe é exigida. A imagem do velho sábio, aquele que aceita a superação dos mais novos, é uma espécie de "fantasma" que ronda a negação do envelhecimento e da morte.[19]

O *velho* deve aceitar sua condição de afastamento, de isolamento, de catalisador de animosidades, de doador. O que nos leva a pensar

[19] Simbolicamente, o velho sábio aproxima-se da figura do rei e está ligado à idéia de renovação (Rifiotis, 1996).

em outros contextos históricos e culturais, como as práticas do "abandono dos 70", tipo Balada de Narayama, e também nas conhecidas palavras de Cícero sobre a velhice:

> Para ser aplaudido, um ator não tem necessidade de atuar em toda a peça; é suficiente que ele agrade, em qualquer ato que ele apareça, assim como o sábio não tem necessidade de ficar em cena até a queda final das cortinas (Cícero, 1928;110).

Este complexo conjunto de questões permitirá o acúmulo de informações para uma reflexão mais ampla sobre a descoberta recente de que o número crescente de idosos em nossa própria sociedade representa mais uma massa de *velhos* do que uma elite de anciãos, nas palavras de E. H. Erikson (1990:11).

Voltando ao contexto cultural das sociedades banto-falantes, tudo se passa nas narrativas como se o *velho* estivesse se preparando para superar a sua própria condição e alcançar a condição de ancestral. O princípio da ancianidade é um devir, cujo fim último e fonte de sentido é a ancestralidade.

A crise da autoridade dos idosos em sociedades pós-figurativas, na terminologia de M. Mead (1979), é generalizada em todas as culturas. Desde há muito que nas mais diferentes regiões do continente africano se desenvolve esse processo. Por outro lado, estando o poder sempre relacionado com uma legitimidade ligada à ancestralidade, estão dadas as condições internas de resistência nas sociedades negro-africanas. Porém, as fontes de interferência nem sempre são diretas, como a opressão política, o sistema colonial. Atualmente, parece que se caminha no sentido de transformar essas sociedades em configurativas, com evidentes mudanças na estrutura de valores. Nesse processo, os grupos etários têm um importante papel a desempenhar, pois deles depende a passagem da autoridade ligada à família e à ancianidade para o conjunto das relações sociais fora do âmbito familiar. Por essa razão, a crise da ancianidade pode tornar-se particularmente significativa no contexto negro-africano.

Há ainda outro aspecto importante a ser analisado: a relação da dinâmica etária com a "família". Na teoria, segundo o modelo de S. N. Eisenstadt (1956:50), os grupos etários teriam uma função de ligação; caberia a eles estender a solidariedade familiar a toda a sociedade. Porém, essa passagem implica a superação das restrições que a própria família impõe, impedindo o pleno desenvolvimento de seus membros até o estado de adulto, o que não se faz sem conflito entre essas duas instâncias. O discurso que se está circunscrevendo, a partir do *corpus* estudado, mostra que, no caso negro-africano, essa função é exercida através da concretização de uma consciência social, em que as questões etárias e familiares são apenas aspectos de relações mais amplas entre o mundo dos vivos e o dos não-vivos. Essas questões evidenciam a consciência de que a geração e a ancianidade são manifestações de vínculos mais profundos com o princípio da ancestralidade. Trata-se de um problema teórico para o qual o discurso contido nas narrativas nos oferece uma interpretação bastante consistente, e que certamente expressa muito daquilo que aquelas sociedades acumularam em termos de conhecimento do ciclo vital.

Nas sociedades negro-africanas, a ancianidade se inscreve sobre as particularidades das estruturas políticas e de parentesco. É desse modo que o *velho* é ao mesmo tempo representante de um grupo etário, de uma linhagem, da ancianidade e da ancestralidade. Ele é múltiplo como elo da cadeia de descendência e também como elo com o mundo dos ancestrais.

Referências bibliográficas

Baumann, H. & Westermann, D. *Les peuples et les civilisations de l'Afrique; suivi de les langues et l'éducation.* Paris, Payot, 1948.

Calame-Griaule, G. *Ethnologie et langage. La parole chez les Dogons.* Paris, Gallimard, 1965.

Cícero. *Dialogue sur la vieillesse.* Paris, Hachette, 1928.

Eisenstadt, S. N. *From generation to generation. Age groups and social structure.* London, Routledge & Kegan Paul, 1956.

Erikson, E. H. *El ciclo vital completado.* Buenos Aires, México, Paidós, 1990.

Griaule, M. *Dieu d'eau. Entretiens avec Ogotemmêli.* Paris, Fayard, 1966.

Heusch, L. *Rois nés d'un coeur de vache.* Paris, Gallimard, 1982.

Hochegger, H. *Le soleil ne se leva plus! Le conflit social dans les mythes buma.* Bandundu, Ceeba, 1975.

Leite, F. A questão ancestral. Notas sobre ancestrais e intituições ancestrais em sociedades africanas: Ioruba, Agni e Senufo. São Paulo, USP, 1982. (Tese de Doutoramento.)

Lima, M. *Fonction sociologique des figures de culte Hamba dans la société et dans la culture Tshokwé (Angola)*. Luanda, Intituto de Investigação Científica de Angola, 1971.

Mead, M. *Le fossé des générations. Les nouvelles relations entre les générations dans les années 70*. Paris, Denöel/Gonthier, 1979.

Neumman, E. *História da origem da consciência*. São Paulo, Cultrix, 1968.

Obenga, T. *Les Bantu*. Paris, Présence Africaine, 1983.

Paulme, D. & Seydou, C. Le conte des "alliés animaux", dans l'Ouest Africain. *Cahiers d'Études Africaines, 12*(45):76-108, 1972.

Rifiotis, T. Aldeias de jovens: a passagem do mundo do parentesco ao universo da política em sociedades banto-falantes. Abordagem sócio-antropológica da dinâmica dos grupos etários através de estudo da literatura oral. São Paulo, USP, 1994. (Tese de Doutoramento.)

———. Grupos etários e conflito de gerações: bases antropológicas para um diálogo interdisciplinar. *Revista Política & Trabalho* (11):105-23, set. 1995.

———. *Pourquoi le tuer?* Uma revisão teórica do regicídio em sociedades negro-africanas. In: III Encontro de Antropologia do Norte e Nordeste. *Anais*. Belém, UFPA, CNPq, 1996.

Roumeguère-Erberhardt, J. La notion de vie, base de la structure sociale venda. In: ———. *Pensée et société africaines. Essais sur une dialectique de complémentarité antagoniste chez les Bantu du Sud-Est*. Paris, Publisud, 1986.

Vansina, J. *Introduction à l'ethinographie du Congo*. Kinshasa, Bruxelles, Éditions Universitaires du Congo, 1965.

Vincent, J.-F. Conception et déroulement du sacrifice chez les Moufu. In: *Systèmes de pensée en Afrique noire* (Le sacrifice I). Paris, CHRS, 1976.

Young, T. C. *Notes on the customs and folk-lore of the Tumbuka-Kamanga peoples*. Livingstonia, Mission Press, 1931.

Wagner, G. A organização política dos povos bantos. In: Fortes, M. & Evans-Pritchard, E. E. *Sistemas políticos africanos*. Lisboa, Calouste Gulbenkian, 1981.

Zahan, D. *Les sociétés d'initiation Bambara. Le N'Domo, le Kore*. Paris, Mouton, 1960.

PARTE III
Identidade e Memória

Testemunho de vida: um estudo antropológico de mulheres na velhice*

Myriam Moraes Lins de Barros**

Como e por que estudar a velhice

Este ensaio, que se fundamenta em trabalho de campo realizado de agosto de 1977 a dezembro de 1978, aborda algumas questões relativas à velhice de mulheres. Não se pretendeu aqui desenvolver argumentações de caráter generalizante, nem tampouco propor soluções para situações concretas.

O trabalho de campo circunscreveu-se ao estudo de um grupo de mulheres católicas, de camadas médias do Rio de Janeiro, cuja idade variava de 60 a 80 anos. Do grupo, que preexistia à pesquisa, foram entrevistadas sete pessoas e mais cinco da mesma idade, ligadas às primeiras por amizade ou parentesco. Além dos dados que consegui durante os anos de pesquisa, contei com informações anteriores, obtidas graças a meu conhecimento de algumas das pessoas entrevistadas.

* Este trabalho é uma versão da dissertação de mestrado apresentada em março de 1980 no Programa de Pós-Graduação em Antropologia Social do Museu Nacional (Rio de Janeiro). Optei por deixar o texto tal como foi publicado no segundo número da coletânea Perspectivas Antropológicas da Mulher (1981) por vê-lo como parte do momento inaugural do debate brasileiro sobre velhice e, desse modo, integrando o conjunto de trabalhos presentes neste livro.

** Doutora em Antropologia Social, professora adjunta da Escola de Serviço Social/ UFRJ.

A opção por um determinado grupo para o estudo originou-se da própria escolha do tema de pesquisa. A questão da velhice surgiu da proximidade com problemas ligados a pessoas velhas. A convivência com essa situação levou-me aos primeiros questionamentos sobre a velhice não-asilada, não-doente. Em suma: sobre a velhice com que nos deparamos no cotidiano, sem nos darmos conta dela.

Nessa velhice não vislumbrada como questão, seja por estudiosos, seja pelos indivíduos na sua vivência diária, a das mulheres é duplamente insignificante. Ao homem velho se dá maior atenção, na medida em que se percebe a aposentadoria como uma mudança radical de vida — uma passagem de um mundo amplo e público para um mundo doméstico e restrito. Na mulher, a velhice não traz essa carga de mudança abrupta. A mulher na velhice está no último estágio de um *continuum* sempre ligado à esfera doméstica, não só porque a grande maioria não teve uma vida profissional ativa, como também porque é a este mundo interno do lar, da família e da casa que a mulher está ideologicamente vinculada. A compreensão da "insignificância" dessa velhice suscitou em mim o questionamento desse padrão estabelecido e levantou indagações sobre formas alternativas da velhice da mulher.

A pesquisa junto a um grupo específico de mulheres com atividades não estritamente presas ao círculo doméstico possibilitou um estudo de caso que permite o levantamento de questões mais abrangentes sobre a velhice. Afinal, o objetivo dos estudos de casos em antropologia social é tirar do estudo aprofundado de um caso específico questões, hipóteses e encaminhamentos para o entendimento de uma realidade mais ampla do que a do próprio universo estudado.

No primeiro momento de minha pesquisa, ou seja, ao proceder ao levantamento bibliográfico, deparei-me com a dificuldade de encontrar uma bibliografia antropológica que tratasse especificamente da velhice. A quase inexistência de trabalhos voltados para esse tema, que a princípio me pareceu estar ligada à escassez de estudos antropológicos em sociedades urbanas modernas, revelar-se-ia, entretanto, um problema mais amplo.

A. Seeger (1980), em seu trabalho sobre os velhos Suya, encontra os mesmos obstáculos nas pesquisas sobre as populações indígenas da América do Sul e procura uma resposta para essa situação. Entre outros problemas, Seeger aponta a dificuldade do próprio pesquisador de se voltar para a parcela da população mais velha da sociedade em estudo e encontrar nela um objeto de preocupação para a antropologia.

Essa dificuldade proviria de uma tendência comum na sociedade do antropólogo de valorizar a infância e a juventude como temas centrais de atenção não só do ponto de vista social como também enquanto objeto de estudo.

De fato, essa escassez de material de estudo disponível sobre a velhice não parece decorrer de um problema de ordem teórica ou metodológica. Trata-se muito mais de uma área de estudo que assumiu para o antropólogo a mesma falta de atrativos que a sociedade ocidental atual — que é a sociedade do antropólogo — faz recair sobre os velhos e tudo aquilo que os cerca, relegando assim o tema da velhice a plano secundário. A infâ'ncia e a juventude ganharam papel de destaque na antropologia. A norte-americana, por exemplo, apresenta uma série de estudos sobre esses dois temas, não só na própria sociedade norte-americana como também em sociedades indígenas. Levantam-se questões sobre as relações entre gerações de idade, sobre a socialização das crianças e sobre as influências da sociedade no processo socializador mais primário, e cria-se até o que se chamaria de um *age*ísmo — uma série de explicações teóricas sobre as idades e suas diferenças. Toda essa atenção está, de certa forma, vinculada a problemas que a própria sociedade enfrenta, mas talvez esteja também ligada às questões levantadas pela psicologia e às teorias ligadas a idéias de Freud sobre a importância da infância no desenvolvimento da personalidade do indivíduo. Por outro lado, a juventude passa a ser considerada, em muitos aspectos, ao mesmo tempo como a idade ideal e a idade-problema. Nas rápidas transformações econômicas e sociais das últimas décadas, o moderno e o atual passaram em alguns momentos a equivaler a jovem e a juventude. Ao examinar, em 1974, os filmetes de propaganda do governo brasileiro realizados entre 1969 e 1974 (Lins de Barros, 1974), percebi que o tema constante era a juventude. E isso não só porque se falava de jovens, mas também porque se falava para jovens. Na verdade, o país como um todo era considerado um jovem em formação, dono portanto de um futuro a planejar. Assim, ligadas à idéia de jovem estão as idéias de moderno, de futuro, de mudança. Se no Brasil esses paralelos foram exacerbados (não são gratuitas frases como "O Brasil é um país do futuro"), eles não deixam de existir em outros países, a tal ponto que Philippe Ariès (1978) afirma ser esta a era da juventude, assim como o século XIX foi a da adolescência e o século XVIII, a da infância.

Nesse quadro, os velhos não conseguem mesmo ter um lugar, tanto de um enfoque social quanto de um enfoque teórico. A antropologia parece ter ido a reboque da sociedade na negligência em tratar de uma parcela da população, seja de sua própria sociedade, seja de sociedades estranhas à sua.

Passando finalmente ao exame da literatura disponível sobre a velhice e dos dados bibliográficos que essa literatura oferece, podemos ter uma idéia do desenvolvimento do tema no campo de interesse das ciências sociais e, mais especificamente, da antropologia social. Até cerca de 1960, praticamente não havia um estudo sociológico importante sobre a velhice e os velhos, estando toda a literatura sobre o assunto relacionada às áreas da medicina e da biologia. Falo de estudo sociológico porque, na verdade, parece muito difícil distinguir nos trabalhos encontrados algo que possa ser definido como nitidamente sociológico ou antropológico. Se as técnicas empregadas para a coleta de dados têm sido, assim como a metodologia, um ponto relevante para uma forma de distinção entre essas duas vertentes do estudo da sociedade, podemos afirmar que praticamente não existe material sobre a velhice em antropologia social. Raros são os trabalhos realizados que procuram utilizar as entrevistas abertas ou a observação participante para a coleta de dados, métodos esses que vêm sendo identificados como próprios desta última disciplina.

Os trabalhos ligados ao campo da biologia e da medicina apareceram em países onde as preocupações com o envelhecimento da população começaram a se intensificar. Há assim um enfoque mais voltado para a assistência social, como demonstram os títulos das obras citadas como referências nos principais estudos de ciências sociais. É o caso, por exemplo, dos trabalhos mencionados por Peter Townsend. O livro de Townsend, lançado em 1957, é a obra inicial mais relevante escrita sobre a velhice na área das ciências sociais. O trabalho de Townsend (1963) foi efetuado junto à população velha de um bairro operário de Londres. O autor estava interessado em descrever a vida familiar dos velhos e, ao mesmo tempo, dar uma visão dos problemas sociais que eles enfrentavam. Pelos títulos de sua lista bibliográfica, verificamos que grande parte das obras trata da velhice e dos velhos enquanto doentes, pacientes de hospitais, pobres, aposentados. Em suma, os velhos são objeto, até o momento da publicação do trabalho de Peter Townsend, de um estudo cujo objetivo imediato é solucionar um problema social de uma parcela da população que passa a ser representativa, pelo menos em termos numéricos. A maior preocupação com a velhice em outras áreas de estudo externas às ciências sociais é também ilustrada no Brasil. Não se pode dizer que esteja ocorrendo aqui um envelhecimento da população e que isso possa vir a preocupar os estudiosos, mas foi também a medicina a primeira a colocar o problema do velho como uma questão específica. O livro de M. Filizzola (1972) é um exemplo dessa perspectiva.

Esse início de interesse pelos velhos em termos de um estudo ligado à medicina, a uma medicina social, trouxe uma conseqüência para os estudos realizados na área social. Quase todos os trabalhos publicados que tratam os velhos de um ponto de vista social a que pude ter acesso tendem a encará-los mais como um problema social, como elementos necessitados de uma assistência social. Dessa forma, os trabalhos são realizados, embora nem sempre explicitamente, para tentar uma solução para um problema.

Outro aspecto também importante a se considerar é o fato de a bibliografia existente sobre a velhice ser originária dos EUA e da Europa ocidental. No Brasil quase nada foi feito com interesse exclusivo na velhice. Portanto, os dados referidos nas bibliografias dizem respeito a uma realidade diferente da nossa. Não basta que em diversos países a idade de aposentadoria seja a mesma para se entender a velhice como uma situação única. O contexto do estudo de P. Townsend (1963) — um bairro operário inglês — é muito diferente daquele de uma camada média do Rio, como a examinada nesta pesquisa.

Apesar das diferenças de contextos sociais, o enfoque da problemática assemelha-se ao adotado no Brasil. A aproximação parece se dar pelo tom assistencial comum. Não estou me referindo a trabalhos na área da antropologia — a dissertação de mestrado de Maria Luiza Gusmão de Moraes (1977) é um raro exemplo de trabalho antropológico sobre o assunto —, mas a tudo aquilo que pude apreender através de jornais e de minha própria vivência. A comparação não me parece absurda, pois a velhice-problema, a velhice da falta de dinheiro, da solidão, da aposentadoria e da viuvez constitui tanto objeto de estudo quanto matéria jornalística. Não fiz uma pesquisa especial sobre a velhice nos jornais e revistas. O pouco que recolhi como material restringe-se ao período de trabalho de campo e a um único jornal. As matérias tratam de maneiras diferentes a velhice, mas sempre considerando-a um problema. Um dos artigos que examinei, por exemplo, se apresenta mais como um guia para a velhice, contendo não só exercícios físicos aconselháveis para melhorar a mobilidade, como também uma série de itens que devem ser lembrados no tocante aos cuidados com a saúde. É interessante que o artigo se dirija às pessoas que têm pais velhos e não a estes propriamente, assumindo assim, de modo explícito, a dependência e a impossibilidade de os velhos controlarem suas próprias vidas. Em outros dois artigos são expostos os objetivos a que as instituições se propõem e que, nos dois casos, se baseiam na procura de uma atividade para os velhos. A idéia de que o velho deve ter qualquer atividade a que se dedicar, seja como forma de encher os dias, seja como uma maneira de não se sentir inútil, é uma temática constante em todos os artigos jornalísticos.

Nesse pano de fundo assistencial, pude também perceber dois modos prioritários de encaminhar o estudo da velhice. Não se trata de duas opções que se excluem, mas apenas de dois tipos de enfoque que aparecem como mais ou menos relevantes num ou noutro trabalho. O primeiro procura tratar a velhice como um período da vida em que ocorre uma diminuição das áreas de relacionamento social. A velhice é vista sobretudo como uma perda, tomando-se como referência o que se considera como idade madura. O outro caminho é estudar a velhice na perspectiva da família nuclear.

Entre os estudos sobre a velhice, o trabalho de Elaine Cumming e William E. Henry *Growing old: the process of disengagement* (1960) é o mais ilustrativo da correlação entre as idéias de velhice e de perda. O trabalho assume a observação do senso comum de que o velho é mesmo envolvido com seu meio social e tem menos relacionamento social do que tinha em outros períodos de sua vida. Partindo dessa noção, o estudo se desenvolve na confirmação dessa redução da interação social através de um processo definido pelos autores como sócio-psicológico. Ao final do trabalho é apresentada a teoria do desengajamento, com nove postulados que vêm confirmar a noção do senso comum. A partir desses postulados, pode-se traçar resumidamente algumas idéias apontadas ao longo do trabalho: a aposentadoria para os homens e a viuvez para as mulheres são momentos importantes, que marcam o processo de desengajamento na medida em que fazem diminuir os relacionamentos sociais e modificam aqueles que permanecem. O abandono dos papéis centrais da vida (os autores se baseiam na teoria parsoniana de papel social) cria uma "perda moral" que se caracteriza por uma impossibilidade psicológica de enfrentar o processo de desengajamento, a menos que os papéis apropriados para o estado de desengajamento estejam disponíveis. Nessa nova articulação da vida após o desengajamento, o homem se encontra numa situação desprivilegiada em relação à mulher; esta, com a perda do marido, não se distancia do meio social em que normalmente está inserida: a família.

A família é, ela mesma, outra forma de levantar a questão da velhice. O livro de Peter Townsend (1963) inaugura uma série de estudos em que a família é o ponto teórico relevante. Algumas idéias básicas do trabalho de Townsend referem-se a uma desmistificação teórica da família nuclear como grupo familiar preponderante nas metrópoles modernas. Townsend procura distinguir assim duas formas de família: a família imediata, caracterizada pelos pais (ou apenas um elemento do casal) e seus filhos solteiros, que vivem na mesma casa, e a família extensa, que se define como um grupo de parentes que moram em uma ou mais casas, mas se vêem freqüentemente. A vida familiar dos velhos localiza-se nessa família extensa que representa uma rede de auxílio entre três gerações; a maior parte dos direitos básicos, obrigações e necessidades individuais é expressa e satisfeita na família extensa. Nessa família extensa Townsend mostra a diferença entre as velhices do homem e da mulher. Esta última não é desvinculada de seu trabalho doméstico: através da troca de favores com os filhos, a mulher velha representa inclusive um elemento importante no cuidado dos netos. Para o homem, entretanto, a aposentadoria está ligada a uma redução nas relações sociais e na renda: a pensão que recebe como aposentado traz um novo problema para a formação de novos laços de amizade e mesmo para a preservação dos antigos, devido à dificuldade de retribuição.

Semelhante discussão sobre a velhice é encontrada na seleção de trabalhos organizada por C. C. Harris (1970), cujos dados se referem a países europeus: Dinamarca, Holanda e Áustria. Com exceção desses trabalhos, a literatura examinada é toda constituída de autores norte-americanos voltados para a realidade norte-americana. Irving Rosow (1974) acrescenta às colocações sobre a velhice, entendida como um período de perdas sociais, o conceito de socialização de adultos, mostrando que para a velhice não existe um processo de socialização. Termina seu estudo expondo a possibilidade de formação de grupos homogêneos de velhos como um meio capaz de constituir a base para a socialização da velhice. Andrea Fontana (1977) procura mostrar em seu livro que as teorias sobre velhice não são conflitantes, mas apresentam aspectos diferentes do processo de envelhecimento. A essas teorias acrescenta uma nova perspectiva para a análise de seus dados: a do lazer. A partir da combinação do lazer com o processo de envelhecimento, Fontana consegue discernir tipos de velhice que apresentam gradações quanto a um maior ou menor ajuste à ética do trabalho, que ele vincula à idéia de lazer, permitindo também com isso uma gradação da melhor à pior adaptação psicológica à velhice.

Ethel Shanas (1970), em sua introdução à coletânea de textos sobre a velhice, divide-os segundo um critério que, de fato, parece prevalecer nos trabalhos consultados na pesquisa bibliográfica, ou seja, o critério das impressões e sentimentos dos autores quanto a seu objeto de estudo. Nesse sentido, Shanas classifica os estudos em otimistas e pessimistas, conforme vejam a velhice como mais ou menos assistida, mais ou menos integrada na sociedade como um todo. O objeto de estudo parece realmente suscitar em vários autores um temor em não poderem discernir entre uma análise teórica dos dados e a piedade que estes podem provocar. Em suas respectivas introduções, Rosow (1974) e Fontana (1977) enfatizam que a felicidade não é uma variável social crucial e que seus trabalhos não são um estudo sobre a felicidade dos velhos, nem uma crítica pungente à situação da velhice.

À caracterização dos trabalhos como pessimistas ou otimistas acrescento a idéia assistencialista, só algumas vezes explícita, mas em geral presente, e em cujo âmbito os temas mais relevantes são o da família extensa e o da exclusão da sociedade através da retração das relações sociais. Variantes desses temas aparecem em estudos sobre asilos de velhos, internamentos, morte e, mais recentemente, sobre formas de relacionamento e intimidade entre os velhos (Dressel & Avant, 1978).

Meu interesse pelo tema da velhice surgiu não da velhice-problema, da velhice escondida, asilada, doente, mas da velhice com a qual convivo, do velho ou velha com que cruzo nas ruas. A convivência de que falo deve ser entendida como algo que se realiza de fato. As mulheres que entrevistei já me conheciam há muito tempo, através de minha ligação de parentesco com uma delas. O fato de elas se haverem tornado para mim um objeto interessante de pesquisa facilitou, por um lado, nosso relacionamento durante a fase do trabalho de campo, mas, por outro, passou a ser um problema, na medida em que eu procurava analisar os dados que elas me haviam fornecido. O problema começou a ser visto por mim como uma questão de estar ou não sendo justa em minhas interpretações, pois, durante a pesquisa, através do melhor conhecimento das vidas dessas mulheres, aprendi a apreciá-las e ao trabalho que realizavam.

Ao longo de toda a pesquisa, não consegui me referir às mulheres com quem trabalhei como velhas. Não falo em velhas, mas em mulheres. A escolha do termo não foi fruto do acaso: preferi deixar que elas mesmas se definissem. A construção da identidade de velha faz parte do trabalho. Nessa apresentação, deve ter entrado também um lado subjetivo do qual não consegui escapar: o que apreendia durante o trabalho não se encaixava no estereótipo de velha que tinha em mente. Mas, como afirmam Da Matta (1978) e Gilberto Velho (1978), a subjetividade também faz parte da interpretação antropológica.

Este trabalho não versa sobre mulheres, mas sobre mulheres velhas. O tema, enfim, é a velhice. A velhice de que falo ao referir-me às mulheres não é uma categoria de idade cronológica, nem de degenerescência física e mental. É um período da vida visto como derradeiro.

A definição do grupo pesquisado se faz portanto através de um ponto comum entre seus elementos: a velhice. O grupo na verdade preexistia à pesquisa e se fundamentava numa preocupação de fundo religioso. Meu interesse em estudá-lo foi motivado pelo desejo de entender seus membros como mulheres velhas que tinham alguma atividade não estritamente doméstica.

Tentar entender o grupo a partir da categoria de velhice e não por outros aspectos que o caracterizam, como, por exemplo, o fato de ser um grupo de mulheres ou então um grupo de pessoas católicas, não elimina, contudo, essas características. Ao contrário, elas são vistas como parte da realidade dessa mesma velhice. A categoria de velhice tornou-se mais relevante do que os outros aspectos, porque é a velha que estudo que dá sentido à mulher e à religião dentro do grupo. E foi a própria observação do grupo que me permitiu constituir essa categoria, com base no conceito teórico de projeto (Schutz, 1979).

A idéia de que a velhice é o último período da vida se foi aos poucos clareando para mim durante o trabalho de campo, na medida em que percebi que a atividade a que as informantes se dedicavam concretizava um projeto, ou melhor, o último projeto passível de ser realizado até o fim da vida. Nesse sentido, as categorias velhice e velha que utilizo não correspondem às categorias de idade cronológica dos censos demográficos, nem às representações da velhice e dos velhos como anciãos respeitáveis, como caducos ou como senhores bem conservados (Beauvoir, 1970; Ariès, 1978), nem tampouco à caracterização de pessoas com deficiências físicas e mentais decorrentes da idade avançada. Embora num primeiro momento tenha sido um dado em que me apoiei para definir as informantes como velhas, a idade cronológica foi aos poucos sendo relativizada pela idéia da velhice como o período final da vida.

Velhice de mulheres: construção da identidade

Realizada entre agosto de 1977 e dezembro de 1978, a pesquisa visou a um grupo formado por mulheres cuja idade variava entre 60 e 80 anos. A maioria dessas mulheres era solteira, algumas eram viúvas e poucas, casadas. Todas moravam na Zona Sul do Rio de Janeiro, embora nem sempre tivessem morado no Rio ou nessa área da cidade.

Neste trabalho, a caracterização das mulheres baseia-se sobretudo nos aspectos simbólicos de sua situação social.[1] Contudo, determinadas peculiaridades das práticas profissionais e condições de existência devem ser levantadas.

No âmbito da atual sociedade urbana brasileira, as mulheres do grupo se situam num segmento das camadas médias relativamente estável,[2] com aspectos econômicos e simbólicos distintos. Tanto os pais — a família de orientação — quanto os maridos — sua própria família nuclear — eram caracterizados profissionalmente como profissionais liberais — médicos, advogados, engenheiros, com consultórios ou escritórios particulares, ou trabalhando em alguma empresa. Alguns dividiam parte de sua atividade profissional com o ensino ligado a sua área de trabalho. Algumas das entrevistadas atuavam em áreas profissionais, tendo realizado cursos especializados ou cursado a universidade. A fonte de renda provinha, em grande parte, das atividades profissionais, sob a forma de salários, de aposentadorias ou de pensões de maridos e pais já falecidos. A maioria morava em casa própria, tendo a compra sido efetuada há mais de 20 anos. Possivelmente pos-

[1] Os conceitos empregados serão os de *ethos* e visão de mundo, segundo as definições de Clifford Geertz. "Na discussão antropológica recente, os aspectos morais (e estéticos) de uma dada cultura, os elementos valorativos, foram resumidos sob o termo *ethos*, enquanto os aspectos cognitivos, existenciais foram designados pela expressão 'visão de mundo'. O *ethos* de um povo é o tom, o caráter e a qualidade de sua vida, seu estilo moral e estético e sua disposição; é a atitude subjacente em relação a ele mesmo e ao seu mundo que a vida reflete. A visão de mundo que esse povo tem é o quadro que elabora das coisas como elas são na simples realidade, seu conceito de natureza, de si mesmo, da sociedade. Esse quadro contém as idéias mais abrangentes sobre a ordem" (Geertz, 1978:143-4).

[2] Pierre Bourdieu (1974) não define classe social apenas a partir da posição e da situação na estrutura social, leva em conta também o aspecto simbólico das relações entre as classes. O aspecto simbólico diz respeito às representações que as classes fazem de sua posição e situação relativa.

suíam alguma forma de renda proveniente de cadernetas de poupança, ações ou propriedades urbanas alugadas a terceiros (infelizmente não pude verificar esse dado; em dois casos, embora não houvesse propriedades além da casa em que moravam, as entrevistadas dispunham de caderneta de poupança e de ações, que não constituíam uma fonte de renda disponível significativa em relação ao que recebiam pelas atividades profissionais). A atividade a que se dedicavam na maioria dos casos não era remunerada e, quando o era, tratava-se apenas de uma remuneração simbólica.

A essa estabilidade do trajeto social pode-se comparar outro campo — o da ideologia política —, que variou de enfoque durante a vida adulta dessas mulheres, mas se relaciona à própria posição que elas ocupam na estratificação social. A relação com o aspecto da estratificação diz respeito não só às formas de posicionamentos políticos, mas também às próprias mudanças e adaptações desses posicionamentos a novas situações. Nessas mudanças, a figura da Igreja aparece com tal força que podemos dizer que as mulheres entrevistadas, todas elas com grande ligações com a Igreja, a acompanharam em suas transformações. No esquema comparativo de dois períodos históricos — 1950-64 e 1964-77 —, L. E. Wanderley (1978) traça sumariamente essas transformações em diversos níveis: teológico, de organização interna, de relação com a sociedade e o Estado. De um período para o outro, a Igreja parte de formulações mais francamente religiosas para formulações mais sociais, de uma ligação com o Estado para uma oposição a este, de um trabalho social mais voltado para as elites, encarregadas do auxílio aos mais pobres, para um trabalho de organização das populações mais pobres (Wanderley, 1978).

A tendência das mudanças de posicionamento político das entrevistadas foi acompanhar as diretrizes da Igreja, ou melhor, de sua parte menos conservadora. Em relação aos acontecimentos políticos que marcaram o país de forma mais significativa, pode-se apresentar uma visão panorâmica da participação das entrevistadas. Algumas foram integralistas e ligaram-se, juntamente com os maridos, à Ação Integralista Brasileira, onde formaram uma divisão feminina dedicada a serviços sociais. A participação integralista durou até Getúlio Vargas acabar com a legalidade do partido. A visão do integralismo descrita por uma das entrevistadas era a de um partido preocupado com as reformas sociais, não tendo pontos em comum com idéias fascistas. Durante os anos 50 e início dos 60, quase todas as entrevistadas foram, com maior ou menor entusiasmo, adeptas do lacerdismo. No golpe de

1964, tomaram posições favoráveis ao novo regime militar, que foi aos pouco perdendo o seu apoio. Durante a época do trabalho de campo (agosto de 1977 a dezembro de 1978), todas tomavam posições francamente contrárias ao governo militar, sendo essa oposição expressa sobretudo na rejeição do regime repressivo, contrário aos direitos humanos. A oposição se tornava mais viva na medida em que pessoas (sobretudo mulheres) conhecidas haviam tido ou tinham filhos que sofreram algum tipo de violência por parte de órgãos governamentais.

Integralistas ou não, participantes políticas ou não, o fato é que por volta do ano de 1950 essas mulheres, em suas trajetórias de vida particulares, convergiram para um ponto. A partir desse momento, passaram a congregar-se em torno de um interesse comum de fundo religioso. Todas pertenciam a um movimento católico que existia fora do âmbito exclusivamente de leigos que havia sido importado da Europa e instaurado no Brasil no início da década de 30 por bispos de diversas localidades. A Ação Católica Brasileira, denominação do movimento, funcionava como um apoio leigo à Igreja Católica.[3]

A história desse movimento depois de 1950 acompanha a história da formulação de uma nova ideologia dentro da Igreja no Brasil. Inicialmente, tanto os movimentos de leigos quanto os movimentos da hierarquia da Igreja tinham na evangelização sua meta principal. A partir de 1950, entretanto, a idéia de humanização toma conta dos movimentos. A evangelização é vista como uma etapa subseqüente à humanização, a qual, por sua vez, é percebida como uma luta da Igreja em favor de mudanças na ordem social e econômica brasileira. Essas mudanças forneceriam ao homem as condições mínimas necessárias para que pudesse ser evangelizado.

Nesse processo de participação crescente da Igreja na ordem social, a atividade do grupo de mulheres não se restringiu a seu interesse inicial pela Ação Católica. Elas apoiaram e participaram da criação de outras instituições de cunho religioso, às quais estavam ligadas até o momento da pesquisa.

Algumas dessas mulheres que tiveram participação nesses momentos de reorientação do papel da Igreja no Brasil foram as responsáveis por meu interesse nesta pesquisa. Eram mulheres que acom-

[3] Os dados sobre a Ação Católica foram fornecidos pelas informantes e por bibliografia sobre o assunto; ver Bruneau (1974).

panharam de perto e intervieram de fato no processo de mudanças da Igreja. Sua ligação com a Igreja me permitiu designar com um único termo — religioso — uma série de atividades que abarcavam não só ações religiosas propriamente ditas, mas ainda trabalhos assistenciais e mesmo burocráticos que se efetuavam a partir do contato com a Igreja.

Desde sua formação, o grupo conservou-se relativamente estável. O ingresso de novos membros provenientes do *network*[4] se fez segundo critérios definidores do próprio grupo baseados intrinsecamente na visão que ele tinha de como viver sua religião.

Embora o *ethos* do grupo tenha sido básico para defini-lo, há ocasiões em que os limites do grupo permitem delinear com maior clareza seu estilo de vida. A velhice parece ser um desses momentos em que os valores do grupo assumem uma força capaz de marcar um estilo de vida. Embora as atividades religiosas tivessem sido comuns ao grupo durante sua vida adulta, elas persistiram nesse período de vida freqüentemente marcado por uma tendência ao isolacionismo e à ruptura com padrões de vida anteriores.

Uma breve referência ao dia-a-dia de duas das mulheres entrevistadas é um sinal inicial de como a velhice era vivida por elas e de como sua realidade se distanciava de um padrão de velhice comum nas camadas médias.

Noêmia,[5] de 64 anos, era assistente social. Trabalhara em instituições do Estado até se aposentar aos 60 anos, tinha um cargo de diretoria numa seção de uma instituição assistencial ligada à Igreja e dava aulas na universidade, esperando aí se aposentar aos 65 anos.

> Neste momento eu vou para a Universidade. Às segundas-feiras vou para a Universidade do meio-dia até às três horas. Depois, para os cen-

[4] Os conceitos de grupo e de *network* aqui utilizados são discutidos por Clyde J. Mitchell (Boissevain & Mitchell, 1973). Para Mitchell, entre um e outro conceito existe uma diferença de nível de abstração. Ambos os conceitos dizem respeito às relações sociais entre indivíduos em interação. O conceito de *network* está vinculado ao aspecto pessoal da relação social, aos laços pessoais entre os indivíduos. A construção desses laços pelo pesquisador depende de um ponto de referência, ou seja, de um indivíduo. No grupo, são os aspectos estruturais da relação que se pretende perceber.

[5] Tanto os nomes das pessoas quanto os das instituições são fictícios, ficando assim preservada a identidade das pessoas que me forneceram informações.

> tros de trabalho da Instituição. Não vou à sede, fico até nove horas nos centros de trabalho. Quero ver o fazer. Uma coisa é ler, outra é tomar conta, outra coisa é ver. Ver a coisa acontecendo. As terças-feiras tenho livres, trabalho à tarde na Instituição. Quarta-feira, eu tenho de manhã Universidade; de tarde Instituição. Sexta-feira, Universidade, de tarde Instituição. Sábado e domingo eu recupero forças para ler tudo que eu tinha querido ler e também para passear, ver coisas.

Kátia era viúva, tinha 80 anos. Morava num apartamento alugado com uma irmã solteira. Todos os dias Kátia iniciava sua vida fora de casa com uma missa às 10 horas da manhã na paróquia do bairro. Depois da missa fazia compras, pagamentos em bancos e voltava para almoçar em casa. As reuniões da organização religiosa a que pertencia começavam normalmente às duas horas da tarde. Naquele momento, duas tardes eram tomadas com reuniões de que era coordenadora. Nas outras tardes preparava um folheto semanal que era distribuído todos os domingos nas igrejas. Reunia-se com as pessoas para a execução do folheto, tratava da impressão com a gráfica e dizia que havia dias em que ficava o tempo todo no telefone, entrando em contato com os anunciantes, porque eram eles que cobriam as despesas da impressora. Pegava os textos na casa das colaboradoras e preparava as reuniões da organização religiosa. "Essas coisas tomam todo o meu tempo".

Esses dois exemplos expressam de forma clara a força das relações sociais não-familiares ou públicas dessas mulheres — as relações com membros da família se realizam, ao contrário, numa área mais privada e mais presa à esfera doméstica, à casa, em suma. Essa força pode ser também percebida na forma pela qual me apresentaram a casa em que moravam e na própria maneira de dividi-la e arrumá-la.

Um dado importante na visita às casas foi o fato de haver uma preocupação comum a todas as informantes em me mostrar cada cômodo delas. Na maioria das vezes houve um convite, não forçado por mim, para conhecer a disposição da residência. Por um lado, existe um dado que não posso deixar de levar em consideração. Eu era tratada por elas como uma pessoa da família de uma amiga; muitas já me conheciam há alguns anos, apesar de não haver qualquer contato além do representado por intermédio dessa ligação comum. Mas, sem dúvida, isso proporcionou à relação de entrevista uma intimidade maior; em alguns casos, percebi que a entrevista se processava mais como uma visita social do que como um trabalho. A entrada na parte da casa considerada mais íntima foi assim facilitada. Por outro lado, existem outros fatores que precisam também ser considerados. São aqueles que fazem parte do próprio modo de vida dessas mulheres. O fato de serem mulheres, e principalmente mulheres velhas morando sozinhas, conferia à situação um duplo sentido. Não havia nesse caso a preocupação, por parte delas, de resguardar uma área de suas vidas que estaria mais ligada ao lado doméstico e familiar ou mesmo conjugal, exatamente porque essa área fora-se enfraquecendo, dando lugar a um aspecto mais público em suas relações sociais. A existência dessa área coincidia com uma preocupação em deixar claro que, realmente, o mundo externo à casa tinha sido de maior relevância para elas. Essa atitude se evidenciava na visita à casa, quando não só todos os cômodos eram mostrados, como o escritório onde trabalhavam recebia uma atenção especial. Foram mostrados com detalhes os livros que estavam na estante, os trabalhos que estavam sobre a mesa; a própria disposição dos móveis era explicada. O escritório apresentava-se, na casa dessas mulheres, como uma parte do mundo a que elas estavam referidas. Nesse contexto, o quarto de dormir, o banheiro e a cozinha perdiam sua caracterização como cômodos mais íntimos, e sua apresentação passava a ser uma constatação de como o aspecto público de suas vidas havia podido contaminar as áreas não-públicas.

A relevância do lado público da vida dessas mulheres propiciava um caráter excepcional à velhice que enfrentavam. Para as mulheres de camadas médias, a vida doméstica e a reclusão à casa têm sido um traço específico. Quando as mulheres envelhecem, esse movimento de introversão é ainda mais acentuado pelas limitações que a própria idade impõe. O contraste dessa velhice recolhida com a exacerbação do aspecto público das mulheres entrevistadas não se restringe a uma comparação entre dois tipos de velhice de mulheres. Como a própria bibliografia sobre o problema mostra, os homens na velhice perdem, em relação à sua vida passada, todo o contato com o mundo não-doméstico. Sua restrição fica, nesse sentido, bem mais acentuada. Temos, assim, mulheres cuja velhice restringe seu universo e homens que eliminam na velhice seu lado público. Nesse sentido, eles se tornam mais femininos, porque mais próximos do mundo reservado à mulher.

Numa etapa da vida em que as mulheres somam a seus contínuos cortes e contenções como indivíduos outros tantos pontos negativos próprios da idade, que as fazem parecer uma imagem caricata da vida passada, a casa, a família ou mesmo sua negação, representada pelos asilos de velhos, passam a ser seu meio social por excelência. A característica essencial da velhice das mulheres pesquisadas é, porém, o contraste que estabelecem com esse padrão comum de velhas. O grupo soube sobreviver aos anos e criar um estilo comum de velhice cujo ponto central eram os próprios interesses que haviam conseguido reunir essas mulheres durante mais de 30 anos — as atividades ligadas à Igreja.

José Reginaldo Prandi (1975), ao tratar das mudanças da Igreja no Brasil e de sua influência sobre a família de camada média urbana, mostra como a Igreja Católica permitiu às mulheres uma mudança através dos anos, dando respaldo religioso às transformações que ocorriam na sociedade como um todo. Entre essas mudanças, o autor situa a participação da mulher como mão-de-obra não estritamente doméstica, que passa a ser valorizada dentro dos preceitos da Igreja. Lado a lado com essa mudança, uma nova moralidade atingiu também o vestuário feminino, discriminando o que era aconselhável ser ou não ser usado. São novos parâmetros a reger o papel feminino.

As mulheres que participaram desta pesquisa acompanharam também essas mudanças, assumindo uma posição que se pode qualificar de vanguardista no âmbito das referências apresentadas por Prandi (1975). Algumas, na época com mais de 60 anos, haviam freqüentado universidade e trabalhado desde jovens fora dos limites estritos da casa, embora muitas tivessem realizado atividades sempre ligadas à Igreja. Esse fato não elimina a certeza de que essa atividade fosse considerada por elas um trabalho, entendido como um esforço realizado em atividades produtivas. E de que o próprio trabalho junto à Igreja se tivesse aos poucos dirigido para uma preocupação mais voltada para a realidade social.

Dentro desse quadro, vestir-se de uma forma ou de outra ganha significado especial, faz parte do posicionamento que as mulheres adotam frente à realidade. A preocupação em participar, tomar conhecimento e mesmo influenciar a própria conjuntura histórica vem lado a lado com a idéia de que é preciso não só captar problemas novos, mas também procurar soluções novas. A atenção, portanto, está voltada para o que é novo e para o que é considerado moderno. A maneira de vestir está impregnada dessa idéia. Não se pode levar em conta, nesses casos, a idade que as mulheres têm, e assim o estereótipo da mulher velha perde seu sentido. Em minha pesquisa não me deparei com mulheres de roupas escuras, andar lento e aspecto tristonho.[6] No encontro com Laís (76 anos), por exemplo, ela me esperava para a entrevista na sala de jantar, lendo um livro e vestindo calças compridas de brim azul-marinho, uma blusa de malha (camiseta) com pequenas flores pintadas à mão em torno da gola, casaco de lã e sandálias com meias. Os cabelos, apesar de grisalhos, tinham um tom azulado, próprio de um tipo de pintura. Noêmia (64 anos) estava pronta para o trabalho quando cheguei. Usava um vestido amarelo forte de corte moderno, segundo os padrões das revistas de moda e das vitrines da Zona Sul do Rio de Janeiro na época, colares e brincos. Antes de sair para o trabalho, foi maquiar-se: batom, pó-de-arroz, perfume. Existia, sem dúvida, uma preocupação com o próprio corpo. Afinal, que significa isso para mulheres com idade variando entre 65 e 80 anos? Por que a não adoção de um padrão convencional de velhice?

Um lado dessa questão pode ser resolvido pelo próprio modo de vida dessas mulheres, enquanto um outro lado se liga ao problema da velhice que elas enfrentavam. Esses dois aspectos, contudo, não se dissociam, pois o que elas viviam naquele momento fazia parte desse modo de vida e fora planejado num dado ponto de suas trajetórias, quando a velhice passou a ser um aspecto encarado objetivamente.

A partir de que momento específico a velhice passou a tomar conta da realidade de vida dessas mulheres? Ao iniciar a pesquisa, minha intenção era tratar o problema da velhice como um dado comum ao grupo em que estava interessada. As entrevistas iniciais me fizeram pensar a idade como um critério que permitiria agrupar os indivíduos numa categoria geral de velhos, na medida em que eles próprios se auto-reconhecessem e fossem igualmente reconhecidos pela

[6] Algumas mulheres que não faziam parte do grupo, mas me foram apresentadas por mulheres desse grupo como suas amigas ou parentes, estabeleciam um constraste marcante com as mulheres da pesquisa. Esse contraste se apresentava de início em relação à maneira de vestir, que é, sem dúvida, uma exteriorização de um modo de vida que abarca outras áreas bem mais amplas do que o vestuário. Essas mulheres estranhas ao grupo vestiam-se na ocasião das entrevistas com vestidos de cor cinza, preta ou azul com desenhos brancos, tinham os cabelos brancos e não usavam jóias. Andavam também com dificuldade. A impressão que se tinha, comparando-as com as mulheres da pesquisa, é que eram bem mais velhas do que estas últimas, apesar de as idades serem equivalentes. Essas outras mulheres pareciam bem representar o estereótipo da velha.

sociedade abrangente como tal. Portanto, era a identidade social que prevalecia como tema básico. Nesse caso, era preciso perguntar se a identidade de velho ou velha existia como uma faceta das mulheres pesquisadas, e se elas a tomavam como a mais relevante. Quero dizer com isso que, com base nas colocações que Roberto Cardoso de Oliveira apresenta em *Identidade, etnia e estrutura social* (1976), é preciso saber como transpor para as mulheres da pesquisa o conceito de identidade social.

Tratando de identidade étnica, Roberto Cardoso de Oliveira mostra que a identidade social, e especificamente a identidade étnica, tem um conteúdo de comunicação, na medida em que supõe relações sociais e um código de categorias para orientar o desenvolvimento dessas relações (1976:5). A identidade social vem assim dimensionada no contexto das relações sociais — consiste em formas de classificação que organizam as inter-relações de indivíduos e grupos. A identidade supõe a noção de grupo social, uma vez que se afirma por oposição e não isoladamente; o caráter contrastivo da identidade baseia-se em valores vivenciados pelos indivíduos em interação. Mais adiante, Cardoso de Oliveira complementa: "A idéia que gostaríamos de desenvolver, ainda que respeitando como válidas para a área de psicologia tais concepções e aplicações do conceito de ideologia, será a de que a identidade social, ela própria, é uma ideologia e uma forma de representação coletiva" (1976:38-9). Como representação, uma identidade qualquer aparece como uma opção e uma escolha dentro de uma gama de outras possíveis.

Pensar na velhice em termos de identidade social possibilita perceber que a velhice é uma classificação, uma vez que há uma atribuição por parte da sociedade e uma auto-atribuição concomitante da identidade etária, separando e arrumando os indivíduos em um parâmetro de idade. Mas a transposição do esquema teórico de identidade étnica para o de identidade etária não é imediata. A identidade social sofre, ela própria, valorizações por parte dos grupos e/ou indivíduos em interação social, e as características a ela atribuídas são também bem ou mal valorizadas.

Ao tratar a velhice como identidade social, percebo que é necessário levantar uma série de especificidades para que o uso do conceito não seja mecânico e para que se possa perceber como a identidade é vivenciada pelas mulheres estudadas nesta pesquisa. Essas especificidades dizem respeito ao objeto da pesquisa e também ao tema geral, que é a própria velhice e a velhice num contexto urbano atual.

Os textos de estudos de áreas urbanas procuram salientar o caráter múltiplo das relações sociais que o indivíduo tem que enfrentar no seu dia-a-dia. Em "Urbanismo como modo de vida" (1973), Louis Wirth mostra a impossibilidade de o indivíduo se ater a umas ou poucas áreas de referência. Em "A metrópole e a vida mental", Simmel fala da atitude *blasée*: "A atitude *blasée* resulta em primeiro lugar nos estímulos contrastantes que em rápidas mudanças e compreensão concentrada são impostos aos nervos" (1973:1.516). Gilberto Velho (1979) fala da fragmentação de papéis, da proximidade e da invasão do mundo do indivíduo por estilos de vida e definições de realidade que diferem dos seus.

A especificidade da questão da velhice na área urbana leva a perceber que não se pode integrar as mulheres dessa pesquisa na identidade de velha sem se levar em conta os contextos em que suas relações sociais se processam. Às colocações sobre a heterogeneidade nas áreas urbanas junta-se o aspecto da adequação entre identidades sociais que Ward H. Goodenough (1969) oferece em seu artigo: "Rethinking 'status' and 'role': toward a general model of the cultural organization of social relationship".

Diante dessas considerações, é importante perceber como as diversas identidades de cada mulher entrevistada são acionadas, de acordo com o momento em questão e dentro das possibilidades que ela pode assumir. Desse modo, embora possa referir-me a elas como velhas, essa referência deve ser contextualizada. Nesta pesquisa não faço um estudo de velhas e/ou velhos em contextos como um asilo, por exemplo, onde uma identidade assume maior relevância em detrimento de outras, fato que é, inclusive, próprio das instituições totais. Segundo Goffman (1974), a instituição uniformiza os indivíduos, retira-os de outros contextos sociais onde possa assumir papéis diferentes daquele que a instituição lhe imprime, seja de prisioneiro, de louco, de velho etc.

No caso estudado, alguns contextos podem ser traçados. Existe o próprio grupo a que as mulheres estão referidas há muitos anos; existe a família, seja ela a de orientação, seja a própria família nuclear; existe o contexto do trabalho e existe ainda uma nova relação criada no momento da pesquisa, que é a relação entrevistada-entrevistadora. Não quero dizer com essa delimitação de contextos que exista uma identidade social particular e própria para cada um, mas que em determinadas situações é mais provável uma determinada identidade ser acionada e não outra, ou uma identidade ser mais salientada do que outras. Ward Goodenough (1969) fala da seleção de identidades e tece algumas considerações que devem ser levadas em conta nesse processo. A primeira é a qualificação do indivíduo ou grupo para a seleção de identidade. Outra refere-se à ocasião da interação. Outra ainda diz respeito ao agrupamento (*setting*) onde se dá a interação. A gramaticalidade da relação é outro aspecto da seleção de identidades: a seleção deve ser realizada de tal forma que combine com a identidade assumida pelo outro indivíduo ou grupo na relação social, caso contrário a relação não se estabelece. Na relação estabelecida não entra em jogo uma única identidade, mas um conjunto de identidades que são compatíveis umas com as outras e que formam a *persona social*. Goodenough salienta a existência de algumas identidades em todas as relações sociais. As identidades ligadas ao sexo e à idade são, para o que Goodenough chama de sua cultura, identidade constantes; as outras vêm se adequar a essas.

Como estabelecer para as mulheres da pesquisa uma explicação a partir de R. Cardoso de Oliveira e Ward Goodenough? O problema mais importante é entender como a identidade de velha é acionada. Afirmei anteriormente que as diversas identidades dessas mulheres eram buscadas em contextos diferentes. Um deles — o contexto da própria entrevista — será o primeiro a ser visto, na medida em que me proporcionou dados importantes.

Mencionei anteriormente meu conhecimento mais antigo de algumas das mulheres da pesquisa, favorecido por minha ligação de parentesco com uma delas. Essa mulher minha parente centralizou por muito tempo as reuniões em sua própria casa. Desse modo, meu primeiro contato para as entrevistas estava cercado de expectativas de ambos os lados. De minha parte, a idéia que tinha nas primeiras visitas era a de estar realizando um esforço em nome do trabalho de campo, pois ia ao encontro de pessoas pelas quais não nutria interesse ou simpatia especiais, e que me eram mesmo indiferentes. Essa impressão proporcionada por meu conhecimento prévio foi, no entanto, abalada desde a primeira entrevista na casa de Joana. Nas entrevistas seguintes, essa idéia inicial foi aos poucos dando lugar a uma outra: a de que meu julgamento sobre aquelas mulheres tinha sido durante muito tempo errado e injusto, e que só no momento da entrevista eu havia percebido essa situação. A passagem de um julgamento negativo para outro absolutamente positivo foi sem dúvida outro engano meu. Afinal, elas não deviam ser nem totalmente o que minhas impressões de anos de conhecimento me levavam a admitir, nem tudo aquilo que as impressões surgidas nas entrevistas me revelaram. A percepção de que havia os dois aspectos e de que ambos deviam ser levados em consideração ocorreu quando meu deslumbramento pelas mulheres foi perturbado pela volta de um dos aspectos que eu acreditava estar ligado ao meu mau juízo. A ocasião se deu exatamente quando uma das mulheres tentou por algum tempo converter-me e encaminhar-me para uma das organizações da qual fazia parte.

Que processo foi esse de mudança de simpatias, de impressões e mesmo de caracterização? Acredito que grande parte dessa transformação se deveu ao que era apresentado para mim em termos de uma imagem que as mulheres procuravam transmitir e de uma identidade que elas assumiram por ocasião das entrevistas. Durante todo o período de meu conhecimento anterior à pesquisa, as interações haviam-se realizado em bloco. Encontrando-me com essas mulheres apenas em algumas comemorações, eu havia fixado a idéia de que a relação não se dava individualmente, mas em grupo. A retrospectiva dessa época, através de minhas intenções e preocupações atuais, me leva a ver que a idéia não era de todo sem sentido. No desenrolar de uma festa realizada já no período da pesquisa, ficou claro que as mulheres não procuravam uma forma de relação com outras pessoas fora do grupo: isso se percebia através da restrição da conversa a assuntos que diziam respeito à vida do grupo. Era nesse momento, enquanto portadores de uma identidade de membro do grupo, que as mulheres se posicionavam em relação umas às outras e aos não-membros do grupo. Quando estavam reunidas, qualquer forma de relação que não aquela que as definia como grupo não tinha grande relevância. Os laços de amizade e uma intimidade maior entre elas ficavam sujeitos, nessa ocasião, ao todo do grupo, e só eram revelados quando a relação não se realizava no contexto do grupo. Eram momentos então em que o lazer predominava: idas ao teatro, a ciclos de concertos e de *ballet*, viagens, praia. Algumas dessas ocasiões foram presenciadas por mim antes do período da pesquisa. Durante a pesquisa, os encontros entre elas foram relatados pelas próprias entrevistadas.

Em uma situação ou em outra, resta sem dúvida uma identidade que Goodenough diz existir sempre em conjunto com outras: é a identidade de mulher. Mesmo aqui, entretanto, não deixa de existir uma referência ao contexto. Elas eram mulheres, sim, mas a forma de manisfestá-lo dependia também da ocasião. Quando o grupo era o ponto de referência para a relação, a mulher que aparecia era a carola. A carola é fundamentalmente uma categoria feminina. No caso do grupo pesquisado, posso defini-la como uma das faces dessas mulheres, a face voltada para o mundo dos padres, da Igreja. Utilizo o termo "mundo" porque não se tratava da relação com um padre individual, mas de todas as inter-relações que se processavam entre padres, entre padres e não-padres, e as mulheres do grupo enquanto não-padres participantes dessas inter-relações.

Se deixo de lado o caráter político e inovador da atuação dessas mulheres junto à Igreja e passo a levar em conta um outro lado da questão da existência desse grupo, torna-se possível entender o caráter nitidamente feminino do grupo. As mulheres que faziam parte do grupo eram, em sua grande maioria, solteiras; algumas eram viúvas ou casadas, mas a maioria não tinha filhos. Essa situação, num primeiro momento, permitia que a atenção dessas mulheres se dirigisse para um mundo não restrito à esfera doméstica, que tem sido apresentada sempre como a esfera feminina por excelência. A Igreja e a assistência social a ela ligada apresentavam-se então como uma possibilidade de encontrar uma saída para a inexistência de atuação na esfera doméstica. Essa saída parece ter sido recorrente em nossa cultura (estou pensando aqui no Brasil, principalmente no Brasil católico), a ponto de fazer existir o personagem da carola. A carola é representada em nossa sociedade pela mulher que vive em função da Igreja, mais precisamente da igreja, porque na verdade é a uma igreja em especial que dedica as horas de seu dia, rezando, acendendo velas e participando da vida de sacristia através de cuidados com os paramentos e a arrumação. E nisso tudo há a figura do padre como um elemento importante, sempre presente nas horas rituais e nas não-rituais. Se ele pode ser o confessor da mulher e penetrar assim na sua intimidade, a presença da carola na sacristia, lugar mais profano (as questões administrativas são ali resolvidas), permite que ela também possa devassar a intimidade do padre. Se bem que seja representada de forma caricatural e muitas vezes bastante depreciativa, a mulher carola pode ser útil para elucidar nosso problema.

Entretanto, outro aspecto da mulher vem tomar o lugar deste quando há um caráter mais íntimo na relação — íntimo porque mais próximo da individualidade de cada uma, íntimo porque mais voltado para a esfera doméstica de suas vidas.[7]

A mulher que se apresenta então é aquela que está interessada nos assuntos que dizem respeito à própria casa: a arrumação, a escolha da empregada, as compras para casa, os problemas referentes às pessoas mais próximas. Nesses interesses existe sempre um aspecto individual, que se evidencia sobretudo nos gostos pelo lazer. Um interesse comum por alguma coisa que diga respeito ao mundo doméstico é uma ponte a unir as mulheres.

E que mulher eu encontro em minhas entrevistas? A primeira vez que fui à casa de Judith para entrevistá-la, após uma apresentação de seu apartamento voltamos para a sala, onde ela me perguntou: "O que você quer saber, de solteirice ou de velhice?" Depois de lhe responder que o que eu queria era saber dela, e se uma coisa ou outra era importante era ela quem podia me dizer, Judith foi logo falando sobre o que pensava de sua própria idade. Mas Judith, uma das mais velhas do grupo (80 anos), foi a única que procurou iniciar qualquer conversa sobre o assunto velhice. Essa inexistência de uma reflexão sobre a velhice fez muitas vezes com que eu me perguntasse qual era afinal o tema de minha pesquisa. Por que, apesar de terem todas mais de 60 anos e de saberem que meu interesse em entrevistá-las e em entrar em contato com elas estava ligado exatamente à sua condição de velhas, não houve uma confrontação direta com esse tema?

---

[7] Philippe Ariès (1978), ao traçar a evolução do sentimento familiar desde a época medieval até o que denomina família moderna, assinala não só que a criança vai se tornando um elemento indispensável da família, como também que esse processo acompanha o afastamento da família do mundo da profissão, do mundo mundano, e sua restrição a uma intimidade que não existia e que está ligada ao fechamento da família, aos elementos externos a ela. Assim, a família só aos poucos foi-se distinguindo de outras formas de relações sociais. No caso apresentado, as relações entre as mulheres, quando íntimas, aproximam-se bastante do que Ariès afirma sobre a intimidade da vida familiar. Em ambos os casos há uma separação de áreas de relações sociais, em ambos o moralismo que se apresenta como porta-voz da nova família está presente e é exatamente o que proclama as distinções, as separações, que aponta para o perigo das misturas e confusões, inclusive de sentimentos. A aproximação dos dois casos se dá pelo fato de a casa (e partes desta) ser lugar da família e ser, portanto, o lugar da intimidade. As relações que aqui classifico como íntimas estão ligadas ao universo da casa, e não ao do mundo externo a ela.

A pergunta de Judith dá o início da explicação. Traduzindo-a numa linguagem sociológica, Judith teria perguntado que identidade ela tomaria durante a entrevista: a de mulher solteira ou a de mulher velha? Para as outras, a opção se deu silenciosamente e a mulher que era entrevistada procurava me passar uma imagem na qual a identidade de velha aparecia como uma tendência paralela. Apesar de Goodenough dizer que as identidades de sexo e idade são constantes em sua cultura (e acredito que estivesse falando da cultura ocidental moderna, daí poder incluir também as informantes como participantes dessa cultura), o surgimento de movimentos feministas deu uma nova conotação à identidade da mulher. Alguns aspectos foram valorizados em detrimento de outros, e em determinados contextos o papel da mulher adquiriu destaque na relação social que se estabeleceu.

Apesar de a maioria das mulheres me conhecer há muito tempo, minha presença em suas casas parece ter-lhes trazido a imagem não apenas da parente de uma amiga, mas de uma mulher que trabalhava e estudava. O tratamento que me dispensaram não teve assim o caráter de um favor que faziam à amiga, e sim constituiu uma maneira de mostrar seu próprio lado de mulher que trabalha, que valoriza a própria atividade fora da esfera estritamente doméstica. Se foi esta a identidade de mulher pela qual optaram na relação comigo, fica entendido, em primeiro lugar, por que a mulher velha não poderia aparecer e, em segundo lugar, por que o desenrolar da entrevista se baseou sobretudo na explicação minuciosa das atividades de cada uma.

A realidade da idade não pode, contudo, ser esquecida. As mulheres conseguiram evitar a adoção da identidade de velha em grande parte de suas relações sociais, mas ela não foi totalmente apagada. Na relação que estabeleceram comigo, havia duas maneiras diferentes de tratar a própria idade. A primeira se apoiava na idéia que elas tinham de si próprias enquanto mulheres: a velha, ou talvez, para elas, a mulher de idade avançada, aparecia no confronto da minha idade com a delas, estando a comparação calcada num ponto comum que era o fato de eu e elas termos atividades fora de casa. Ficava claro que a afinidade encontrada existia por mérito delas e não meu. Elas, apesar de velhas, podiam acompanhar não só meus interesses, como também o de todo contexto social e econômico em que viviam. Daí o trabalho que realizavam até aquele momento, e que pretendiam, aparentemente pelo menos, continuar indefinidamente.

Laís sintetizou esta idéia quando se referiu a posições diferentes de pensar: "Vê você, nós duas aqui, conversando: eu, no fim da vida, e você no começo". O fato de elas perceberem que estavam no fim da vida não parecia afetar em nada o ritmo de suas atividades. Tampouco era dessa forma que elas normalmente se relacionavam comigo, ou seja, apesar de a idéia expressa por Laís estar presente, não havia uma elaboração clara da questão. Freqüentemente ocorria um englobamento de minha pessoa numa categoria adotada por elas — a de jovem. Irene, com quem por várias vezes tentei marcar entrevistas, tinha sempre inúmeros compromissos, sendo um deles uma reunião com os sobrinhos, filhos de sua irmã. Pelo telefone Irene me disse que no dia da entrevista estava ocupada com um "encontro de jovens". O confronto com pessoas mais moças, embora fizesse aparecer as categorias de idade jovens e velhos, não tinha apenas a idade como princípio regulador da relação. Isto é, não era apenas o fato de serem mulheres com mais de 60 anos que as separava de pessoas mais moças, referidas por elas na categoria geral de jovens.

A relação entre indivíduos de idades diferentes é comumente pensada pelos autores que tratam tanto da velhice como da juventude[8] como uma relação em que os parceiros têm papéis definidos pela idade: cada idade possui direitos e deveres que conferem ao portador maior ou menor prestígio e poder. Nesse sentido, Anne Foner (1976) fala de uma estratificação social por idade. As pessoas são agrupadas em estratos segundo a idade cronológica. A elaboração de uma estratificação etária baseada nas teorias de estratificação social leva adiante essa idéia, ao se defrontar com a questão da hostilidade entre estratos de idade. Neugarten utiliza o termo *age-ism* para caracterizar o que diz serem "atitudes negativas ou hostis em relação a um grupo de idade diferente do seu próprio..." (1970:17). Tratando as idades como estratos sociais, como faz Anne Foner, ou como grupos de idade, segundo Neugarten, a idéia básica é que existe não só uma hierarquia social por idade como também uma luta por maior poder dentro dessa hierarquia (Neugarten, 1970, 1976).

O que é jovem para as mulheres da pesquisa não parece estar vinculado a qualquer hierarquia etária. Os jovens a que se referiam variavam muito de idade — de 15 a 35 anos mais ou menos, a pessoa podia ser considerada jovem. Por que então essa divisão entre duas categorias, jovem e velho, como dois pólos interagindo?

[8] Ver, por exemplo, Britto, 1968.

O fato de as mulheres se referirem aos mais moços como jovens, de pertencerem à Igreja Católica e de estarem também inseridas no contexto brasileiro dá à dicotomia de idades um sentido não meramente cronológico e de ciclos de vida. A categoria jovem não é de uso exclusivo da Igreja, mas esta se vem apropriando dela de uma forma característica. Ser jovem e possuir atributos considerados característicos da juventude passou a ser valorizado positivamente não só dentro da Igreja, como na sociedade mais ampla. No trabalho sobre filmetes de propaganda governamental (1974) que realizei, procurei mostrar como a valorização do que era entendido como jovem era utilizada politicamente. Os valores ligados à mensagem não se restringiam a uma determinada idade: jovem era o moderno, o novo, o esperançoso, o forte, o vivo, e era também o momento da união ou da confraternização, na medida em que a ideologia política procurava tirar proveito daquilo que dizia ser o *ethos* da juventude. Com essa imagem de jovem, o governo pretendia não só eliminar da categoria de "jovens autênticos" aqueles ligados a movimentos contrários ao regime, como consolidar a imagem do país, jovem também. Esta última representação, a do Brasil como um jovem em formação, já havia marcado presença em períodos anteriores ao golpe de 1964. Os compêndios de geografia de minha época de ginásio falavam do Brasil como um país do futuro, apoiando-se para isso tanto na potencialidade das reservas minerais e do espaço territorial ainda não explorado, como também nas características demográficas. A pirâmide demográfica brasileira tem sido uma das grandes bandeiras levantadas para justificar a caracterização do Brasil como um país jovem.[9]

Não é então monopólio exclusivo da ideologia política de um momento a valorização do que é jovem. No momento político pós-1964, assim como no caso do grupo de mulheres, ocorre uma manipulação dessa discriminação, a princípio etária. A utilização do termo partia de pessoas mais velhas, mas principalmente de pessoas que detinham alguma forma de poder sobre aquelas que designavam

[9] Essa mesma pirâmide demográfica é analisada por Filizzola (1972), que procura mostrar que a leitura da pirâmide demográfica pode ser feita de maneiras diferentes e, portanto, ser usada de acordo com interesses momentâneos. Argumenta ele que a idéia do país como jovem baseia-se, de fato, numa análise falsa da população brasileira, que enquadra no rótulo de jovem uma faixa muito ampla da população que na verdade não é assim considerada no dia-a-dia.

como jovens. Na situação política de 1969 e 1974 (período dos filmetes estudados) a alocação do poder era claramente reconhecida. Quanto às mulheres, o que as fazia discriminar os jovens em relação a elas era o fato de estarem dentro do círculo de poder da Igreja, não só porque em suas relações interpessoais diárias estavam presentes alguns membros mais altos da hierarquia eclesiástica, como também porque elas haviam assumido posições relevantes nesse círculo de poder e se sentiam responsáveis por isso. A divisão por idades apresenta assim uma hierarquia de poder que não se restringe à própria idade das pessoas. Isto é, não é apenas a idade que confere poder ou não aos indivíduos. Duas situações ocorrem: aqueles que detêm o poder são normalmente pessoas já não consideradas jovens pela sociedade, mas que também não são enquadradas na categoria de velhos, ou melhor, não se autodefinem como tal, uma vez que esta definição é estigmatizada em nossa sociedade atual.[10] Ser velho não significa apenas ser idoso, mas apresentar uma série de características negativas.

A velhice, como estigma, não está necessariamente ligada à idade cronológica. Os traços estigmatizadores da velhice evidenciados na literatura analisada ligam-se a valores e conceitos depreciativos: a feiúra, a doença, a desesperança, a solidão, o fim da vida, a morte, a tristeza, a inatividade, a pobreza, a falta de consciência de si e do mundo.

Pensar a velhice nesses termos, não a limitando a uma idade cronológica, levanta ainda outra questão para a situação do velho na sociedade brasileira. Embora o estigma da velhice possa existir, nem todos os que chegam a determinada idade tornam-se passíveis de ser indivíduos estigmatizados. Howard S. Becker (1977) e Gilberto Velho (1974) mostram como a acusação de desvio é manipulada por determinados indivíduos ou grupos que fazem recair sua acusação sobre aqueles que lhe são inferiores segundo um critério determinado. A acusação de desvio seria, portanto, um problema de dominadores e

[10] O estigma, segundo Goffman (1975), não é visto como uma qualidade ou traço depreciativo de forma absoluta. O estigma ocorre nas relações sociais estabelecidas. Na relação entre indivíduos, existe uma preocupação mútua em adequar seu interlocutor a uma categoria preconcebida na qual o indivíduo com seus atributos deve ser colocado. Há, porém, situações em que algum atributo do indivíduo não o faz ser incluído na categoria que deveria servir-lhe; nesse caso, o atributo é um estigma e o indivíduo é estigmatizado.

dominados, de quem tem poder ou não para rotular indivíduos ou grupos de desviantes.[11]

A questão da velhice em nossa sociedade, ou melhor, a estigmatização da velhice, se coloca para alguns indivíduos, não para todos. Em *Sobrados e mocambos* (1977, v. 1), Gilberto Freyre procura retratar o período do Império de d. Pedro II como a época em que ocorreu o declínio do patriarcalismo, acompanhado da perda de prestígio dos velhos e do surgimento, na vida social e política, de homens moços. Entretanto, frisa Gilberto Freyre que: "É verdade que esses moços, agora poderosos, em tudo imitavam os velhos; e disfarçavam o mais possível a mocidade" (1977:82). A imitação, porém, nem sempre tinha sucesso: "Parece fora de dúvida que a administração pública no Brasil sofreu um tanto com as presidências de província confiadas pelo imperador a bacharéis de 20 e tantos, 30 anos, quase sem outro saber que os livros. Moços brilhantes e letrados, faltava-lhes, entretanto, aquele bom-senso terra-a-terra, aquele equilíbrio, aquela solidez, aquela perspectiva das coisas que só se consegue com a experiência, aquele profundo realismo político da maioria dos capitães-generais..." (1977:86). A justificativa do fracasso feita por Gilberto Freyre não é incomum em nossa sociedade, ou melhor, em alguns setores dela onde a idéia da *sabedoria da experiência* é difundida. Nas universidades ou nos meios artísticos e intelectuais, existe a figura do grande mestre. Grande e mestre porque, além do *status* que sua posição lhe confere em seu meio, está a velhice a mostrar o acúmulo de experiência que só os muitos anos de vida poderiam fornecer, experiência que o torna mais sábio que os iniciantes, em sua carreira. Nesse sentido, podemos entender quando Maria Luiza Gusmão de Moraes (1977) levanta a questão da não-existência do estigma da velhice entre os indivíduos que ocupam posições superiores na vida política ou entre artistas e intelectuais. Apenas a questão deve ser tratada como única e não sob a forma de problemas separados, porque em todos esses casos o poder, considerado em termos da posição que o indivíduo ocupa na hierarquia política do país ou na hierarquia de um grupo intelectual e artístico, não torna o velho alvo de acusações e de rotulações estigmatizadoras de velhice.

[11] Entendendo-se por desvio o que Howard S. Becker define: "... o desvio não é uma qualidade do ato que a pessoa comete, mas uma conseqüência da aplicação por outras pessoas de regras e sanções a um transgressor" (1977:60).

A idéia da sabedoria da experiência não é, porém, aplicada indistintamente em nossa sociedade estratificada. Nas áreas da vida política, artística e intelectual, vemos que não é apenas a posição na estratificação social que possibilita a aplicação da idéia da sabedoria da experiência. Outros níveis de hierarquia, que obedecem a outros critérios, podendo-se mesmo eliminar a estratificação social, conferem àqueles que estão em posições superiores um *status* especial adquirido pela idade.[12]

O que ocorre com as mulheres da pesquisa é que a adoção da categoria de velha não é realizada. Não só o termo velha não é usado por elas para se auto-identificarem, como também nas ocasiões em que isso ocorre existe uma preocupação em diferenciar formas diferentes de velhice. Ao chamar de jovens pessoas mais moças, elas não estão ao mesmo tempo se rotulando de velhas; não é a dicotomia jovem-velho que existe no confronto com o que chamam de jovem. Elas se enquadram entre as pessoas maduras ou, como diz Ariès, entre os "senhores ou senhoras muito bem conservados" (1978:48). A auto-identificação como um não-estigma, isto é, como não-velha elimina de suas relações sociais os possíveis traços denotadores do estigma. Há assim um controle, por parte delas, da imagem que procuram passar para o indivíduo com quem se relacionam, principalmente se este último não for um elemento muito próximo no seu *network* social: um amigo ou uma pessoa da família (irmãos, filhos, netos). Com estes, a relação se processa de tal forma que é difícil manter secreto um aspecto estigmatizador, mesmo porque é nessas relações, principalmente nas familiares, que a mulher cede lugar à velha.

O trabalho de Maria Luiza Gusmão de Moraes (1977) mostra como as mulheres internadas num asilo para velhos encaram a própria velhice, fazendo uma distinção entre mulheres com mais ou menos de 80 anos. As primeiras se autodefinem como velhas em virtude de sua idade avançada. As segundas não se identificam como velhas, ou tal-

[12] Na vida artística e intelectual, assim como na vida religiosa, a aquisição de um *status* especial pela idade avançada, identificada como a sabedoria da experiência, fica mais claramente visível. Nesses casos, a estratificação social não entra como critério hierarquizante; os critérios da hierarquia dizem respeito aos próprios valores do grupo. A idéia de sabedoria da experiência não está vinculada apenas à idade, mas ainda à persistência em alguma atividade. O saber adquirido não é assim um saber indiscriminado; o velho político, o velho poeta, o velho professor são mestres em suas áreas de atuação.

vez tentem não assumir o estigma, e muito do que é dito para esclarecer a idéia que procuram passar de si próprias se baseia em aspectos corporais, mesmo quando estes são aludidos como sinais não definidores da velhice. De qualquer forma, o belo contrastando com o feio, a doença com a saúde, a força com a fraqueza são oposições utilizadas pelos velhos e velhas ao se classificarem e a seus companheiros de asilo como velhos ou não.

Para as mulheres pesquisadas, o corpo e o uso de artifícios para arrumá-lo fazem parte, assim como para as velhas do asilo, de uma forma de controle de expressão da velhice. Mostrei anteriormente como a maneira de elas se vestirem relacionava-se com o próprio estilo de vida por que tinham optado. Mas esse mesmo trajar está ligado também a um encobrimento do possível estigma de velhice. Parece haver uma maneira adequada de se vestir, ou melhor, o estigma pode ser denunciado, tornando evidente a velhice quer através de uma vestimenta estereotipada de velha, quer através de uma forma considerada por elas como exageradamente jovem para a idade. Judith mais de uma vez comentou comigo sobre "velhas inconvenientes", referindo-se a determinada maneira de se vestir e de se pintar.

Essa maneira "inconveniente" não era considerada assim apenas porque não condizia com a idade da pessoa. O ser inconveniente traduz o próprio estigma da velhice porque apresenta uma defasagem entre a imagem que a mulher procura passar de si mesma e o que representa de fato. A roupa assemelha-se então a uma fantasia: o homem vestido de mulher, e, no caso, a velha vestida de moça. A fantasia, porém, tem uma ocasião específica para ser usada, não é um elemento da vida cotidiana.[13] O uso da fantasia fora de seu momento oportuno denuncia aquele que a veste como estando fora da normalidade, dos padrões. O não estar dentro das normas e dos padrões sociais faz do indivíduo um elemento estranho ou um desviante.

[13] Roberto Da Matta, na análise que faz dos carnavais, mostra como nessa ocasião ocorre uma inversão da estrutura existente no cotidiano. Nesse ritual de inversão, a fantasia é a veste apropriada. Sobre ela diz Da Matta, comparando-a com o uniforme das paradas militares: "O contrário ocorre na fantasia carnavalesca, que revela muito mais que esconde, já que uma fantasia, representando um desejo escondido, faz uma síntese entre o fantasiado e os papéis que representa, e os que gostaria de desempenhar" (1979:47). Mais adiante: "... a fantasia opera sinteticamente por união, somando um papel imaginário (expresso na fantasia) com papéis reais que a pessoa fantasiada realmente desempenha no mundo cotidiano" (p. 48).

A visão de Judith sobre as mulheres velhas que se vestem de moças, e que em parte é uma visão bastante comum em nosso meio urbano, é a de uma mulher que não se enquadra em seu papel social. Esse fato é atribuído a diferentes razões: a mulher pode ser vista como não querendo assumir sua idade (tema também bastante comum), vestindo-se por isso de maneira considerada imprópria, e pode também ser considerada como vítima dos efeitos da própria velhice — a falta de consciência de si própria trazida pela arteriosclerose entra como justificativa da "inadequação" do comportamento.[14]

Há por parte das mulheres, nessa forma de demarcação de limites e de caracterização de exageros, uma preocupação constante com a comparação com outras modalidades de velhice. Nas entrevistas realizadas dentro do *network* cada uma demonstrava curiosidade sobre o que as mulheres que a haviam precedido teriam exposto. Muitas perguntaram sobre quem eu havia entrevistado e, sem querer mostrar muita curiosidade, faziam comentários do tipo: "Você deve ter encontrado modos de vida muito diferentes do meu!" A comparação não se restringe a uma aparência física que denuncie um modo de viver a velhice. Outros aspectos já mencionados como traços específicos da velhice são também itens para a comparação. Arlie Russell Hochschild (1974), no trabalho que realizou numa comunidade de velhos, mostra como entre eles havia uma hierarquia baseada na distribuição da sorte ou felicidade (*luck*), medida através da saúde, da expectativa de vida, da existência ou não de familiares, do bom ou mal relacionamento com estes. Nessa hierarquia, a categoria *poor dear* era aplicada aos de mais baixo *status*. A autora mostra também que a hierarquização e a utilização da expressão *poor dear* é comum entre as pessoas velhas, traçando uma hierarquia entre os velhos que se interessam por política e os que se preocupam só com recreação, entre os que vivem fora de asilos e os que estão internados: os primeiros consideram os dois últimos, respectivamente, como *poor dear*.

[14] A linguagem de senso comum é repleta de considerações a respeito da mulher idosa que não se comporta como tal. O exagero para mais ou para menos faz dela um elemento propício a ser utilizado como grotesco: piadas, charges, programas humorísticos em televisão e rádio tratam-na pelos mais variados termos. Sendo o exagero para menos, isto é, quando se pretende uma idade menor do que a real, a mulher é a velha sapeca, a velha sirigaita. Quando ocorre o oposto, a mulher é a velha gagá, caduca.

Uma hierarquização semelhante ocorre entre as mulheres, embora não haja entre elas um esquema de *status* baseado na velhice ou a ela referido. A hierarquia é vivida como uma maneira de reforçar o estilo de vida que caracteriza o grupo e de buscar em nível individual uma não-estigmatização. O critério de estratificação hierárquica não é explicitado em termos de ter ou não ter sorte ou felicidade, embora isso possa estar subentendido, e sim no controle e no aproveitamento de si própria. E isso significa controlar o próprio corpo não apenas em sua aparência externa, como também nas deficiências e doenças que a idade pode trazer. Aproveitar o controle para usufruir não só para si, mas para os outros — e aqui entram todas as ligações de tal aproveitamento com a visão de mundo religiosa já mencionada.

Noêmia mostrava preocupação com o que pudesse ser visto pelos outros como sinal de velhice ao manifestar um pretenso desejo de deixar o cargo que ocupava: "...porque há pessoas que eu conheço com arteriosclerose que se acham profundamente inteligentes e capazes. Estão com arteriosclerose, mas não acreditam. Portanto, eu tenho que me analisar, porque quando estiver com arteriosclerose também não vou achar. Então era para eu sair agora. Mas não há jeito. Acham que estou em plena forma e não devo sair de maneira alguma. Porque a idade traz alguma coisa para todo mundo, se não traz arteriosclerose, traz cansaço, traz deficiência. Fiz 64 anos... Então não é nenhum sucesso mais eu começar a declinar, não é? A não ser que venha a ser um prodígio. Entre para a classe dos prodígios, o que vai ser muito gratificante. De qualquer forma, a gente precisa ter o senso crítico consigo mesmo".

Após fazer conjeturas sobre as outras entrevistas, referindo-se principalmente à diversidade de "maneiras de ver a vida", Kátia apresentou sua própria posição: "É muito difícil atualmente que uma pessoa [referia-se às mulheres idosas] fique em casa. Mesmo que não faça alguma coisa como eu [falava de sua atividade na organização religiosa], pode jogar cartas, por exemplo. Tem gente que passa as tardes jogando cartas com as amigas. Não existe mais aquela mulher que cuida só da casa". Em outra ocasião, quando me falava sobre suas tarefas diárias, fez uma comparação com o que considerava outra forma de velhice: "Tem pessoas que sofrem de solidão. A solidão pode vir bem cedo quando os filhos crescem e a pessoa fica sozinha. Eu tenho o meu tempo todo muito ocupado e minha saúde me deixa fazer tudo sozinha".

Não ter saúde física ou mental, este último caso caracterizado pela arteriosclerose, são os pontos principais da representação de velhice. Seja qual for a forma de insanidade, ela tem o poder de retirar do indivíduo sua possibilidade de identificar-se como ser social, pensante, independente. Para as mulheres que procuram nas atividades extradomésticas a realização de objetivos de vida, a doença aparece sempre como uma ameaça a interromper o caminho que traçaram. A percepção da ameaça se traduz numa preocupação em comparar-se com outras pessoas, mostrando como há, por parte delas, responsabilidades assumidas com indivíduos e instituições, e como tais responsabilidades só podem advir de quem se percebe capaz para isso. No discurso de Noêmia há expresso um desejo de que essa capacidade seja permanente e, neste caso, como ela mesma diz, ela "entraria para a classe dos prodígios". Prodígio porque superaria todas as tendências negativas da velhice, eliminaria todos os sinais estigmatizadores e pertenceria assim a um grupo minoritário de pessoas que fugiu aos padrões estabelecidos.

A idéia de prodígio está vinculada também à de sabedoria da experiência. O projeto de Noêmia de retirar-se do trabalho era expresso por todas de formas diferentes, como, por exemplo, na declaração de que estava na hora de preparar os mais moços para atuar em seus lugares. Nessa preparação, o que elas levavam em conta era o fato de elas mesmas se colocarem como iniciadoras da função de chefia e comando, pois eram elas que a conheciam, pela própria experiência de anos de trabalho. O prodigioso ganha assim a conotação de poderoso.

Nos discursos e no estilo de vida, o que as mulheres da pesquisa viviam como velhice era um momento dúbio, pois ao mesmo tempo em que era percebido como presente, era adiado para um tempo futuro. A visão da debilidade física e mental de pessoas da mesma idade, o internamento de conhecidos ou parentes em asilos para velhos, a morte de alguém próximo traziam a presença da velhice. Mesmo que essa presença viesse como uma comparação, afastada delas mesmas, essa comparação mostrava que a ameaça existia e que elas deviam estar o tempo todo atentas para pressenti-la. O esquecimento de algum nome, data ou qualquer outro dado podia ser encarado como sinal de um processo sem controle, como se não fosse permitido um momento de esquecimento sem que este fosse encarado como sintoma. Mas a vigilância sobre possíveis sintomas significava que podiam colocar adiante, em suas vidas, preocupações com a própria velhice.

Sarah Matthews (1977), baseando-se nas teorias do interacionismo simbólico, mostra como para as mulheres velhas a preservação do que acreditam ser sua *self-identity* (a autora considera o termo equivalente ao empregado por Goffman, *ego-identity*) torna-se problemática das incertezas, tanto referentes à morte como à doença. Para eliminar algum grau de incerteza, as mulheres planejam atos futuros onde a imagem que têm de si seja mantida. Os cuidados com a saúde, objetivando uma vida mais longa, a divisão das propriedades e os arranjos para o enterro são formas de preparar o momento em que a situação fugirá ao seu controle, mas em que, apesar disso, de alguma maneira sua imagem será mantida.

Havia por parte das mulheres com quem trabalhei uma preocupação semelhante, baseada sobretudo no esforço em manter sob controle as atividades presentes e futuras. O grande receio, como no caso estudado por Sarah Matthews, era a impossibilidade de controlar as próprias vidas e, na medida em que percebiam que podia haver uma quebra desse controle, elas procuravam retirar do momento presente todas as possibilidades de atuação.

Projeto e biografia

Na apresentação do grupo, mostrei como seus elementos eram, quase todos, mulheres solteiras, algumas viúvas, outras casadas, mas sem filhos. O ponto comum a uni-las era um aspecto ligado à vida familiar. As solteiras não haviam formado suas próprias famílias nucleares; as casadas ou viúvas sem filhos (e o fato de não terem filhos não havia sido uma opção, porque o casamento é visto como uma possibilidade de formar uma família e essa idéia está vinculada às idéias da própria Igreja da qual faziam parte) pareciam ter sido frustradas na expectativa de formação de uma família nuclear a partir de seu próprio casamento; as viúvas com filhos, finalmente, os haviam visto constituir suas respectivas famílias e ir morar em casas separadas e independentes. Eles mesmos tinham seus filhos casados e com filhos, bisnetos das informantes.

O fato de na época não terem contato diário com membros da família (irmãos, filhos, netos, sobrinhos, pais) não eliminava das relações familiares sua importância. Essas relações, porém, eram muitas vezes definidas por interesses não-familiares. A família, como grupo de pessoas ligadas por laços de parentesco, não era mencionada. Não se falava, por exemplo, "a minha família", exceto quando era feito um retrospecto da infância e da adolescência, época em que as informantes viviam com os pais e irmãos. O relacionamento atual se dava individualmente, sendo cada indivíduo nomeado por seu termo de parentesco. O contato maior ou menor com esses familiares estava vinculado aos interesses comuns que podiam existir entre eles e as informantes, e não aos próprios laços de parentesco.

Em *Families and their relatives*, Firth, Hubert e Forge (1970) mostram que, na população de classe média de Londres, a relação com os parentes estava mais ligada à reciprocidade do que à obrigatoriedade, isto é, o indivíduo só se sentia obrigado a um dever com relação a um parente se soubesse que podia ser retribuído. Ao lado do caráter obrigatório da relação, que não deixava de existir, havia assim um aspecto de escolha.

No discurso de algumas das informantes sobre suas relações com familiares transparece a idéia de Firth de uma escolha de relação, mesmo entre pessoas consideradas parentes. Nesse caso, a escolha se faz muito em função de interesses não necessariamente ligados aos laços de parentesco. A escolha pode ser, inclusive, um não-relacionamento. Em dois relatos, as informantes mostraram suas preferências em não manter contato maior com parentes. Nesses casos mais radicais, os interesses do mundo não-doméstico superavam em importância os laços de parentesco. Se nem sempre ocorria uma radicalização nesse sentido, pelo menos era a própria postura diante do mundo que definia o relacionamento com determinados parentes. Joana tinha maiores contatos com duas sobrinhas determinadas, porque com estas existia um ponto de interesse comum, o gosto por determinado tipo de lazer, a valorização do que consideravam arte, seja pintura, *ballet* ou música. A ligação de Laís com os filhos estava muito relacionada ao fato de eles estarem, como ela, participando de organizações católicas e de terem uma visão de mundo cujos valores religiosos estavam implicados na forma de educarem os filhos, na maneira de perceberem as relações entre os membros da família e nas formas de expressão que um dos filhos adotava para criar seus quadros. Estes, segundo Laís, eram uma prova de sua fé em Deus.

Assim, as mulheres se aproximavam menos dos parentes ou ocorria entre esses parentes uma escolha, possibilitando uma relação mais constante, onde os laços de parentesco não eram necessariamente os mais relevantes. Com isso levantava-se a questão, principalmente para as mulheres sem filhos que constituíam a maioria do grupo, da transferência de importância da família moderna, centrada, segundo Ariès, em sentimentos familiares que fazem dos filhos os elementos mais importante do grupo familiar, para uma forma de relação social — a sociabilidade. Ariès considera-a historicamente anterior às relações surgidas com a família moderna.

Para Ariès (1978) a sociabilidade representa um período histórico em que as relações sociais se dão principalmente fora dos limites daquilo que chama de família moderna. Nessas relações, os limites traçados com o surgimento da família moderna — limites entre as idades, entre as camadas sociais, entre o público e o privado — não são respeitados. Os limites prescritos pela nova moral familiar vêm fornecer às crianças, então tornadas elementos centrais da cena familiar, uma educação adequada, da qual a imoralidade é banida. A imoralidade representava assim uma não-demarcação de fronteiras na vida cotidiana das relações sociais. A idéia de casa como um lugar público permite perceber a inexistência de determinadas fronteiras. "(...) Por outro lado, eles revelam com bastante clareza que as casas dos ricos abrigavam, além da família propriamente dita, toda uma multidão de criados, empregados, clérigos, caixeiros, aprendizes, auxiliares etc." (Ariès, 1978:257).

A casa aberta ao mundo externo, deixando então de haver uma distinção entre um mundo e outro, mostra a supremacia do público sobre o privado. Referindo-se à formação de clientelas hierarquizadas na sociedade francesa do século XVII, Ariès assinala a importância das relações cotidianas: "Para nós, isso se traduz numa quantidade inimaginável de visitas, conversas, encontros e trocas. O êxito material, as convenções sociais e os divertimentos sempre coletivos não se distinguiam como hoje em atividades separadas, assim como não existia separação entre a vida profissional, a vida privada e a vida mundana ou social. O essencial era manter as relações sociais com o conjunto do grupo em que se havia nascido..." (1978:238-9).

O que define o *ethos* das mulheres entrevistadas é a ligação fundamental com o aspecto público de suas vidas, em detrimento inclusive das relações familiares. A exclusão dessas relações não era, contudo, radical. Os dados apontam para casos em que a mulher assumia um papel familiar que não existia de fato em seus laços de parentesco — o papel de avó, mesmo se tratando de uma mulher sem filhos. Todavia, assumir esse papel não era um fato alheio à escolha das relações dentro e fora da família. O papel de avó era assumido em relação a alguém com quem a mulher tinha mais contato, e esse contato surgia exatamente da existência de aspectos que podiam servir de elementos de reciprocidade na relação. A troca não precisava ser material ou de prestação de serviços mútuos, embora isso pudesse ocorrer. O importante era que houvesse uma troca de satisfações — o fato de se perceber avó, assim como o de ser percebida na "neta", trazia satisfações principalmente porque a comparação se baseava em pontos considerados positivos. Em outro caso, o papel da avó foi assumido numa situação em que a criança representava uma relação anterior. A criação de um laço de parentesco inexistente não enquadra, entretanto, essas mulheres num estereótipo de avó. A percepção de velhice foi marcada por uma opção que diminui a importância da vida familiar, dando à sociabilidade um lugar fundamental.

O emprego do termo sociabilidade, usada por Ariès (1978) para designar relações distintas daquelas geradas por sentimentos de família, mostra que também para essas mulheres os limites entre o público e o privado eram tênues. Isso se traduzia de diversas maneira: na importância das áreas consideradas públicas da própria casa, na preferência por parentes que mais se aproximavam de seu *ethos* (voltado, como vimos, para o mundo público), nas relações de amizade e de trabalho que se confundiam e, acima de tudo, numa opção de vida e de atuação, não num cenário familiar, mas num cenário público. Ao utilizar o termo sociabilidade, que no trabalho de Ariès descreve uma conjuntura histórica específica, faço-o com o intuito de estabelecer as relações sociais num momento histórico em que a família moderna estudada por Ariès já está fundamentada. Mas o que a sociabilidade representou num momento histórico é visto aqui como uma opção de vida.

A opção se configura exatamente pela adoção ou não do estereótipo de avó, que representa sobretudo uma interiorização na família. Apesar de grande parte das mulheres não terem filhos, o fato de assumirem o papel de avó não parecia ser o problema principal. Nem sempre é necessário ocorrer uma situação desse tipo, pois a opção na verdade era entre dois movimentos contrários, um de interiorização, de privatização, e outro de exteriorização.

No caso das mulheres entrevistadas, por que ocorreu, no momento em que a velhice foi percebida, uma abertura para o mundo exterior? Adoto aqui o conceito de ciclo de desenvolvimento do grupo doméstico (Fortes, 1974) para visualizar o momento da velhice das mulheres como um estágio do desenvolvimento da família em que a função de tempo é relevante porque as relações sociais tomam significações diferentes de acordo com a fase do desenvolvimento. A adoção desse conceito levanta duas questões: primeiro, a da escolha por parte das mulheres casadas, com filhos e netos, de uma situação fora do domínio doméstico, e, segundo, a da posição peculiar da mulher velha e solteira.

O papel da mulher velha casada ou viúva, como era o caso de algumas entrevistadas, pode ser encarado dentro do ciclo de desenvolvimento do grupo doméstico como um enquadramento da mulher numa situação estereotipada (estou falando de um estereótipo comum nas camadas médias) em que ela perde as funções prioritárias na área doméstica do grupo familiar, cedendo lugar aos filhos na área de decisão. Sua própria família nuclear foi desmembrada em outras famílias nucleares; qualquer decisão em relação aos filhos já não lhe exige a participação, pois eles são adultos que não mais necessitam de ajuda. Restam os netos; estes estão sob os cuidados dos pais, e cabe à avó apenas uma prestação de serviços, como auxílio na educação. Para as mulheres que hoje têm mais de 60 anos, a família foi quase sempre o ponto de referência principal. Poucas têm alguma profissão ou atuam como profissionais, e a velhice é uma continuação desse predomínio doméstico, privado, porém, do aspecto de centro de decisão que em outro momento prevaleceu.[15] As mulheres entrevistadas não parecem corresponder a um enquadramento desse tipo. São mulheres que tiveram atividades fora do âmbito doméstico durante quase toda a vida adulta, e a possibilidade de tomar decisões era um dos pontos fundamentais em que se apoiavam para viver sua própria velhice. Sua escolha se deu no sentido de perpetuar a posição de centro decisório, o que foi conseguido exatamente porque sua área de influência e de atividades não estava sujeita nem às condições do grupo familiar nem às leis que regem as questões trabalhistas, obrigando a uma aposentadoria.

A possibilidade da mulher velha, principalmente viúva, de tomar decisões em relação ao grupo familiar é enfocada por alguns autores quando se referem a uma substituição da figura do chefe de família. Gilberto Freyre, em *Sobrados e mocambos* (1977, v. 1), fala, em

[15] Em *L'évolution des rôles parentaux* (1968), Philippe Ariès mostra inicialmente como, na burguesia e na nobreza, nos séculos XIX e XX, a mulher, como mãe, passa a ocupar o lugar central da família, antes atribuído ao pai. Uma das razões dessa mudança é a substituição da função econômica pela função educadora da mulher. Essa nova função dá à mulher um papel preponderante na família.

diversas ocasiões, de mulheres que assumiram o lugar do senhor patriarcal. Na introdução à segunda edição, refuga porém a idéia de um matriarcado: "Matriarcas houve, no Brasil patriarcal, apenas como equivalentes de patriarcas, isto é, considerando-se matriarcas aquelas matronas que, por ausência ou fraqueza do pai ou do marido, e dando expansão a predisposições ou características masculinóides de personalidade, foram às vezes os 'homens de suas casas'" (p. LXXIV). Mais adiante no mesmo livro, o autor fala novamente dessas mulheres: "As senhoras de engenho, desse feitio amazônico, embora mais femininas de corpo, não foram raras. Várias famílias guardam a tradição de avós quase rainhas que administravam fazendas quase do tamanho de reinos. Viúvas que conservaram e às vezes desenvolveram grandes riquezas. Quase matriarcas que tiveram seus capangas, mandaram dar surras, foram 'conservadoras' ou 'liberais' no tempo do Império" (p. 95).

Em outro contexto, aparece a substituição do papel masculino pela mulher viúva. Charles Wagley, em *Uma comunidade amazônica*, mostra a posição das viúvas na comunidade: "As viúvas são particularmente competentes no que constitui idealmente o setor de atividade do homem" (1977:168). "Outras pessoas de Itá falaram-nos ainda da ditadura exercida por suas mães: o quadro que pintam é o de uma vida doméstica em que a mãe velha e viúva domina a cena familiar" (p. 169).

Situações históricas e contextuais brasileiras mostram que a condição de viuvez e de velhice é capaz de eliminar as divisões sexuais de atividades dentro e fora do âmbito familiar; a eliminação se dá, porém, por uma tomada das funções masculinas por parte das mulheres, funções essas que, pelo que os autores indicam, são muitas vezes exacerbadas.

As mulheres de nosso grupo optaram por uma atividade não-doméstica que não pode, contudo, ser vista como uma atividade masculina. Em sua situação social, não assumiram, por exemplo, a liderança em um escritório de advocacia ou em um consultório médico, ocupando o lugar dos maridos falecidos, mas continuaram numa área de atividade em que a mulher é sempre o elemento principal, caracterizando o apoio e o séquito da Igreja. A obra clássica de Eça de Queiroz, *O crime do padre Amaro*, ambientado num Portugal do final do século XIX, exemplifica magnificamente a *entourage* feminina dos membros da Igreja Católica. A excepcionalidade encontrada em nosso grupo reside no fato de que as mulheres entraram como seguidoras de elementos renovadores dentro da Igreja, o que lhes permitiu serem envolvidas num processo dinâmico de mudanças onde a própria imagem da Igreja veio a se transformar. Mesmo que nesse processo as mulheres tenham tomado uma atitude ativa e, em alguns casos, de liderança, o séquito não deixou de ser fundamentalmente feminino, mas elas também não deixaram de fazer parte dessa mesma *entourage*.

As solteiras que faziam parte do grupo merecem uma particular atenção, especialmente por não terem formado suas famílias nucleares. Tinham como ponto de referência, na área familiar, os irmãos com suas respectivas famílias, nas quais não tinham poder decisório. Não tinham um *status* assegurado pela própria família. A idéia da mulher solteira descrita por Gilberto Freyre num Brasil de mais de um século atrás dá uma imagem de sua falta de prestígio e de seu baixo *status* na geração das entrevistadas: "Nos sobrados, a maior vítima do patriarcalismo em declínio (com o senhor urbano já não se dispondo a gastar tanto como o senhor rural com as filhas solteiras, que dantes eram enviadas para os recolhimentos e os conventos com grandes dotes) foi talvez a solteirona. Abusada não só pelos homens, como pelas mulheres casadas. Era ela quem nos dias comuns, como nos de festa, ficava em casa o tempo todo, meio governante, meio parente-pobre, tomando conta dos meninos, botando sentido nas escravas, cosendo, cerzindo meia, enquanto as casadas e as moças casadouras iam ao teatro e à igreja (...) Era ela também quem mais cuidava dos santos — enchendo de jóias e tetéias o Menino Deus, santo Antônio, Nosso Senhor" (1977:126-7).

A categoria "carola" aparece de certa forma nesse texto de Gilberto Freyre. É a mulher solteira com funções subalternas, mas nem por isso deixando de ser bastante interiorizada tanto na família quanto junto ao clero.[16]

O contexto histórico das mulheres da pesquisa é bem diverso do apresentado por Gilberto Freyre. Uma das diferenças fundamentais é

[16] A referência à figura da carola descrita por Gilberto Freyre, e mesmo a carola de *O crime do padre Amaro*, de Eça de Queiroz, não deve ser entendida como uma caracterização das mulheres da pesquisa. Quando me refiro a um lado carola dessas mulheres, falo de um aspecto comum entre as três situações, que é a da intimidade da mulher com membros da Igreja ou com sua ideologia. Elas não fazem parte da hierarquia eclesiástica, mas estão no seu meio e é nele que efetuam suas atividades. Não é à carola empregada, arrumadeira ou amante (Eça de Queiroz) que me estou reportando, mas ao que há de íntimo nessas relações, íntimo porque se conhece as regras da Igreja e porque se conhece quem as executa.

que se abriu, na grande metrópole, um leque variado de áreas sociais. A família é uma dessas áreas e, de acordo com a biografia individual dessas mulheres e ainda segundo sua própria posição e situação social na sociedade como um todo, pode aparecer como uma área que impede sua valorização como indivíduo. A independência econômica total ou parcial (há casos de recebimento de pensões dos pais como parte dos rendimentos mensais) e a cultura acadêmica, entendida como necessária para a aquisição da independência, são valores definidores dessas mulheres. Nesse sentido, permanecer como um elemento do grupo familiar até mesmo se opõe a seus valores. A instrução escolar, o gosto pela arte e seu entendimento, a importância em tomadas de posições políticas, a profissionalização por intermédio do ensino acadêmico são algumas das características sociais do grupo de mulheres entrevistadas que parecem não se restringir ao grupo, mas constituir aspectos próprios de uma situação e de uma posição social na sociedade.

A esses aspectos juntam-se aqueles da participação da mulher na vida não-doméstica. Essa vida pública se manifesta através da Igreja ou mesmo de atividades não necessariamente ligadas à Igreja que, no entanto, trazem para as mulheres um compromisso com valores religiosos, como por exemplo a assistência social. Tanto a primeira área como esta última são francamente femininas. A atitude subalterna nessas áreas, que aparece no texto de Gilberto Freyre, perde lugar para um posto decisório nas atividades religiosas. Participar dessas áreas como elemento decisório permitiu, entre outras coisas, a aquisição de um *status* social que não seria conseguido na família.

Entretanto, as atividades religiosas que caracterizam essas mulheres não eram específicas de sua idade na época da pesquisa. Elas já se desenvolviam há muito tempo, marcando inclusive a longa existência do grupo. A velhice trouxe o aumento dessas atividades e esse aumento parecia ser parte de um projeto para a velhice.[17]

17 "Todo projetar consiste numa antecipação da conduta futura por meio da fantasia (...) Porém projetar é mais do que apenas fantasiar. O projeto é a fantasia motivada pela intenção posterior, antecipada, de desenvolver o projeto. A possibilidade prática de desenvolver a ação projetada, dentro do quadro imposto da realidade do *Lebenswelt*, é uma característica essencial do projeto. No entanto, ela depende de nosso estoque de conhecimento à mão na ocasião do projeto. A possibilidade de praticar a ação projetada significa que, de acordo com o meu conhecimento atual, a ação projetada, pelo menos com relação ao seu tipo, teria sido viável se tivesse ocorrido no passado" (Schutz, 1979:138).

Numa ocasião, perguntei a Lilian por que seu grupo era constituído quase que totalmente de mulheres solteiras ou sem filhos. Ela me respondeu que essas mulheres tinham maior disponibilidade para se dedicar ao trabalho, na medida em que não tinham filhos para cuidar. A essa explicação junta-se a idéia de Judith de que o trabalho de assistência gratuita realizado seria um "trabalho de apostolado". A valorização e a dedicação total ao "trabalho de apostolado" conferem às informações das duas mulheres uma percepção desse trabalho como algo maior e mais significativo do que apenas uma dedicação de mulheres sem filhos.

A possibilidade de uma disponibilidade maior para o trabalho pelo fato de não terem filhos, serem viúvas ou terem filhos já adultos está ligada a uma idéia-justificativa normalmente encontrada para defender o celibato dos padres. Nesse caso, a idéia é que a família seria um impedimento para uma missão mais voltada para o mundo, ou para os outros e não para si próprio. O padre é também visto como um apóstolo, um seguidor dos 12 primeiros apóstolos. O paralelo entre as duas situações se faz através de uma imagem comum, que é a de missão, ou através de um paradigma — o de missionário. O conceito de paradigma é traçado por Victor Turner (1975): "... a presença e a atividade de certos modelos culturais conscientemente reconhecidos (embora não conscientemente captados) nas cabeças da maioria dos atores que eu chamaria de paradigmas básicos".

Não é, porém, no paradigma de missionário que se configura o projeto para a velhice. O paradigma vem, de certa forma, acompanhando a vida dessas mulheres desde o início de suas atividades. A velhice confere uma ênfase maior a esse aspecto missionário de seu trabalho, porque este último ganha uma importância singular nesse período de suas vidas.

Por que entender a atividade atual dessas mulheres como uma execução de um projeto e não apenas como uma continuação de um trabalho que já vinha sendo realizado há anos? Com essas mulheres ocorreu um momento em que uma opção deveria ser tomada para definir suas vidas futuras, e esse momento foi marcado pela idéia de um fim de vida que podia ser concretizado pela morte ou pela perda de consciência de si mesmo. Kátia, ao falar da importância de seu trabalho na sua idade, comenta: "Não se sabe quanto tempo se vai ter pela frente". Judith menciona a proximidade do fim: "Estamos na reta final". Laís diz que precisa "deixar o testemunho de vida". Nas três colocações está indicado o fim da vida, e é a execução do projeto que dará ao paradigma do missionário a maior relevância, exatamente porque o tempo que elas têm para sua missão é agora mais curto do que quando a iniciaram.

O projeto é pensado em condições socioculturais específicas e está ligado aos valores da sociedade. É o aspecto socializado do conhecimento (Schutz, 1974) ou o aspecto público da linguagem (Velho, 1979) que dá ao projeto a possibilidade de existência. A experiência social das mulheres deve ser pensada dentro da situação social em que se encontram, dentro, portanto, de valores que indivíduos de um determinado segmento das camadas médias urbanas manipulam. Alguns valores já foram aqui mencionados: a valorização da educação acadêmica, da profissionalização, a importância do *status* enquanto indivíduo, acrescido de padrões morais nos quais o catolicismo é figura predominante, implícita ou explicitamente.

Ao caráter social do projeto junta-se o lado propriamente individual que diz respeito à biografia pessoal como possibilidade para a elaboração do projeto. O lado individual é o das emoções. "As minhas emoções estão ligadas, são matéria-prima e, de certa forma, constituem o projeto. Há sentimentos e emoção valorizados, tolerados ou condenados dentro de um grupo, de uma sociedade. Há, portanto maiores ou menores possibilidades de viabilizá-los, efetivá-los" (Velho, 1979:17).

No momento da decisão e da opção entre projetos, quando se pesa um e depois o outro, volta-se ao primeiro, agora já "envelhecido" pela experiência da dúvida (Schutz, 1979). As emoções são a base desse processo.

Todavia, a possibilidade de se traçar um projeto está de certa forma comprometida com a importância e a valorização da noção de indivíduo na sociedade. De acordo com Dumont (1970), a noção de indivíduo é uma elaboração da sociedade ocidental moderna. Nela o indivíduo enquanto sujeito concreto sofre influências e tem como ponto de referência áreas culturais diversas. Gilberto Velho afirma que é nesse contexto que a individualidade tem sua expressão mais viva. "A minha hipótese é muito simples e retoma colocações anteriores. Quanto mais exposto estiver o ator a experiências diversificadas, quanto mais tiver que dar conta de *ethos* e visões de mundo contrastantes, quanto menos fechada for sua rede de relação no nível do seu cotidiano, mais marcada será sua autopercepção de *individualidade singular*. Por sua vez a esta consciência cultural específica corresponderá uma maior elaboração de um *projeto*" (Velho, 1979:22).

A descrição da vida atual das mulheres, o porquê de suas escolhas atuais fazem parte de um quadro biográfico. Noêmia fala de sua vida em relação ao trabalho: "Eu trabalhava num colégio coordenando o admissão, mas vivia com o problema social dentro da cabeça. Na minha geração não era tão comum a gente fazer uma opção e se formar. Resolvi fazer serviço social, me matriculei e fiz a prova (1944). Trabalhava e estudava ao mesmo tempo. Quando estava no segundo ano, fui trabalhar numa instituição governamental como assistente social num conjunto residencial de um subúrbio... Fiquei lá 10 anos. Foi muito bom. Era um conjunto residencial de 480 casas. Era uma experiência muito dura porque a gente não tinha com quem aprender. Até hoje mantenho relações com aquele pessoal de lá, principalmente os jovens que naquele tempo eram meninos. Depois o chefe saiu e eu fiquei chefiando. A gente tinha casa lá. Dormíamos lá duas vezes por semana porque a parte masculina chegava no conjunto depois de nove horas da noite. Por que o homem é a cabeça pensante da classe proletária, nós tínhamos que trabalhar depois das nove horas da noite, sábado e domingo. Entrei para a universidade para ensinar em 1954... Como a experiência no subúrbio foi muito boa, a escola me convidou para ensinar... As turmas eram pequenas e era possível fazer um trabalho bom. Trabalhava-se muito com os grupos de alunos, orientava-se muito... O ensino não me seduz mais. As escolas precisam passar por uma reformulação muito grande para produzir alguma coisa".

Noêmia fala da falta de base das alunas que entram atualmente para a universidade e continua seu relato: "No Estado eu terminei o tempo: 30 anos. Depois do subúrbio, vim para a coordenação geral para fazer a supervisão de dois centros. Aí foi a época em que menos me realizei... Depois fui requisitada do Estado para a instituição religiosa. Voltei novamente para o Estado com um horário mais suave, tinha as manhãs livres. Quando passou para oito horas, pedi licença-prêmio e esperei a hora de me aposentar. Fiquei só na instituição religiosa e na universidade. Escolhi essa Instituição porque achei que tinha um compromisso maior com ela. No Estado poderiam arranjar outras pessoas para trabalhar tão bem ou melhor que eu e na Instituição não arranjariam, porque não poderiam pagar. Então eu me sentia com a responsabilidade maior da Instituição, com a equipe que estava comigo; e comigo mesma, por curiosidade de uma experiência que você quer levar adiante. Quer dizer: um certo compromisso com a vida, comigo, com a equipe que não me deixava voltar para o Estado".

Joana tem também a percepção de sua biografia. Demonstra isso ao narrar sua vida, acentuando os momentos de mudanças, de necessidade de opção. Inicia o relato em sua família de orientação, narrando sua educação, sua ida a uma cidade pequena para lecionar, o casamento aí ocorrido, a vinda para o Rio como uma opção do casal de procurar um lugar onde pudessem se desenvolver em termos de estudos e discussões, as participações políticas e a retirada da vida política, esta coincidindo com o início de sua participação no grupo, por volta de 1950. Oito anos depois o marido morreu. Joana não era ainda aposentada, faltavam dois anos para completar seus 30 anos de trabalho, iniciados no Rio em duas repartições governamentais ligadas à educação. Dos lugares em que trabalhou, Joana fala com orgulho de seu convívio com "pessoas boas, não só porque eram realmente boas como também porque tinham importância na vida cultural". Joana continua seu relato após a morte do marido: "Quando estava confusa e atordoada com a morte de Pedro, Beatriz veio a minha casa perguntar se eu não gostaria de ajudar num trabalho da Instituição". Depois que se aposentou, declara ela que passou a se dedicar totalmente aos trabalhos ligados à Instituição. Após a morte do marido, Joana diz que sua vida mudou. Até então não era muito religiosa: foi só a partir dessa época que se dedicou totalmente à religião.

Os dois relatos são exemplos que dão conta das condições de existência do projeto. A noção da importância da própria biografia para a elaboração das decisões e opções atuais permite a elaboração do projeto e os dois casos exemplificam como, para essas mulheres, existe um conhecimento de sua trajetória de vida que fundamenta o próprio momento de formação do projeto.

Com Laís, a percepção da idade veio acompanhada da idéia de fim de vida, o que a faz adotar um novo procedimento quanto a seu trabalho. Apesar de sempre ter escrito poemas ou textos religiosos, nunca os tinha publicado. Com mais de 60 anos tornou-os conhecidos do público, pensando que seria uma ocasião para deixar seu testemunho. Kátia, após a morte do marido, ocupou todos os seus dias com as atividades religiosas. Até então ficava parte da semana no Rio, parte numa casa fora do Rio, o que por si só não lhe permitia uma dedicação maior.

A tomada de posição frente a uma opção surge no momento mais significativo para elas: a morte do marido, a aposentadoria, a doença; são ocasiões de mudança de vida, são ocasiões em que sua própria vida deve ser repensada e redefinida. E essa redefinição vem no momento em que se confrontam com a própria velhice ou com o próprio fim. Já considerei anteriormente que o perceber-se velha não acontece num instante, é fruto de um desenrolar de eventos. Alguns desses eventos têm mais significados do que outros, uns porque representam uma mudança de participação social (aposentadoria, viuvez), outros porque constituem uma ameaça à vida e representam, de fato, uma mudança radical da vida para a morte (a doença).

Essas mudanças que marcam mais profundamente a elaboração do projeto dizem respeito à posição em um grupo ou às inter-relações concebidas a partir de uma posição. Assim, a morte do marido traz uma mudança não só na vida doméstica, mas também entre os parentes e o *network*, incluindo a ligação com as atividades religiosas. A aposentadoria é uma retirada de uma vida mais pública, representando dessa forma (e a bibliografia sobre o assunto é precisa) uma perda de relações sociais disponíveis através do trabalho. No caso das mulheres, a aposentadoria representou mais uma substituição e uma ênfase em determinadas relações sociais, mas, de qualquer maneira, justificou uma mudança em suas relações. A idéia de mudança nesse sentido parece ser uma das explicações para o fato de entre essas mulheres a menopausa não ser sequer mencionada nas entrevistas. É a marca de seu lado público e não do privado e íntimo que as faz tomar determinada opção de vida. A menção feita aqui à ausência dessa questão para as mulheres ocorreu porque normalmente se atribui um grande peso à menopausa na determinação da velhice, relacionando-se esta última ao impedimento de procriar. Para essas mulheres, entretanto, a menopausa não é objeto de menção, nem tampouco coisa que se refira a questões sexuais. Não me pareceu que esses fossem assuntos vistos por elas como não-convenientes para a sua idade, e sim que o fossem sempre. Inconveniente não só pelos padrões morais que fazem parte inclusive da própria religião, mas também porque a imagem que me procuravam passar durante o trabalho de campo era a de mulheres voltadas para o mundo que as rodeava, e não para si mesmas.

O projeto concretiza de maneira explícita a visão de mundo religioso-católica ou "ecumênica", para utilizar um conceito próprio do grupo para designar o caráter social de seu catolicismo. Nessa visão de mundo, elas se sentem como tendo que oferecer algo ao mundo, à sociedade. Esse algo a ser oferecido refere-se a uma melhoria nas condições de existência dos indivíduos em geral, sejam condições materiais ou não-materiais. A melhoria é idealizada na assistência a grupos ou indivíduos através do aproveitamento delas como mão-de-obra, através de um emprego ou de um aperfeiçoamento em determinada qualificação. A melhoria pode ser entendida também como uma reformulação de vida feita através de um estudo do Evangelho que prepara o indivíduo para uma preocupação e uma atividade dirigida às pessoas mais necessitadas. A idéia central é que se tem algo a dar aos outros e o fato de serem velhas não permite que deixem de "trabalhar para os outros". Essa idéia central não elimina outras atividades não diretamente ligadas aos que elas consideram necessitados; existe toda uma infra-estrutura administrativa e mesmo formuladora de diretrizes que sustenta a própria vida das instituições a que estão ligadas e da qual algumas dessas mulheres fazem parte. Para essas atividades que denominam trabalho não há pagamento por serviços prestados; quando há, é um "pagamento simbólico", como acentuou uma das informantes. Apenas os funcionários subalternos dessas instituições recebem um pagamento condizente com os salários de sua categoria. Não é, portanto, a procura de um aumento nos rendimentos mensais que as leva a uma dedicação integral às atividades religiosas, mesmo numa época em que sabemos que o rendimento de pensão e de aposentadoria nunca corresponde ao do final de carreira, sendo sempre menor.

A intensidade e a maior dedicação às atividades religiosas ganham significado quando as pensamos como a execução de um projeto de vida. Nesse projeto o que transparece é a idéia de missão que deve ser cumprida durante a vida. Todavia, na idade em que se encontram, há a ameaça de um fim de vida. Essa situação dá à missão um caráter especial, por ela ser vista ao mesmo tempo como um arremate de uma vida quase toda dedicada às atividades religiosas e como um ajuste de contas com o mundo para o qual estão voltadas. O ajuste de contas é o projeto em execução, é a dedicação intensa a uma atividade que acreditam possa ter tido falhas, erros ou omissões (por trás disso, a idéia de que só a Deus cabe a perfeição) e que tem um futuro incerto, porque a idade não lhes assegura muito tempo de vida. Cabe então reparar os erros passados e ao mesmo tempo continuar a atividade, numa perseguição contra o tempo, em que a idéia de morte ou de fim está sempre presente.

Alternativas sem rupturas

Ao retomar algumas idéias, encaminho a discussão do projeto de vida e, no caso, do projeto de velhice, à discussão da relação do indivíduo e da sociedade, formando uma tríade de problemas interligados: o projeto, a sociedade e a perda de consciência de si próprio como indivíduo.

A armação do projeto é inseparável da realidade subjetiva daquele que planeja sua ação para o futuro; sua biografia, sua forma de receber e reinterpretar a cultura de sua sociedade estão no fundamento do projeto. A possibilidade de reinterpretação e de manipulação do que é dado pela situação sociocultural localiza o indivíduo como elemento ativo e não apenas passivo de sua realidade.

A noção do projeto deve levar em conta a margem de opção daquele que projeta, e sem dúvida as formulações de Schutz são explícitas nesse sentido: a dúvida, a opção e a seleção fazem parte da realização de um projeto.

A mulher que optou pela velhice não-familar está inserida no contexto urbano da grande metrópole, que Simmel vê como o lugar onde a impessoalidade predomina, ao lado de uma "subjetividade altamente pessoal" (1973:15). É o lugar do indivíduo de que nos fala Da Matta (1978). À impessoalidade das relações que se processam na metrópole é acrescido o lado da especialização, da diversificação de inserções no processo produtivo. Esse indivíduo metropolitano, sujeito aos mais variados estímulos, que tem como seu ponto de referência diversas áreas ou grupos sociais, é um indivíduo cuja liberdade (segundo Simmel, a liberdade é característica do meio metropolitano) não se restringe a um livre ir e vir. "O ponto essencial é que a particularidade e incomparabilidade que, em última instância, todo ser humano possui, sejam de alguma forma expressas na elaboração de um modo de vida" (Simmel, 1973:21).

As mulheres desta pesquisa estão ligadas a áreas diversas com maior ou menor apego. Sua especificidade está no fato de terem procurado optar por uma dessas áreas, que as fortalecem como indivíduo. Da Matta (1979) procura mostrar que, na sociedade brasileira, as noções básicas de indivíduo e pessoa coexistem. Na primeira noção o indivíduo é o "repositório de sentimentos, emoções, liberdade, espaço interno, capaz portanto de pretender a *liberdade* e a *igualdade*, sendo a solidão e o amor dois de seus traços básicos (Castro & Araújo, 1977), e o poder de optar e escolher um de seus direitos fundamentais" (Da Matta, 1979:172). A noção de pessoa, por outro lado, não desenvolve a ideologia da igualdade de todos, "mas a da complementaridade de cada um para formar uma totalidade que só pode ser constituída quando se tem todas as partes" (1979:172).

Na heterogeneidade de áreas sociais na metrópole que é o Rio de Janeiro, existe outra diversidade a acrescentar, que é a de áreas onde predominam diferentes visões de mundo — umas dando mais ênfase ao caráter individual das relações, outras às ligações pessoais. A família tem sido vista como o espaço reservado por excelência para as relações de pessoa a pessoa, em que a hierarquia confere aos pais poder sobre os filhos. A visão da família patriarcal altamente hierarquizada a partir da figura do senhor patriarcal é um exemplo exacerbado dessas relações personalizadas e hierarquizadas. No contexto urbano e de camadas médias referido neste trabalho, essa situação não deixa de existir — as acusações de desvio em famílias de camadas médias partem do confronto do modo de vida dos filhos com projetos dos pais considerados predominantes do grupo familiar (Velho, 1974).

A mulher em nossa sociedade, particularmente a de camada média (é num desses segmentos que se encontra o universo pesquisado), é uma mulher voltada para a família. Esta representa seu local social mais significativo. A mulher está assim presa à família e a tudo que ela simboliza em termos de valores: o mito da mulher-mãe e da esposa submissa, voltada para o mundo interno da casa e cercada de uma série de qualificativos que definem um padrão ideal da mulher. Neste quadro em que ela é um elemento da hierarquia familiar, não há espaço para a mulher-indivíduo e não é aí que ela conseguirá *status* enquanto indivíduo. Essa situação para a geração das mulheres pesquisadas pode ser vista como representativa das mulheres de seu meio social.

O ponto de referência familiar pode ser compartilhado com outro: o da religião católica. De um mundo hierarquizado a mulher passa a outro igualmente hierarquizado, mas que não representa de fato outra área de suas vidas. José Reinaldo Prandi (1975), no estudo das mensagens veiculadas por uma revista católica, mostra como a família e a Igreja estavam juntas no enquadramento do *ethos* familiar na visão de mundo da religião católica através mesmo de modelos de ação.

Contudo, dentro da própria Igreja, asseguradora da mulher como mãe e esposa, dentro de uma Igreja hierarquizada, onde as oposições são igualmente hierarquizadas — Deus criador e a criatura, Deus uno em três pessoas e as criaturas fiéis e infiéis —, dentro dessa mesma Igreja, uma possibilidade foi criada fora da família. A preocupação em extravasar os limites estritos da família e em encaminhar as mensagens para um âmbito mais geral, revelando novas tendências na participação e na própria postura da Igreja frente à sociedade, apresentou para as mulheres da pesquisa uma opção que podia eliminar a família como seu espaço fundamental.

No caso estudado não há uma ruptura com os padrões familiares em termos de valores, mas a família é substituída por outras áreas onde a mulher enquanto indivíduo pode se apresentar. Para as mulheres desta pesquisa, a ligação com uma visão de mundo altamente hierarquizada da Igreja poderia servir de barreira à valorização do ser individual, capaz de escolha e opção. Mas a própria posição neste domínio abre possibilidades para um aspecto mais leigo e portanto mais voltado para outras áreas da sociedade. Esse aspecto mais leigo é representado pelas mulheres como uma inserção real ou não no mercado de trabalho. O termo *trabalho* está assim intimamente ligado à sua individualidade. Nesse sentido, fica mais claro o fato de se referirem com esse termo às suas atividades junto às organizações religiosas. Apesar de não existir qualquer contrato trabalhista, elas enfatizam as horas dedicadas ao *trabalho*, as férias como um período regular de um mês de repouso, um caso de pedido de licença por motivo de doença.

É esta mulher que ao chegar à velhice é capaz de armar um projeto; é ela o indivíduo apto a optar, a pôr em prática sua liberdade de escolha. É também o indivíduo que tem à frente um espaço maior de alternativas dado pela própria existência de múltiplas áreas de relações sociais que a metrópole possibilita.

Por que, afinal, entender a vida atual dessas mulheres como a realização de um projeto, quando de fato elas estão ligadas a essas atividades há muitos anos? Aqui, duas referências são feitas: uma, relativa à particularidade de suas vidas, à postura que têm diante da realidade que as cerca, e outra, ligada à questão da velhice como uma última etapa de vida.

Na bibliografia sobre velhice, os enfoques básicos caracterizam essa fase de vida por uma perda de relações sociais, por uma diminuição das áreas de contato social e por um processo de reclusão na família; ou seja, a perda das áreas sociais através da aposentadoria ou da viuvez passa a conferir à família uma importância fundamental nas relações sociais dos velhos. Esse aumento da importância da família não se restringe apenas a um convívio maior dos velhos no grupo familiar, está ligado também a outras opções de velhice, quer sejam elas concretizadas em asilos, em clubes ou em condomínios de velhos (como revelam alguns autores norte-americanos). Essas opções são, na verdade, uma forma de não-família, porque se apresentam como uma impossibilidade ou um insucesso em circunscrever a velhice na família. Esta, por sua vez, parece ser o lugar destinado aos velhos, e as outras situações são vistas como variantes do grupo familiar. Um processo semelhante ocorre com a criança nos primeiros anos de vida. Nesse caso, a família também é vista como seu espaço principal, enquanto a creche, o orfanato ou instituições semelhantes são tidas como substitutas da família.

A família, tanto da velhice quanto da infância, é aquela que Ariès (1978) descreve como a família moderna, na qual os sentimentos familiares prevalecem e as crianças recebem as maiores atenções, seja na educação e na saúde, seja no preparo para a vida futura. Esta última é vista sobretudo como vida externa à casa, sendo esta o espaço reservado à família. Os novos valores dos laços entre pais e filhos ou entre os membros do grupo familiar podem ser uma das razões para que os asilos de velhos e creches de crianças (ou instituições semelhantes) passem a ser vistos como formas alternativas das relações familiares. Tanto no caso dos velhos quanto no das crianças, a realização de alternativas não-familiares vem acompanhada de justificativas mais ou menos elaboradas, dependendo da posição do indivíduo na sociedade.[18] Nas populações de camadas médias ou de segmentos destas, as teorias psicologizantes das relações familiares têm sucesso porque servem de soluções alternativas não-familiares.

A escolha de alternativas não-familiares no caso dos velhos não os elimina como executores da opção. O caso das mulheres aqui estudadas é exemplo disso. A opção que fizeram foi em detrimento de uma interiorização na família, partindo portanto desta como referência. A velhice para elas tem assim um lado de rejeição de um processo

---

[18] Nos trabalhos de Eunice Durhan e Ruth Cardoso (1977) e de Zahidé Machado Netto (1979) em populações de baixa renda, verifica-se uma estrutura familiar em que a figura paterna é inexistente ou esporádica, estando a unidade familiar presa às possibilidades de sua manutenção econômica. Nessas populações, os mecanismos de reciprocidade possibilitam a guarda das crianças, o que facilita para as mães a procura de serviços. A guarda das crianças é feita por mulheres velhas, as "crecheiras", cuja atividade ultrapassa o nível de reciprocidade. "Entendida como missão dada por Deus a muitas mulheres das creches, o cuidar das crianças põe-se, na dimensão da existência desse seguimento da população observada, a um só tempo, como meio de vida, mais um dentre os muitos expedientes para a sobrevivência, e realização precária de aspirações quase sempre ligadas à enfermagem e mesmo ao serviço social e a outros tantos aspectos ligados a estereótipos referentes à maternidade e mesmo, quem sabe, a frustrações" (Machado Netto, 1979:288). O cotidiano de outros segmentos da sociedade brasileira mostra a necessidade de se contextualizar as noções de família, criança e velhice e de se questionar com isso a amplitude da família moderna de que fala Ariès.

de reclusão no grupo familiar. O projeto que estabeleceram para a velhice é um projeto que, se por um lado, é elaborado por elas enquanto indivíduos, por outro se concretiza de fato na exacerbação dessa individualidade — é a própria realização dessa individualidade. Sua expressão se dá por um movimento de exteriorização em relação à família, que representa o aspecto de não-indivíduo, aspecto que está relacionado a uma estrutura familiar em que a mulher velha é particularmente situada.

É esse movimento de exteriorização que constitui uma forma de individualizar-se, de dar força àquele indivíduo que tento aproximar da idéia de sociabilidade de Ariès (1978). A sociabilidade representa, no contexto dessas mulheres, a indistinção de algumas áreas de suas vidas: o trabalho e a amizade se confundem nas relações de membros do grupo; a relação com os familiares é submetida a critérios não-familiares; o mundo exterior ocupa espaço nas casas. Todas essas características não podem ser concentradas na velhice, mas é justamente nesse período que essa sociabilidade toma plena existência, porque é nesse momento que a opção por ela se configura como um projeto consciente de ação.

A particularidade dessas mulheres em traçarem, na velhice, um projeto de ação está vinculada aos meios que procuram para viabilizá-lo; isso se dá através das atividades religiosas, ou melhor, através de uma militância nessas atividades. Sem dúvida, é esse caráter de militância que as desvincula de barreiras legais (as leis trabalhistas, por exemplo) e que lhes permite a concretização na velhice de um projeto em que o trabalho, tal como elas o representam, é um ponto central.

A percepção das atividades como uma missão a ser levada em frente vincula-se a uma interpretação de sua participação na hierarquia da Igreja Católica — elas, como membros dessa Igreja (e membros privilegiados, porque em contato direto com os elementos mais altos dessa hierarquia), têm uma missão a cumprir durante a vida terrena, missão essa que concretamente pode tomar feição diferente, dependendo de como a Igreja se veja posicionada na sociedade como um todo. Nesse caso específico, a missão é entendida como uma participação social através de atividades que procuram promover uma mudança de compreensão da realidade, seja por um assistencialismo que incentive a conscientização da situação dos próprios assistidos, seja por uma evangelização que vise a esse assistencialismo.

Na velhice, a missão tem outro peso, proporcionado pela idéia de morte ou de fim de vida ativa, percebido como um limite. Uma missão de vida não é uma tarefa com um fim estabelecido, dura enquanto houver vida. Perceber que na velhice o tempo da missão é curto e que a missão dirigida aos contemporâneos dá à própria missão o sentido de um ajuste de contas.

O ajuste de contas é a premência da missão, que a qualquer momento pode ser interrompida pela morte ou pela perda de consciência de si mesmo como indivíduo, trazida pela velhice-doença. O ajuste de contas representa assim a maximização da missão que é o projeto de velhice. Projeto esse que se realiza pelo indivíduo na escolha de relações exteriorizadas, da sociabilidade. Sendo o ajuste de contas o projeto da velhice, o indivíduo tem que ser visto como seu empreendedor e, desse modo, o fim de vida não é necessariamente visto como a morte, mas como a perda de consciência de si mesmo enquanto indivíduo capaz de promover sua missão.

A velhice que as mulheres temem é a velhice da perda da consciência de si mesmas como ser pensante e independente e como pessoa capaz de deliberações e de responsabilidade pelas atitudes tomadas. Nesse sentido, a arteriosclerose passa a ser temida, porque traz o fim da missão e, mais que isso, o fim da própria vida.

Ter consciência de si como pessoa é o aspecto mais relevante na velhice dessas mulheres. Em primeiro lugar, é essa a condição para a existência mesma do projeto e de sua realização — o projeto não é viável sem a deliberação e a elaboração de um indivíduo consciente de si e da realidade. Em segundo lugar, a consciência de si como pessoa revela o indivíduo como ser social, relacionando-o a uma dada realidade social; contrapõe-se a ele um ser não-social, que não comunga com outros indivíduos o conhecimento ou a percepção do mesmo contexto sociocultural. Mais do que um aspecto não-social, a falta de consciência de si ou sua perda representa o fim da vida. Dessa forma, as noções de indivíduo, de consciência de si mesmo, de projeto e de fim de vida estão interligadas.

A velhice como a caracterizei — último período da vida — é temida pelas mulheres pela existência dessa possibilidade de perda de consciência, que é na verdade a possibilidade de desaparecimento do indivíduo que projeta e, conseqüentemente, da própria razão da vida: em suma, é o fim do projeto. Descobrir ou criar uma razão para o significado de estar vivendo parece ser a questão sempre presente na velhice. A concretização do projeto dá uma resposta possível a essa questão.

Bibliografia

Ariès, Philippe. *L'évolution des rôles parentaux; études démographiques.* Bruxelles, Institut de Sociologie, Université Libre de Bruxelles, 1968.

———. *História social da criança e da família.* Rio de Janeiro, Zahar, 1978.

Beauvoir, Simone de. *A velhice.* São Paulo, Difusão Européia do Livro, 1970.

Becker, Howard S. *Uma teoria da ação coletiva.* Rio de Janeiro, Zahar, 1977.

Beeson, Diana. Women in studies of aging: a critique and suggestion. *Social Problems, 23*(1), 1975.

Boissevain, Jeremy & Mitchell, J. Clyde. *Network analysis studies in human interaction.* Hague, Mouton, 1973.

Bourdieu, Pierre. Condição de classe e posição de classe. In: Aguiar, Neuma (org.). *Hierarquias em classes.* Rio de Janeiro, Zahar, 1974.

Britto, Sulamita de A. (org.). *Sociologia da juventude II.* Rio de Janeiro, Zahar, 1968.

Bruneau, Thomas. *O catolicismo brasileiro em época de transição.* Rio de Janeiro, Loyola, 1974.

Castro, Eduardo V. de & Araújo, Ricardo B. de. Romeu e Julieta e a origem do Estado. In: Velho, Gilberto (org.). *Arte e sociedade.* Rio de Janeiro, Zahar, 1977.

Cumming, Elaine & Henry, William E. *Growing old: the process of disengagement.* New York, Basic Books, 1960.

Da Matta, Roberto. O ofício de etnólogo ou como ter "anthropological blues". In: Nunes, Edison Oliveira (org.). *A aventura sociológica.* Rio de Janeiro, Zahar, 1978.

———. *Carnavais, malandros e heróis; para uma sociologia do dilema brasileiro.* Rio de Janeiro, Zahar, 1979.

Dressel, Paula L. & Avant, W. Ray. Neogamy and old persons; an examination of alternatives for intimacy in later year. *Alternative Lifestyles, 1*(1), Feb. 1978.

Dumont, Louis. *Homo hierarchicus; ensayo sobre el sistema de castas.* Madrid, Aguilar, 1970. (Versão espanhola de *Homo hierarchicus.* Paris, Gallimard, 1966.)

Durhan, Eunice R. & Cardoso, Ruth C. L. Elaboração cultural e participação social nas camadas de baixa renda. *Ciência e Cultura, 29*(2), 1977.

Filizzola, Mario. *A velhice no Brasil; etarismo e civilização.* 1972.

Firth, Raymond; Hubert, J. & Forge, A. *Families and their relatives; kinship in a middle-class sector of London*. New York, Humanities Press, 1970.

Foner, Anne (ed.). *Age in society*. New York, Sage, 1976. (Sage Contemporary Social Science Issues, 30.)

Fontana, Andrea. *The last frontier; the social meaning of growing old*. New York, Sage, 1977. (Library of Social Research, 42.)

Fortes, Meyer. *O ciclo de desenvolvimento do grupo doméstico*. Brasília, Universidade de Brasília, 1974. (Cadernos de Antropologia, 6.)

Freyre, Gilberto. *Sobrados e mocambos; decadência do patriarcado rural e desenvolvimento do urbano*. Rio de Janeiro, José Olympio, 1977.

Geertz, Clifford. *A interpretação das culturas*. Rio de Janeiro, Zahar, 1978.

Goffman, Erving. *Manicômios, prisões e conventos*. São Paulo, Perspectiva, 1974. (Coleção Debates, 91.)

———. *Estigma; notas sobre a manipulação da identidade deteriorada*. [1975]. 2 ed. Rio de Janeiro, Zahar, 1978.

Goodenough, Ward H. Rethinking "status" and "role"; toward a general model of the cultural organization of social relationship. In: Banton, Michel (ed.). *The relevance of models of social anthropolohy*. London, Tavistock, 1969.

Harris, C. C. (ed.). *Readings in kinship in urban society*. Oxford, Pergamon Press, 1970.

Hochschild, Arlie Russell. Communal life-styles for the old. In: Skolnick, A. & Skolnick, J. *Intimacy, family and society*. 2 ed. Boston, Little, Brown, 1974.

Lins de Barros, Myriam Moraes. Trabalho de admissão ao mestrado do Programa de Pós-Graduação em Antropologia Social. Rio de Janeiro, Museu Nacional, 1974.

Machado Netto, Zahidé. Mulher: vida e trabalho; um estudo de caso com mulheres faveladas. *Ciência e Cultura*, *31*(3), 1979.

Matthews, Sarah. Old women and identity maintenance: outwitting the grim reaper. In: Lofland, Lyn H. (ed.). *Toward a sociology of death and dying*. New York, Sage, 1977. (Sage Contemporary Social Science Issues, 28.)

Moraes, Maria Luiza Gusmão de. A sala de espera; um estudo da ideologia do velho asilado. Brasília, UnB/Programa de Pós-Graduação em Antropologia Social, 1977. (Dissertação de Mestrado.)

Neugarten, Bernice L. The old and the young in modern societies. In: Shanas, Ethel (ed.). *Aging in contemporary society*. 3 ed. New York, Sage, 1970. (Sage Contemporary Social Science Issues, 6.)

——. The aged in American society. In: Becker, Howard S. (ed.). *Social problems: a modern approach*. New York, John Wiley and Sons, 1976.

Oliveira, Roberto Cardoso de. *Identidade, etnia e estrutura social*. São Paulo, Pioneira, 1976. (Biblioteca Pioneira de Ciência Sociais.)

Prandi, José Reginaldo. Catolicismo e família: transformação de uma ideologia. *Cadernos Cebrap* (21), 1975.

Rosow, Irving. *Socialization to old age*. Berkeley, University of California Press, 1974.

Schutz, Alfred. *Fenomenologia e relações sociais; textos escolhidos*. Introdução e organização de Helmut R. Wagner. Rio de Janeiro, Zahar, 1979.

Seeger, Anthony. Os velhos nas sociedades tribais. In: *Os índios e nós; estudos sobre sociedades tribais brasileiras*. Rio de Janeiro, Campos, 1980.

Shanas, Ethel (ed.). *Aging in contemporary society*. 3 ed. New York, Sage, 1970. (Sage Contemporary Social Science Issues, 6.)

Simmel, George. A metrópole e a vida mental. In: Velho, Otávio Guilherme (org.). *O fenômeno urbano*. [1973]. 4 ed. Rio de Janeiro, Zahar, 1979.

Townsend, Peter. *The family life of old people; an inquiry in East London*. London, Penguin Books, 1963.

Turner, Victor. *Dramas, fields and metaphors; symbolic action in human society*. Ithaca, London, Cornell University Press, 1975.

Velho, Gilberto. *Acusações; projeto familiar e comportamento desviante*. Rio de Janeiro, Museu Nacional, Programa de Pós-Graduação em Antropologia Social, 1974. (Comunicação, 2.)

——. Observando o familiar. In: Nunes, Edson Oliveira (org.). *A aventura sociológica*. Rio de Janeiro, Zahar, 1978.

——. Projeto, emoção e orientação em sociedades complexas. *Boletim do Museu Nacional* (31), 1979.

Wagley, Charles. *Uma comunidade amazônica*. São Paulo, Nacional, 1977. (Brasiliana, 290.)

Wanderley, Luiz Eduardo. Igreja e sociedade no Brasil: 1950-64/1964-77. *Religião e Sociedade* (3), 1978.

Wirth, Louis. Urbanismo como modo de vida. In: Velho, O. Guilherme (org.). *O fenômeno urbano*. Rio de Janeiro, Zahar, 1973.

A vida em um outro ritmo*

Cornelia Eckert**

A agonia de uma civilização

A metáfora da morte de uma civilização traz à luz o "luto" de um "mundo operário tradicional" pelo processo de desindustrialização que atinge determinados setores produtivos. Essa situação de crise, tão inerente aos processos históricos de desenvolvimento associados à modernização, afetou inúmeros grupos de trabalhadores enraizados, ao longo deste século, em cidades industriais. Trata-se sobretudo de sociedades organizadas em torno de setores monoprodutivos, que perdem a eficácia econômica com as reestruturações produtivas de uma economia moderna.

De fato, os efeitos do desenvolvimento econômico dizem respeito a todas as culturas. Sua dinâmica de transformação gera rupturas, descontinuidades, desenraizamentos e, não raro, a destruição de homens e cidades, a desintegração de famílias e de grupos de identi-

* Texto apresentado na XIX Reunião da ABA, Niterói, 27 a 30-3-1994. Grupo de trabalho Antropologia e Envelhecimento.

** Doutora em antropologia social do Departamento e Programa de Pós-Graduação em Antropologia da UFRGS.

dade. Mas sabemos que em todas as noções de morte subjazem igualmente a transformação e a vida, pela recusa da morte.[1]

Este texto aborda essa problemática a partir de um estudo realizado sobre os mineiros de carvão, para os quais o "universo da mina" é concebido como um contexto singular, que revela a tensão com que a cotidianidade de uma comunidade de trabalho interage com as forças externas, perceptíveis na relação entre o desejo de mudança, e a inserção no mundo global, e o sentimento de crise pela ruptura e um ideal de continuidade dos referenciais de pertencimento do grupo.

A pesquisa foi desenvolvida na localidade de La Grand-Combe, França.[2] Esta cidade surgiu em 1846 pela motivação de uma companhia para explorar o "ouro negro". A companhia requisitou trabalhadores e organizou a vila, mediatizando a relação entre os homens e o trabalho produtivo. Para as famílias que se enraizaram, o trabalho na mina era a base de toda a estética rítmica das relações sociais, pontuando a cadência da dança da vida.

Foi numa região protestante,[3] Cévenne, que a Companhia de Minas de La Grand-Combe dinamizou a implantação de um complexo industrial e incrustou, em meio a extensos vales e montanhas, uma microcivilização mineira e católica. Ali a companhia consolidou uma política paternalista e fundou a ética do trabalho como uma cultura —

[1] "Somos seres descontínuos, indivíduos que morrem isoladamente numa aventura ininteligível, mas temos a nostalgia da continuidade perdida. Não aceitamos muito bem a idéia que nos relaciona a uma dualidade de acaso, à individualidade perecível que somos. Ao mesmo tempo que temos o desejo angustiado da duração desse perecimento, temos a obsessão de uma continuidade primeira que nos une geralmente ao ser" (Bataille, 1987:15).

[2] A escolha foi La Grand-Combe, situada no sudeste da França, a 192km do Mediterrâneo e a 650km de Paris, no Departamento do Gard (Languedoc-Midi). Esta tese dá continuidade às pesquisas que vinha desenvolvendo no Brasil em torno das condições de vida de trabalhadores de extração na localidade de Charqueadas (RS) de 1982 a 1985, e que tratam das condições de vida de mineiros de carvão e suas famílias.

[3] Cévennes sempre foi bastião protestante e republicano. Em 1704, os *camisards* foram vencidos pelas forças realistas, mas, no século XVIII, um regime de tolerância se instalou. A comunidade protestante de Cévennes é, desde então, fiel ao regime republicano e durante todo o século XIX passa a ser considerada "radical e socialista", em oposição aos católicos, que defendem em massa o partido realista. Diversos episódios revolucionários são confundidos com esses conflitos seculares, mesmo no século XX: os protestantes são liberais, votando à esquerda, os católicos são conservadores, votando à direita. Ver Joutard, 1979:143-53.

a cultura operária produtiva de capital. Ela estabeleceu seu domínio não só nos espaços fundados, mas na multiplicidade de relações sociais cotidianas, dominando as relações temporais dos grupos que habitavam a vila mineira pelo consenso em torno de seu projeto de construção de uma comunidade de trabalho como "família corporativa".

Até recentemente, falar de mineiros e de cidades mineiras (*ville minière*) na França significava falar de grupos sociais operários com identidade coletiva ligada ao mundo do trabalho na mina. Hoje, a regressão da atividade extrativa do carvão obriga a conquista de novos itinerários ativos. Para tanto, homens e mulheres são obrigados a deixar suas cidades de origem, onde permanecem, em sua maioria, os aposentados, os desempregados e uma minoria de jovens.[4]

O esgotamento da mina, que era a razão do enraizamento das famílias de mineiros na localidade, e as transformações do espaço e das relações de trabalho desencadeiam conseqüências, que se multiplicam: a crise se reflete em todos os domínios da vida social dos habitantes. A violência da ruptura é ainda mais forte porque nenhum outro complexo produtivo veio substituir a unidade econômica desaparecida, o que levou à retração do mercado de trabalho local. Na sociedade capitalista, onde o próprio trabalho é um valor central, pode-se calcular a devastação na qual os habitantes vivem esta descontinuidade.

Sem a mina, foi a profissão que desapareceu e, com ela, valores de referência de um grupo, de uma prática social e de um modo de vida. Foi com os aposentados da mina e seus familiares, referidos como "a última geração de mineiros de carvão", que convivemos ao longo desta experiência etnográfica (1987-91). É claro que La Grand-Combe não é um caso isolado; em toda a França, os antigos "reinos mineiros" foram atingidos, após anos de glória e prosperidade. Para todos eles, "a mina não foi somente um dado econômico", muito mais que isso, foi "o que gostaríamos de chamar de um fato social total" (Schwartz, 1990:11).

Atualmente a vila e seus habitantes vivem as conseqüências de uma grave recessão econômica. Os 7 mil habitantes atuais, após a vila ter registrado uma população de 20 mil habitantes no início deste sé-

[4] Em geral descendentes de imigrantes norte-africanos. Estes jovens são marcados pelo atraso escolar e pela desqualificação profissional, sofrendo fortes estigmas por parte da população francesa ou de imigrantes de antigo enraizamento.

culo, deixam transparecer o drama vivido pela comunidade. A exemplo de outras vilas que conheceram esse retrocesso, pode-se dizer que, em La Grand-Combe, assiste-se igualmente ao fim de um processo de reprodução de um grupo operário que encontrava nele mesmo, pela solidez das ligações familiares e pela cumplicidade compartilhada na inserção neste mundo de trabalho específico, as fontes necessárias para a transição de um *savoir-faire*, a honra coletiva de uma profissão de tradição e, ao mesmo tempo, um modo de vida fundado numa comunidade de trabalho.

Mas o que faz com que as pessoas, apesar das descontinuidades vividas, sejam capazes de projetar e reconstruir uma duração social a partir de formas diversas de sociabilidade, numa ação transformadora incessante? Foi essa indagação que promoveu esta pesquisa interpretativa nesse contexto em transformação e declínio pela perda do *status* de "industrial".

Apesar de experimentarem essa ruptura violenta da história coletiva vivida, os grand-combianos vivem uma dialética da duração (ou durações, que são sempre descontínuas), uma recomposição social cotidiana. Assim, numa vila onde, em 1987, a metade da população declarava não exercer nenhuma atividade profissional e onde 23% da população total têm 65 anos ou mais,[5] o tempo vivido e o modo de vida se encontram também ritmados por elementos de práticas sociais reinventadas, observadas privilegiadamente sob formas de vivenciar sociabilidades diversas, lúdicas, de lazer.

Dediquei o trabalho a compreender como este grupo operário se reorganiza nesse processo de desestruturação industrial, de desordem da identidade social da comunidade de trabalho; como as famílias ali ainda residentes, herdeiras de um tempo coletivo e portadoras da memória do grupo, repensam seu tempo vivido através do olhar pousado no passado, reordenando o tempo presente, posto que "não existe nenhuma razão, natural ou não, para que uma sociedade se conserve, salvo justamente sua cultura, que é o instrumento de luta contra a dissolução" (Duvignaud, 1983), uma vontade de futuro social, "uma vontade de ultrapassar a vida", como sugeriu Simmel.[6]

---

[5] *Étude de développement de La Grand-Combe.* Rapport. Beture. Mairie de La Grand-Combe, 1987.
[6] Lembra Bachelard, 1988:76.

É nos diferentes domínios da vida social, nos tempos de interação, nos lugares de sociabilização que focalizo um processo de reinvenção do cotidiano, de recriação dos pontos de referência, que permite reatualizar as práticas sociais e reordenar o tempo coletivo para viver uma continuidade. A última geração de mineiros de carvão e seus herdeiros vão assim desvendando as formas que exprimem o vivido humano, articulados em nome do valor da reciprocidade e dos fins interativos no espaço público e privado.

Démarche *teórico-metodológica*

Sem perder de vista a visão de mundo da população mais jovem (para quem a experiência vivida em comum não está presente na mesma longitude), foi junto a famílias de mineiros aposentados e mais velhos que privilegiei o mapeamento de um universo cotidiano da população e a construção dos diferentes estilos sociais dos grupos que coexistem na vila. A população mais idosa e mais numerosa tem em comum o conhecimento do passado e da vida presente. Ela divide essa identidade forjada em uma experiência comum nos movimentos migratórios e na mistura étnica e racial.

A essa antiga comunidade de trabalho indaguei sobre como reordenam, na memória, os valores e referências simbólicas do grupo de pertencimento. Hoje, quando a vida não é mais ritmada pelo trabalho na mina, é justamente nas lembranças das cadências temporais que essas pessoas concebem uma duração (*durée*) e podem falar de emoções e sentimentos que integram suas experiências individuais à memória coletiva do grupo de identidade. No caso dos aposentados, a representação é muito mais impregnada dessa superposição de tempos vividos.

Outro grupo de entrevistados pertencia a diferentes profissões e atuava na política local, nos setores administrativo, educacional, religioso etc.; eram funcionários da prefeitura, padres, o pastor, professores primários e secundários, diretores de centros sociais e de formação profissional, sindicalistas, empregados da empresa francesa carbonífera, técnicos e outros historiadores da região. As informações fornecidas diziam respeito aos diferentes domínios da vida social e me permitiram compreender melhor os pontos de vista sobre a qualidade da vida grand-combiana (a situação econômica, social, política e cultural dos habitantes), além de elucidarem as inter-relações do social e do local.

Viver e observar o cotidiano é também conhecer o ritmo da vida do grupo estudado, os eventos marcantes, as festas mais significativas, as relações população/poder etc. À medida que minha estada no local se prolongava, pude observar os lugares privilegiados de convívio no universo dos habitantes, os eventos repletos de significação e de forte interação social que têm lugar na esfera da vida pública. Esses ritos de interação são tanto regulares quanto ocasionais: a feira livre (nas quartas e sábados), as festas típicas e as universais etc. Semanalmente, pode-se observar o que sem dúvida é o acontecimento mais importante da vida local: a feira livre. Este é o evento coletivo mais espetacular e importante para os habitantes da vila. Não é apenas uma ocasião de fazer compras, mas um espaço de intensa sociabilidade.

Outras atividades de forte sociabilidade que tomam a forma de um ritual aparecem também como chaves para se entrar no campo das práticas sociais dos habitantes da vila: falo das múltiplas festas, sagradas e profanas. Duas festas religiosas se destacam — a de Santa Bárbara e a de Nossa Senhora de Laval —, mas também são importantes outras festas populares, como a do Corso (ou festa da Primavera), a do Carnaval, a festa dos aposentados, a festa da música, festas políticas e familiares. Observei e entrevistei ainda sobre opções de lazer e formas de divertimento, como a freqüência a cafés, os jogos de *pétanque* (bocha), os festivais, concertos, exposições etc.

Minha motivação antropológica consistiu, pois, em elucidar o processo de construção da identidade social[7] de um grupo em face de uma experiência de trabalho percebida como diferencial e singular, e em tratar da construção da trajetória da comunidade de trabalho a partir da memória do grupo,[8] na maneira própria de os entrevistados exprimirem as descontinuidades e a consolidação da duração de sua história individual e coletiva, em sua maneira de ordenar as superposições temporais vividas.[9]

Os mineiros de carvão grand-combianos viveram, durante mais de um século, o tempo coletivo da comunidade de trabalho, dividindo a experiência particular de inserção no mundo da mina e na vida da vila mineira. "Seu" mundo é cartografado como específico pelo modo de vida singular e pela condição de vida operária em contextos históricos

---

[7] Sobre o conceito de identidade social, sigo Duarte (1986) e Lévi-Strauss (1983).

[8] Sobre memória coletiva e social, recorrer a Halbwachs (1968); Namer (1987); Jeudy (1986); Bachelard (1988); Bosi (1987) e outros; ver referências bibliográficas.

[9] Inspiro-me em Bachelard, 1988, cap. 5.

e sociológicos constitutivos de um coletivo: um mundo mineiro, a partir do qual eles qualificam referências e valores de sua cultura.

Assumem alto relevo a vida e o trabalho dos mineiros grand-combianos e de suas famílias, em relação não só a sua inserção no mundo plural do mercado moderno (com o qual eles estão confrontados), mas também a outras totalizações que põem em destaque configurações de valores do grupo.[10]

Com efeito, a alusão ao mundo da mina detém um valor positivo para os mineiros grand-combianos conceberem-se como um grupo de pertencimento, uma comunidade de identidade. A mina, o trabalho mineiro, contém qualidades simbólicas de uma "identidade-valor" que amalgama a idéia de cultura como sistema simbólico e de sociedade, como atualização de uma ordem de princípio abstrato.[11] O "valor-trabalho" é intrínseco à ideologia da sociedade moderna e individualizante, mas, impregnado de seu contrário, sustenta princípios de complementaridade e reciprocidade. Princípios que não negam o operário-indivíduo (do ideário moderno), mas não o colocam no centro, dão, antes, sentido a uma totalidade, à cultura de uma coletividade pensada como hierarquizada e holista,[12] uma comunidade que se identifica: o mundo mineiro do carvão fundado no valor-trabalho.[13]

O grupo reconstitui, pela memória, o tempo coletivo que se superpõe às rupturas: rememoram-se fatos e instantes, recusando-se a morte global; engendra-se a continuidade, não sem a dimensão do sofrimento e da "tragédia".

---

[10] Sigo aqui Duarte, 1986, cap. 2 e 4.

[11] Sigo aqui Duarte, 1986, cap. 2 e 4.

[12] Segundo Dumont (1966, 1983) — em quem Duarte (1986) também se apóia —, a noção de valor é pensada em relação à totalidade social por um critério de hierarquia: a totalidade é fundada na coexistência necessária e hierarquizada de dois opostos.

[13] Em acréscimo: a mina, o trabalho na mina, a grande família mineira são temáticas entre outras tantas possíveis para presidir a construção social da identidade do grupo em questão, isto é, representam uma das formas de combinar e segmentar o feixe de valores culturais compartilhados. O "valor-trabalho" aqui considera a inscrição do grupo em tempos e espaços vividos e pensados como encompassadores da coletividade pela comunhão de "um modo de pertencimento diverso daquele que qualifica a *societas* moderna e sua relação com seus sócios 'livre-contratantes'"... "A experiência e a sensação de pertencimento preexistem, prevalecem, condicionam a instituição de *pessoas* diferenciadas, hierarquizadas nessa configuração holista" (Duarte, 1986:136).

Esses ritmos pensados e vividos são múltiplos, entrecortados por outros tempos plurais, mas passíveis de um ordenamento temporal ancorado no mundo da mina como constitutivo de uma comunidade de identidade fundada no "valor-trabalho".

O passado não é necessariamente antagônico ao presente. "Nosso passado inteiro também vela atrás de nosso presente" (Bachelard, 1988:11), os tempos vividos são pensados como superpostos, como um movimento dialético de continuidades e descontinuidades da duração social. Assim, para compreender o presente do grupo estudado, é preciso conceber o tempo social como uma série de rupturas, evitando-se perceber sua história num eixo temporal contínuo e uniforme.

O tempo lembrado não é, então, a permanência do passado, mas viver no presente a partir de valores socialmente ressignificados. Lembrar é, assim, "uma obra", "um trabalho", "uma ação", como nos ensina Halbwachs (1968:43): reordenação da história vivida. É pela memória que os grand-combianos, mesmo sem as referências espaciais do passado, podem pensar um tempo vivido reordenado a partir de ritmos jamais ausentes, porque, se muito mudou, as pessoas estão ainda lá. Velhos e jovens ficaram enraizados e interagem nos lugares sociais onde podem ordenar o tempo com novos ritmos de correspondências temporais: tempos pessoais, tempos do mundo.

Nos tempos repensados, nos espaços reencontrados, a vida comunitária reconstitui-se, não sem um certo esquecimento (seletivo) do passado, não sem as rupturas que representam as experiências novas, os sofrimentos que implicam as mudanças freqüentemente difíceis de viver.

As sobreposições temporais

Desde as primeiras entrevistas, os informantes narraram a história do grupo e sua trajetória de vida em diferentes intervalos temporais pensados: os tempos vividos construídos também por eles e apreendidos aqui como uma história coletiva entrecruzada de experiências pessoais, trajetórias singulares, e por significações múltiplas.

Num processo de ordenamento da memória, reconstituíram o vivido no passado, quando a mina ainda existia e, mais do que um meio de trabalho, era toda uma razão de existência e de composição de redes de relações. Viver o presente, ao contrário, foi exteriorizado como uma época marcada pelo fim do trabalho na mina e pelos corolários provenientes dessa descontinuidade.

As evocações do vivido ontem foram enunciadas com as expressões *"no tempo da companhia"* e *"no tempo da mina"*. Mesmo as hachuras percebidas nas suas falas não aparecem com força suficiente para quebrar o devaneio desse tempo vivido como contínuo. São, portanto, os tempos sociais de um passado ritmado pelo trabalho na mina e da construção (e estruturação) da vila mineira que eles ordenam e encadeiam em uma relação lógica com o tempo presente.

É *"no tempo da companhia"* que é criada a vila capaz de amalgamar trajetórias heterodoxas para fundar a população grand-combiana. É *"no tempo da companhia"* que a vila é fundada e que se encontra cimentado o mito de criação da comunidade de trabalho, fundada como uma "grande família corporativa".

Durante mais de um século, a Companhia de Mineração Grand-Combiana marcou com sua presença a vida local, e durante toda essa época a comunidade de trabalho via seu devir já traçado. Existia então uma forte interação do mundo do trabalho e do doméstico, daí a lógica do princípio urbanístico de a vila apoiar-se na complementaridade espacial das esferas de trabalho e doméstica. Em todos os domínios sociais, a companhia se impunha como piloto. Ela se responsabilizava pelo alojamento de seu pessoal, pela educação das crianças e pela estruturação de todo um sistema de proteção social. Ela manteve o controle administrativo e executivo durante quase um século, combinando sua ação político-paternalista, desenvolvida no mundo do trabalho, com a execução do poder local: a vila foi o espelho dos interesses da companhia.

Nesse tempo representado como *"o tempo da companhia"* destacava-se a política patronal de estímulo à endogamia profissional e à auto-reprodução da família operária grand-combiana, numa perspectiva paternalista que assegurava a perenidade do trabalho na mina, de pai para filho. A família ocupava, pois, um lugar primordial nessa sociedade.

As famílias dessa corporação pertenciam a um universo cuja dinâmica era paradoxalmente ligada à morte, à doença, à fatalidade, condição própria da atividade da mina, experimentações que lhes informam sentimentos cotidianos expressos em suas representações sobre o viver no *"tempo da companhia"*. Os entrevistados insistem na palavra "solidariedade" para falar das qualidades dominantes que outrora fundamentavam a vida coletiva. A solidariedade, a cumplicidade, disseram, *"unia todos os mineiros"*. Sentimento que os totalizava na condição necessária de coesão, preenchendo uma função de ordenação do mundo social.

O domínio da companhia sobre o conjunto dos níveis da vida social e a hegemonia patronal sobre a vida local desenharam um universo profissional fechado. Essa base foi sustentada por uma composição social pouco complexa, decorrente de uma estrutura profissional concentrada de modo monolítico no setor carbonífero. A carreira era por conseqüência "operária". Bem que existia uma certa dose de "consentimento do destino", seguir a mesma trajetória de pai para filho era antes de mais nada visto como o único "mundo do possível".[14] Durante 110 anos a todo-poderosa companhia reinou absoluta sobre La Grand-Combe, dirigindo-a segundo seus interesses, particularizando os hábitos da comunidade, transfigurando paisagens e monopolizando a economia.

A conjuntura da II Guerra Mundial quebrou abruptamente o tempo do jugo paternalista que se queria permanente. Os eventos históricos romperam a eficácia desse *continuum* ilusório. Os anos pós-guerra foram anos de estruturas que caíram, de modos de viver e pensar postos em xeque, de povos remobilizados, de hierarquias, prestígios e valores afetados, enfim, foi toda uma "transformação estrutural global de caráter revolucionário" (Balandier, 1985:107).

Essa descontinuidade no tempo vivido pela coletividade é representada pelos entrevistados como de grande profundidade, a ponto de eles tecerem novas referências estruturais para ordenarem "o tempo vivido" em que a nacionalização das minas lhes significou sobremaneira.

As minas da França foram nacionalizadas por decreto promulgado em 1946 e todo o complexo industrial da companhia passou a pertencer às Hulheiras da Bacia de Cévennes, grupo sudeste da Central Carbonífera da França.[15] Com a promulgação da nacionalização, as mudanças de época foram patentes. As transformações fizeram-se sentir em diferentes domínios (econômico, político, social). É nesse

[14] Desenvolvo esses aspectos, na tese, segundo Bourdieu (1972 e 1979), e Goffman (1973 e 1974).

[15] Com a nacionalização das minas e a organização da indústria carbonífera em setores regionais, os grand-combianos não trabalham mais para uma companhia privada, mas para o setor regional cevenol das Charbonnages Françaises. Novas disposições administrativas foram instituídas, inserindo os mineiros numa entidade econômica de razão social regional. Eles passaram a ser recenseados no conjunto dos efetivos das Hulheiras de Cévennes, que contavam com um total de 21 mil operários em 1947, com sedes em Alès (cidade vizinha) e em La Grand-Combe.

momento que os entrevistados situam os fatos que os forçaram a reatualizar as referências de organização do tempo coletivo. Outra representação do tempo vivido se superpõe: *"o tempo da nacionalização"*. Tempo de mudanças, mas que assegura a continuidade da comunidade de trabalho e de um ritmo social dominado pelo tempo industrial (pelo trabalho na mina).

Nessa sobreposição temporal, os mineiros conheceram uma nova realidade política e econômica e concretizaram antigo projeto resultante da luta de emancipação da classe operária: os "estatutos do mineiro". Eles viram igualmente surgir um programa de recuperação econômica do país — "as batalhas do carvão" —, no qual foram engajados como atores principais na cena de salvaguarda nacional e transformados em heróis da pátria.

Nesse momento eles já não viviam o tempo longo de uma vila intramuros; as referências temporais e espaciais tornaram-se mais globalizadas. As condições de vida melhoraram sensivelmente, garantidas pelo estatuto do mineiro: moradia gratuita, direito sindical etc. Mas o tempo da nacionalização trouxe a aspiração ao progresso, a tornar-se "moderno", o que acaba por produzir perturbações próprias das contradições do sistema capitalista e da ideologia da modernidade. Tais contradições não cessaram de provocar mudanças numa rapidez de difícil assimilação para os entrevistados. Vários desses traços de transformação foram aspirados por uns, reivindicados por outros: a modernização da vida, a ascensão social pela formação e pela qualificação, a vontade de um futuro social justo.

Como todos os mineiros franceses, os cevenóis, os grand-combianos foram galvanizados por esse clima psicológico criado pela "Batalha do Carvão", pela exaltação patriótica. Para os mineiros, ali estava a prova da superposição de *"novos tempos"*, nos quais a figura do Estado era a referência externa sucessora nessa ordenação temporal. A perspectiva no coração de todos era de que as mudanças iriam permitir a serena continuidade da comunidade fundada no trabalho, propiciando uma melhoria na qualidade de vida, graças aos estatutos e à organização sindical na luta por benefícios sociais.

Mal se imaginava, então, que junto com as reformas de estrutura econômica e social, duras condições de trabalho iriam subsistir, apesar da modernização da tecnologia de extração. De fato, a mecanização substituíra os homens em tarefas difíceis, mas aumentara a insalubridade. As penalidades do trabalho estenderam-se: a prorrogação da jornada, a dura disciplina somada a uma enorme fadiga, o aumento do número de doenças profissionais. Na narrativa dos mineiros, *"o descontentamento era geral"*, os desentendimentos políticos cresciam e muitos dos que haviam se filiado aos sindicatos pediam exoneração. Restavam pequenos gestos ainda individuais que traduziam toda uma decepção em face dessa "batalha" que estava ganha, mas para que e para quem? O contexto lhes era realmente muito ambíguo.

Ganha a batalha, o quadro político nacional modificou-se, com a queda de ministros comunistas e de membros da direção nacional das minas, o progresso social anunciado sofreu um retrocesso: a nacionalização e a previdência social foram postas em questão. A estrutura política montada era frágil e a máscara caiu, para desgosto dos heróis mineiros. *"O progresso prometido era uma emboscada"*, explica o sr. Letour (mineiro aposentado), as mudanças (conseqüências do plano Marshall na economia francesa) pareciam colocar o mundo tão idealizado ao inverso. Entre os mineiros pairava esse sentimento de terem sido *"passados para trás"*. A nacionalização que prometera *"as minas aos mineiros"* fora um devaneio. O fracasso das greves de 1947, 48 e 52 confirmou essa realidade, afundando os ideais corporativos. O clima geral era de desencantamento e os mineiros exprimiram esse ceticismo no absenteísmo, na desfiliação sindical, na recusa a engajarem seus filhos no mesmo caminho.

> Pra mim, a nacionalização fez a nossa ruína (sr. Sounier, mineiro aposentado).

Aos autores da história da Batalha do Carvão restou tornarem-se "heróis de um mito". As greves ao longo dos anos 50 foram inexoráveis, e o paradoxo maior residiu no fato de estas serem organizadas pelas centrais sindicais (como a CGT) e pelo Partido Comunista, também protagonistas dessa conjuntura de crise. A intenção era resgatar suas forças políticas, *"corrigir os erros cometidos"* durante a gestão da Batalha do Carvão. Mas a recessão no setor já se instalara com força: a concorrência com o carvão estrangeiro e a política francesa de integração ao mercado internacional produziam conseqüências nefastas para o setor tradicional do carvão. Todas as estratégias sindicais e partidárias não foram fortes o suficiente para barrar os impactos de decisões governamentais (aplicação do plano Schuman em 1951 e do plano Jeannerey em 1960): houve retração da venda do carvão (1952 a 1955) e regressão sistemática da produção (1960). A França, economicamente recuperada, queria se modernizar *autrement*, e partiu para um plano de fechamento sistemático de indústrias tradicionais, caso do setor carbonífero.

O fechamento dos primeiros poços de extração nos anos 60 foi inesperado para todos. Foi com muita dificuldade que os mineiros elaboraram os acontecimentos: a modernização do trabalho era de fato a "morte" da profissão, ela não era modernizada, mas simplesmente enterrada. Foi o início de uma outra ordem de problemas que afligiu a comunidade. Não era apenas o medo do desemprego, era todo o universo mineiro ameaçado de desaparecer.

A recessão instalou-se sem precedentes no setor carbonífero; como que por contágio, a crise alastrou-se por todos os domínios da vida cotidiana na vila mineira.

Ontem, *"no tempo da companhia"* e *"no tempo da nacionalização"*, a vida era ritmada pelo trabalho na mina; a história da vila e a da monoindústria do carvão se interpenetravam, os fluxos e refluxos da população eram diretamente proporcionais aos avanços e recuos dessa atividade econômica, era essa ordem industrial que orquestrava os diversos domínios das vidas pública e privada.

As últimas resistências contra a morte do lugar (a mina) e pela continuidade da prática que definia uma "civilização de mineiros" manifestaram-se nos anos 80. Esses movimentos reuniram uma expressiva população, artistas, políticos, intelectuais, todos sensibilizados pela opinião pública. Foram manifestações carregadas de gestos simbólicos: mineiros ocuparam os fundos dos últimos poços ameaçados de extinção e realizaram passeatas em Paris, uma estação de rádio e programas de TV foram criados pela CGT para difundir a luta pelo *"amor à profissão e ao país"*.

Mas, se o movimento social foi vitorioso pela forte consciência classista e regionalista, se a luta política dos mineiros foi escrita com letras douradas na história da resistência cevenol, tudo isso não atenuou as fumaças de um futuro hipotecado. Os números da produção regional, o êxodo da população, o empobrecimento desmentiram os lemas pichados nos muros de todas as cidades da região: "O carvão é o futuro do país".

A mina tornou-se "o último lugar da indústria", o carvão, "um combate ao retrocesso" (Lucas, 1985:146). Os mineiros, que haviam compreendido, ao longo dos anos de inserção nesse meio, que cabia a eles conquistar melhores condições de vida e de trabalho, lutar pelo "desenvolvimento", viam agora que, ironicamente, nessa alegoria de "progresso", vinham as próprias contradições da modernidade: superação das indústrias tradicionais, desemprego, disputa num mercado de trabalho discriminatório, seletivo, racista, que denuncia a exaltação de sentimentos xenófobos.

Na virada da década de 60, as promessas de reconversão industrial em Cévennes eram tema de primeira página nos jornais, enquanto poços de extração eram fechados um após o outro, prelúdio de um refluxo econômico irreversível que se instalava no setor.

Para La Grand-Combe, as mudanças econômicas trazidas pela nacionalização das minas não faziam mais que confirmar a fragilidade de uma estrutura cimentada na monoatividade extrativa. Em face das novas determinações irrevogáveis que desvitalizaram a região e a exemplo de outras vilas mineiras, La Grand-Combe viu sua principal indústria local atingir um estado de recessão fatal. A crise econômica produziu um contexto social alarmante. Os efeitos foram implacáveis para a população, a mutação profissional implicava migração, moradores partiram, portas e janelas foram fechadas, casas abandonadas, a cidade se esvaziou.

Nos anos 70, poços e torres de extração considerados dos mais modernos da Europa foram fechados e dinamitados. Ficou claro para os mineiros que nem mesmo a modernização do setor frearia o declínio. Nos anos 80, todos os sinais de atividade mineira subterrânea foram desativados, era o ponto de não-retorno. A mina desapareceu e com ela os espaços de referência identitária. Modificou-se toda a trama cotidiana de existência, o tecido urbano foi deslocado, o corpo social desintegrado: *"é o fim do mundo da mina"*, explicam os mineiros. É igualmente a desestruturação da comunidade de mineiros, porque *"a profissão não existe mais"*, a não ser nas disformidades que decretaram a morte da mina: os mineiros aposentados, o patrimônio mineiro, a memória do social.

A força dessa ruptura foi tão dramática que, no discurso dos mineiros, outro tempo é pensado como superposto *"aos tempos da mina"*. Estas famílias, que durante gerações viveram uma estabilidade de trajetória com contornos firmes, reordenam agora suas projeções a partir de concepções de um mundo às avessas, da improbabilidade, da crise e da recessão.

No presente, os grand-combianos identificam *"o tempo da crise"*, *"o tempo da recessão"*, o tempo depois do fechamento das minas. Na atualidade, esse corte desmedido da continuidade da comunidade de trabalho porta um impacto e sofrimentos: é todo um conjunto de tradições próprias que desaparece nos *"tempos letárgicos"*. É o trabalho que comanda, que define as trajetórias de vida, que enraíza os indivíduos. A força dos argumentos de uma informante vai ao encontro do que diz Weil (1949:31): "Que pode fazer o homem sem trabalho? O trabalho é a honra do homem e um homem sem honra é um homem sem alma". Como seus antepassados que vieram de cantos distantes, negavam a inércia da vida.

Mais do que um simples sintoma de tempos difíceis, o fechamento da mina significava a ameaça do esvaecimento da comunidade de trabalho. Uma descontinuidade com sabor de tragédia para os grand-combianos, que viam posta em xeque a organização social de uma vila fundada numa história econômica e profissional que havia produzido um grupo de identidade, uma comunidade de solidariedade. Tudo desaparecia como que por desencanto: o trabalho mineiro, as conquistas da categoria.

Se até esse período os grand-combianos contavam sua história e repensavam seu cotidiano a partir de signos externos fortes, determinantes das práticas sociais — a Companhia, o Estado, o Sindicato —, passaram a referir-se à insegurança do futuro consubstanciando um "não-lugar", um vazio deixado tanto pela crise da principal fonte de produção (a mina), quanto pela morte de uma tradição — a civilização de mineiros. Os velhos mineiros identificam aí a suspensão da trajetória coletiva da "família corporativa", a consciência de uma desordem temporal vivida com angústias e medos de um devir nebuloso, "desarmonias de um futuro sem visagem, por um repouso mal constituído", nos ensina Bachelard (1988), e que os faz sofrer.

Mesmo que esses tempos modernos tivessem sido desejados, a força da desordem em todo um modo de vida pôs em xeque os referenciais que indicavam a existência de um grupo de pertencimento.

Mas nem todos lamentavam os *"tempos de crise"*. Sobretudo para os jovens, as promessas de reconversão econômica pareciam sedutoras, pois viam nela a possível qualificação do trabalho. Por outro lado, importa perceber que era toda a sociedade que vivia uma nova era, de consumo de massa e de aspiração à ascensão profissional. Portanto, não é difícil supor que eles desejassem que esses tempos fossem portadores de diversificação no mercado de trabalho e de modernização no modo de vida. O paradoxo revela, na realidade, uma dinâmica social, este é um tempo desejado e construído.

Viver hoje consiste em condensar no passado esses tempos que colam suas referências ao universo da mina. Pela condensação temporal, a comunidade de trabalho local reatualiza o passado e vive o presente, quando essa referência ao trabalho se torna cada vez mais frouxa: a vila sinistra, a vila letárgica.

La Grand-Combe encolheu-se à função de cidade-dormitório, de lugar de aposentados. A casa, garantida por estatuto, aparecia para os aposentados como refúgio. Os velhos mineiros optaram por "dormir no país" onde encontraram o sustento material e emocional necessário para enfrentar um futuro de envelhecimento. Esses qualitativos revelam um remanejamento das funções dessa localidade em relação à região: núcleo importante por mais de um século, La Grand-Combe passa a desempenhar um papel periférico na divisão do mercado econômico regional. Os tempos eram bem outros:

> Os tempos heróicos dos *gueules noires* (mineiros) haviam passado, e ninguém se sentia mesmo constrangido de os fazer sofrer, interrompendo brutalmente a carreira dos mais velhos, atirando-os à rua com uma aposentadoria modesta, dizendo-lhes de certa forma como Dante à porta de seu inferno: "abandonem toda esperança" (Flechon, 1987, t. 2, p. 287).

Na representação dos mineiros, não é a apologia da profissão que é constante, ou mesmo idealizada para o futuro dos jovens; o que é lastimado é o esvaecimento do espaço social que imprimia existência à comunidade como fonte tradicional de trabalho.

A desindustrialização provocou uma recomposição social na população. Na tipologia sócio-profissional da França, La Grand-Combe aparece como "vila operária em declínio" e "zona de prioridade de assistência", efeito do número importante de chefes de família inativos. Graças ao subsídio do Estado, o poder local buscou fórmulas para contornar a situação de crise. Dois processos de salvamento foram desenvolvidos para estancar a hemorragia de habitantes da vila: um programa de reconversão econômica da região e, internamente, de reestruturação urbana.

Freqüentemente encontrei esse sentimento de "desonra" nos entrevistados, ligado tanto à negação da fisionomia da cidade quanto às mudanças sociais advindas da ruptura de um passado dinâmico.

> Nossa vila não é velha, somente os jovens, muitos partiram, os filhos dos aposentados se foram. A vila era importante, oh lá lá, como tinha mineiro... éramos quase 20 mil habitantes. Hoje mudou muito ("sr. Combetta", mineiro aposentado).

La Grand-Combe não é uma *"vila velha"*, prossegue ele, mas hoje *"é uma vila vazia"*, traço que lhe parece degradante, tanto quanto o é dimensionar as "ruínas" do mundo do carvão.

Os que optaram por ficar foram, em sua maioria, as famílias cujo chefe era aposentado e para as quais as vantagens concedidas pelo estatuto profissional permitiam continuar enraizadas no local: a vila ainda podia acolhê-los. O direito à assistência, diz um aposentado, *"é porque a gente deu a vida pela mina e muito se lutou pela categoria"*.

> La Grand-Combe vive hoje graças aos aposentados. Sem eles, ela não existiria mais. Nem os jovens ficariam, pois os que ainda estão aqui é porque estão seguros com a aposentadoria dos pais (sr. Sunier, mineiro aposentado).

Estranha transformação de uma vila, que passou a ter nos benefícios dos aposentados sua maior fonte de renda. O número expressivo de aposentados justifica-se pelo fato de constituírem uma "população protegida", aquela que graças ao estatuto do mineiro e à política de assistência do Estado previdenciário pôde permanecer na vila:

> Pra mim é confortável ficar em La Grand-Combe. Aqui tem uma assistência social mineira eficaz. É claro que nada disso nos foi dado de presente, hem. Isto tudo é resultado de muito trabalho na mina, mas estou contente de ter resistido 30 anos de fundo e hoje tenho uma aposentadoria que entra todos os meses, tenho algumas vantagens, médico, medicamento, tudo de graça. O que posso eu, hoje, querer de melhor? A calamidade hoje é os jovens que enfrentam (sr. Voldany, mineiro aposentado).

O declínio econômico impregnou lentamente os hábitos grand-combianos, concebendo, de um lado, uma geração que é em verdade a última de mineiros grand-combianos e, de outro, uma nova geração que cresce no *"tempo de crise"*, pagando os tributos de viver numa vila *"desencantada"*.

Muitos jovens partiram para grandes centros urbanos da região (Alès, Montpellier etc.) e do país (Paris, Lyon etc.) em busca de trabalho ou de estudo, pois em La Grand-Combe muitas escolas foram fechadas por falta de recursos e clientela. No âmbito nacional, a vila figura hoje como zona de grande fracasso escolar. Para os que ficaram, o mercado de trabalho é limitado. Excetuando-se a municipalidade, principal empregador, restaram poucas atividades comerciais, artesanais e serviços públicos. A maioria engrossou a lista de inativos. O desemprego transformou-se numa espécie de imagem que marca a vila, assim como outrora fora o pleno emprego.

Entre os que partiram, *"a maioria não volta nunca mais"*, sugere a sra. Lazaret, responsável pelo serviço municipal de assistência aos jovens inativos na vila, mas *"sempre há o que volta alguns meses ou anos após se defrontar com o fracasso escolar, a instabilidade de empregos"*, retornando à casa dos pais, espaço amortecedor do desemprego. Ficar é não correr riscos, é somar a proteção dos pais ao seguro-desemprego. *"Esta é a mentalidade daqui"*, responde a assistente social sobre o porquê de, não raro, se encontrarem adultos solteiros entre 25 e 35 anos, inativos, dependentes dos pais aposentados. Essa mentalidade pode indicar um "hábito à tutela"? Para os que ficaram, a mentalidade pode ser tanto *"resignação"* como estratégia *"do jeitinho"*. Permanecer na casa, na vila, aparece na maioria dos depoimentos como forma de garantir o conforto material e o moral necessários para enfrentar *"o tempo de crise"*. Entre justificativas que invocam *"uma questão de mentalidade"*, *"ser assistido"* aparece mais como uma "tradição" estruturadora do *habitus* de grupo do que como traço de passividade.

Igualmente determinadas pela situação de crise foram as modificações ocorridas no âmbito das moradias sob o jugo administrativo das Hulheiras. Com o êxodo maciço, La Grand-Combe conheceu uma espécie de encolhimento urbano. Desenhou-se uma nova repartição espacial, marcada pela tendência de concentração no centro e nos bairros próximos, cujas casas eram mais recentes ou haviam sido restauradas. Essa preferência pelo centro ou por bairros próximos do centro também não escondia a busca de aproximação a espaços que garantissem uma importante sociabilidade (a praça, a feira, a igreja, as ruas mais movimentadas etc.). Buscou-se evitar o isolamento, testemunha a sra. Lemoine (esposa de mineiro), que se mudou de uma vila-satélite para o centro de La Grand-Combe:

> No começo, quando ainda tinha muita gente, era bom. Depois, à medida que as pessoas foram embora, isso nos deprimiu e ficou triste viver a vida aqui só eu e meu velho. Antes, quando a mina existia, era tudo muito vivo. Ver tudo acabar nos tocou muito e eu comecei a refletir: todo mundo que eu conhecia, que tinha sido vizinho nosso, não tinha mais ninguém. Aí eu decidi, "é melhor mudarmos pra Grand-Combe". Pedimos para eles (as Hulheiras) um apartamento no centro e eles nos deram este.

Foi para evitar a sensação de viver num deserto de laços afetivos que este casal partiu do lugarejo onde nasceu e viveu. Preferiu aproximar-se do espaço onde seu grupo de referência atual — "os aposentados da mina" — se concentra e onde pode reconstituir redes de vizinhança, de amizade, para melhor conviver com seus anos de velhice. Permanecer na vila *"apesar da crise tem suas vantagens"*, sobretudo o fato de poder reencontrar, no seu mundo imaginário, o "reconforto psicológico" do lar, do grupo, do espaço social em que se reconhecem mais facilmente os papéis a serem desempenhados nos rituais de interação cotidiana. Apesar de ocuparem novos espaços de habitação, o fato de permanecerem na vila serviu para muitos como receptáculo das ligações sociais e afetivas das práticas e da visão de mundo ainda presas às relações que predominavam na vila mineira.

A mudança residencial, que perdurou de 1970 a 1990 (administrada pelo Serviço Imobiliário das Hulheiras), redimensionou as redes de vizinhança no território urbano, tanto para os que se mudaram para o novo bairro, quanto para os que conheceram novos vizinhos. Morador há mais de 50 anos de um bairro tradicional de mineiros (La Pise), o sr. Poincaré, ao referir-se à sua vizinhança, dizia: *"A metade partiu, a outra metade ficou"*. De sua sacada via casas vazias, outras habitadas e outras ainda sofrendo reparos. Justo em frente, o *"vale negro"* começava a sofrer as primeiras reformas previstas no projeto de renovação urbana. Para este interlocutor, a vida também estava dividida, metade na realidade, que absorvia as mudanças, metade nas lembranças afundadas no "tempo da mina":

> É verdade que eu conheço todos os cantos aqui, porque eu nasci e fui criado aqui, mas das pessoas que viviam aqui na época só ficou a metade; pessoas que eram próximas e que a gente tuteava. A metade foi embora. Agora nós, os antigos, a gente tuteia todo mundo, a gente tem esse hábito. Agora os novos eu tuteio também, mesmo que eles não gostem, *tant pis*. Eu tenho este costume aqui na *cité*, eu tenho familiaridade com este canto, por isso eu chamo todo mundo por "tu". Não vale a pena ter vivido aqui todos esses anos e ter que mudar os hábitos. Não é nada bonito aqui, o vale negro é mesmo feio... olha lá, não tem mais nada. Mas eu? Eu vejo os vagões cheios de carvão descendo, as máquinas a vapor, a torre puxando o carvão, o barulho do trem, eu escuto ainda as pessoas gritando "ei, pode mandá a próxima carga". Eu vejo as manobras dos vagões, dos trens... eu escuto todos os barulhos... Eu imagino todas estas pessoas trabalhando, como formigas. Hoje tá tudo deserto, tudo, mas na época da mina, tudo tinha muita vida.

Evocando esses testemunhos ainda fixos na vila de enraizamento, recosturando o ritmo da vida no *"tempo da mina"*, este mineiro exprime nostalgia. O presente? É *"metade"*, memória do passado.

Poucos julgam a mobilidade residencial interna um processo de desenraizamento. Apesar de ser mais uma determinação da situação de crise, não raro ela convergiu com aspirações pessoais e coletivas de melhoria de condições de habitação e localização da residência. Entretanto, para outros, como o mineiro Jannet, todo esse esforço empreendido pelo conforto material *"é tardio"*, porque em descompasso temporal com sua história familiar.

> Hoje estou nesta bela casa, muitos cômodos me foram dados porque as peças ao lado estavam abandonadas. Mas agora eu estou velho e sozinho, minha esposa faleceu, os filhos todos partiram.

A fragmentação da vida coletiva anterior foi experimentada em cada lar. Os valores agora desfigurados foram reconectados a partir de outros códigos e práticas: o estilo de vida tornou-se mais moderno. Nesse sentido, os depoimentos são carregados de contradições; ora o tom dos discursos revela sentimentos de pesar, *"é triste"* ver a vila e a comunidade de trabalho bater em retirada; ora ressoa o desejo de se integrar à era do consumo de massa (em termos gerais), mesmo que seja aí localizada a causa de um movimento visto como "estranho" à vila mineira — a tendência das pessoas de se recolherem à vida privada. É na construção nostálgica de um passado em que as redes sociais e afetivas se entrecruzavam mais facilmente que hoje os hábitos cotidianos aparecem inscritos numa ordem social que tende cada vez mais à privacidade dos indivíduos. Mas, como em toda França, os grand-combianos inserem-se num cosmo global e plural de acesso às novas tecnologias e confortos da modernidade: televisão, telefone, automóvel etc.

Assim, é vivendo essas complexas experimentações e tensões (um meio-caminho entre a família corporativa e o fechar-se em si mesmo) que os habitantes da vila *"letárgica"* reconstituem seu cotidiano, preenchendo o tempo com atividades domésticas, com lazeres individuais ou coletivos, com atos isolados ou de interação social. Sobretudo consagram, cada vez mais, boa parte do dia a consumir um "objeto fetiche" — a televisão. Sem sair de casa e vivendo numa cidade decadente, aderem ao consumo de um lazer que permite a inserção neste movimento de mundialização da cultura, de viver um tempo global.

Nesse contexto, suas representações destacam as relações de vizinhança como a forma de sociabilidade que mais sofre mudanças com o desmembramento da antiga comunidade de trabalho. Dizem se conhecer, mas não se freqüentam mais como no *"tempo da companhia"*. Hoje, os *"vizinhos se fecham na intimidade da sua casa"* e *"cada um vive sua vida"*:

> Penso que hoje as pessoas tentam manter distância, eu acredito que todo mundo está mais na sua casa. Eu eu também tô me fechando... (sr. Jannet, mineiro aposentado, viúvo).

Entre reconhecimentos e dilacerações, os velhos vizinhos novos vão repetindo que o espírito de solidariedade da *"comunidade se esfacelou"* junto com os espaços que vão sendo demolidos e onde eles tinham cimentado os códigos de reciprocidade e solidariedade. O reverso desse "desinvestimento" nas relações de vizinhança é o significativo refluxo na privacidade do lar:

> Hoje, as pessoas não fazem mais que ver televisão e as pessoas se tornam mais informadas do que acontece lá fora do que na própria cidade onde moram (sr. Palloit, mineiro aposentado).

Nas brumas dos novos tempos, a modernização aporta a imagem de degradação das relações de vizinhança, na sua qualidade e intensidade de outrora, e dos códigos culturais e dos valores de um grupo tradicional.

> Antes, à noite, sentava-se nas calçadas com os vizinhos, os homens conversavam e a gente fazia um bolo e ficávamos lá conversando. Hoje? É só tv, tv, tv... O modernismo nos matou, não se conta mais com o vizinho como antes, a gente às vezes só se diz bom dia, é tudo. (sra. Colin, viúva mineira).

"No tempo da companhia", as relações eram *"mais verdadeiras"*, *"havia mais amizade"*, hoje as relações de vizinhança *"não são mais as mesmas"*, este é o tom dado aos discursos, carregados de saudades. Em contraste, hoje as pessoas experimentam a sensação de viver um *"tempo letárgico"*. Metáfora que exprime também outro embaraço inevitá-

vel: o sentimento de envelhecer. Perceber a aproximação da própria morte cria um estado de espírito que perturba.

Hoje, encontra-se um grupo social marcado pelo desmoronamento de referências identitárias (o trabalho, a mina, a profissão) e, conjugando-se a isto a usura física dos mineiros que deram sua saúde ao trabalho, pode-se captar as determinações estruturais que afundam psicologicamente pessoas na depressão e na apatia:

> Há pessoas que vivem muito mal a recessão. A diminuição da população, a degradação do país, os jovens que se vão, não existem atividades, tudo isto os deprime. Os comerciantes também vivem mal, fica difícil manter as casas. Hoje está tudo muito difícil. A gente escuta os aposentados desanimados porque eles conheceram a vila com mais animação. Mas é verdade também que não é só psicológica esta questão: existe também o lado físico, e percebe-se a respiração difícil dos mineiros com silicose. A gente pode ouvir a respiração de longe e, é claro, isto pesa. Mas isto também não se pode generalizar, tem pessoas que têm um ar feliz, que jogam *pétanque*, que parecem bem" (sr. Elly, professor primário).

Na vila deserdada, nesta *"vila de velhos"*, onde a celebração de enterros é para o padre local *"a atividade mais freqüente do sacerdócio junto à da missa"*, o luto é comum. Mas a comunidade não afunda com este contexto de tristeza. O luto assegura justamente a continuidade da vida. Ele acaba respondendo à obsessão de continuar: reinventa-se o mundo.

Quaisquer que sejam as mudanças advindas, observa-se que, dialeticamente, as relações de vizinhança têm ainda sua atração e as pessoas ainda inscrevem aí sua sociabilidade. Ou em seus discursos ou em suas práticas, os velhos grand-combianos acabam revelando os investimentos feitos para reencontrar na vizinhança uma rede de relações sociais. Suas redes são apenas mais múltiplas e complexas e nem sempre lhes é lúcido conceber novas dinâmicas de interação, recodificações marcadas por novas disposições sociais. É o pertencimento local que muda de forma.

Na mesma lógica colocam-se as relações familiares. *"A vida familiar é uma vida comum"*, expressa um aposentado. Ela tanto permanece a base fundamental da sociedade quanto conhece transformações consideráveis, que dão conta de novas realidades, condições de vida problemáticas, formas de sociabilidade, redefinições de papéis, novas formas de viver em família. La Grand-Combe, como alhures, conhece o aumento do número de lares monoparentais, a fragilidade das uniões, o aumento da taxa de divórcios, a concubinagem, a baixa de natalidade, a presença da mulher no mercado de trabalho. Experimentam-se novas alternativas de constituir família, novas atitudes a respeito da sexualidade (contracepção, planejamento familiar, aborto etc.).[16]

É o conjunto de regras matrimoniais que se encontra renovado, dando lugar às exigências do "indivíduo", ao "narcisismo contemporâneo" (Segalen, 1981:163). Viver como casal, viver livremente a sexualidade não significa mais necessariamente fundar uma família nos moldes antigos. Entre olhares de aceitação e olhares críticos, em relatos como *"minha filha vive em concubinagem, hoje cada um é livre"*, ou *"na minha época, não tinha isto de se juntar"*, os velhos grand-combianos vão delineando seus mundos familiares assim diversos. Ora, as conquistas de movimentos — dos quais o "maio de 68" tornou-se símbolo — informam e formam novos valores. Os filhos da última geração de mineiros não vivem apenas uma crise, eles aderem igualmente à liberação da expressão social e sexual.

Relações familiares, de parentes, de vizinhança, de sociabilidade, de amizade, de práticas sociais são reencontradas, reatualizadas. Nesses cenários, dia a dia rotinas são reconstruídas como respostas históricas de problemas também históricos. A memória espelha referências culturais do passado e é possível recompor um tempo coletivo e reconhecer-se neste jogo de eterna reinvenção de "práticas de interações" (Goffman, 1974:42).

Entretanto, se a população de antigo enraizamento encontra mais facilmente, no tempo de viver a aposentadoria da mina, novas referências identitárias, mais complexa é a relação com os grupos norte-africanos. As novas repartições residenciais não mascaram conflitos étnicos e sentimentos racistas crescentes.

Concentrados em conjuntos habitacionais construídos na periferia,[17] os *"trabalhadores-hóspedes"* optam por ficar no país de nasci-

[16] Seria equivocado definir a forma preponderante de família como no *"tempo da companhia"*. Hoje, assinala Fortin (1987:58-66), importa pensar separadamente casal e família: "Não se ousa mais falar de família como um todo, estamos obrigados a dar conta dos indivíduos que a compõem".

[17] A partir dos anos 60, é em toda a França que o governo desenvolve um programa de moradia popular de baixo custo — o HLM.

mento de seus filhos (os *beurs*), que são igualmente franceses, duvidando dos reais efeitos de programas de retorno ao país de origem, estabelecidos pelo governo. A saga dessas famílias imigrantes (vindas da periferia) é a de serem mantidas à margem, mas em um território onde acabam por ancorar seus parâmetros culturais, apesar da ilegitimidade conferida pela população maior a este enraizamento. A despeito da segregação vivida (e dos conflitos intertribais de culturas milenares),[18] esses imigrantes acabam construindo uma história local que lhes permita "repousar" na periferia.

Tais grupos étnicos são os que mais sofrem de empobrecimento *"nos tempos de crise"*. É justamente em suas comunidades, de famílias em geral numerosas, que se encontra o maior número de jovens desempregados. Poucos, entre os *beurs*, arriscam partir. Marcados por estigmas (atraso escolar, origem étnica), formam o grupo pior colocado na sociedade produtiva.

Para o mineiro Rosat, francês, o racismo é recente. Ao contrário do passado, hoje *"o traço de união que nos ligava não existe mais: era o trabalho que nos unia. No fundo da mina"*, repete, *"nunca houve racismo"*.

Os conflitos e críticas mais visíveis de discriminação por parte da população mais antiga visam, em sua maioria, aos *beurs*. *"Eles não querem trabalhar como seus pais"*, este é o veredicto habitual, e toda forma de delinqüência recai em suas costas. A xenofobia latente de ontem se exacerba hoje.[19]

O "trabalho" de "durar"

A ruptura vivida não engendra apenas um "ontem", mas também um "devir". Hoje, o lugar (*"le pays"*) não deu ainda sua última palavra. Apesar de a população ter diminuído em mais de 50%, os grand-combianos ainda estão lá e reestabelecem, sem cessar, um *modus*

[18] Trata-se de tensões entre grupos étnicos: turcos, cabilas, marroquinos, argelinos etc. Mas, em La Grand-Combe, os argelinos são de longe a maior comunidade imigrante.

[19] No momento do trabalho de campo, vários projetos sociais, organizados tanto pela sociedade civil (municipalidade e governo) quanto pela religiosa (igrejas Protestante e Católica), desenvolviam ações de assistência e integração dos jovens *beurs* na sociedade maior. Também as próprias comunidades étnicas procuram se organizar em associações que visam a assistir seus membros, sobretudo os jovens.

vivendi. Nesse contexto, a memória social dos habitantes lhes permite reencontrar e reatualizar os traços e laços comuns, referências de um sistema significante que os reinscreve nos lugares que "falam" de uma vila outrora mineira.

Os velhos grand-combianos reordenam o tempo, retrabalham na descontinuidade uma duração. Essa continuidade é construída, pensada, projetada. E tendo em conta uma situação de vida financeira e materialmente confortável, pode-se compreender por que o ritmo da vida dos antigos mineiros de La Grand-Combe exalta práticas de sociabilidade para preencherem o tempo livre (tempo do não-trabalho). As associações, sem fins lucrativos,[20] constituem instrumentos-chave de promoção da interação social e adquirem um peso significativo no cotidiano dessas pessoas.

Não se pode deixar de observar que, para os aposentados da mina, o aconchego do lar, a privacidade vão-se revelando uma maneira importante de viver uma sociabilidade de caráter mais intimista e familiar, mas o isolamento doméstico não raro produz sentimentos de solidão tais que as referências de senso da privacidade parecem embaralhadas, estranhas. O gosto amargo do vazio, *"o medo do desânimo"* e *"angústia"* são argumentos para justificar sua inscrição em associações e na prática de lazeres diversos.

Destituídos de antigas referências, sobretudo espaciais, e frente às lacunas da família e da vizinhança, a vida social dos grand-combianos se nutre de formas associativas, em que os órgãos beneficentes desempenham papel primordial. Os diferentes grupos que se formam em torno de práticas gregárias e lazeres de massa marcam os estilos de sociabilidade na vila. Ante a desfiguração da unidade tradicional de inserção coletiva e apesar de *handicaps* de toda ordem, apesar do "luto" permanente, a comunidade de trabalho se mobiliza em busca de uma "salvação", negando por assim dizer a "trivialidade de uma condição social" que lhes infligiu a história (Lucas, 1985).

Dispondo de tempo livre excedente, os velhos moradores vão preenchendo de significações um tempo que aparenta ser vazio. O la-

[20] Funcionando segundo a lei de 1901, as associações são beneficentes, sem direito a benefícios, filiadas a uma federação regional. Os membros pagam cotas e recebem carteira de sócios, podendo beneficiar-se das atividades organizadas; são submetidos às regras de funcionamento e de comportamento da associação. A maior fonte de sustento destas, além das subvenções, é a renda de jogos de bingo e loto, que crescem na preferência do público de idade.

zer lhes permite transpor a esfera da ociosidade para participar de temas gerais do universo da produção cultural. As associações, por exemplo, não param de crescer no local, assegurando tempos e espaços para práticas de sociabilidade e de lazer, nas quais os grand-combianos podem costurar diferentes redes, que recompõem o tecido urbano, reordenando o lugar dos personagens sociais em cena e permitindo o sentimento de pertencimento local. Rituais de interação no espaço público reagrupam as pessoas por interesses comuns, ainda que às vezes invisíveis: a vida associativa é um atalho que permite restabelecer as relações de amizade, de afinidade e de reciprocidade.

Os lazeres podem ser tanto práticas livres e espontâneas como práticas mais formais, organizadas. A rotina é o tempo de jogar *pétanque* (bocha), loto, bingo, de comprar um jornal, de um bate-papo informal na praça, do passeio, de ir à feira, de assistir às transmissões da televisão, das festas improvisadas ou marcadas pelo calendário, dos jogos gregários, das atividades recreativas animadas pelas associações ou pela prefeitura. Esses instantes ganham significação e eficácia na *mise-en-scène* da vida cotidiana: as pessoas se reconhecem. Já as associações assumem diversas finalidades, com regras estabelecidas. Sob a forma de sociedades esportivas ou culturais, estão sujeitas à definição jurídica e a um regimento interno, sobrevivem com cotizações regulares, possuem estrutura de diretoria.[21]

Entre os espaços de sociabilidade pública mais concorridos, o jogo de *pétanque* (bocha), os cafés e a feira nas quartas e sábados aparecem na tribuna de honra.

As práticas esportivas são muitas, umas espontâneas, outras exigindo maior organização. Entre todas as práticas, a *pétanque* é vista como a que reúne maior número de adeptos, momento privilegiado de encontro dos "amigos da *pétanque*". Jogo preferido do público masculino, atrai menos pelo espírito de competição do que pelo prazer da reunião, do ver e ser visto. Ora espectador, ora atleta, o público discute, troca idéias, olha, toma posição, critica, forma grupos de cumplicidade. O evento compõe um instante forte e é mesmo difícil ima-

[21] Em sua maioria elas reagrupam pessoas motivadas por uma prática (colecionar selos), por um interesse político-cultural (pais e mestres), por um evento ritual ou tradicional (caçar, pescar, tourear), por um esporte ou diversão (esportes em geral, dança, teatro). Elas podem ter também o objetivo de aglutinar um público com características comuns, para redinamizá-lo em torno de práticas de sociabilidade diversas (clubes de terceira idade).

ginar La Grand-Combe sem vir à mente esses pequenos grupos que se formam todos os dias em torno desses objetos quase sagrados, quando somente uma tempestade é capaz de dispersá-los. O tempo de jogar *pétanque* lhes permite construir um cenário onde são forjados sentimentos de identidade e de pertencimento.

Outra área privilegiada de reencontros, sobretudo para os aposentados da mina, são os cafés, pelo menos os que restaram. Alguns entrevistados dizem freqüentá-los ainda regularmente, mas não como no passado: "*Na saída da mina, a parada no café era obrigatória* (ri)" (sr. Paudras, mineiro aposentado). Os cafés hoje estão fechados ou mais vazios, mas permanecem locais de uma forte sociabilidade masculina. Os aposentados sabem que os cafés são ainda lugar de acolhimento, onde podem "esquecer" as tristezas e preencher de atos e pensamentos lúdicos as longas tardes da aposentadoria, assim como ativar a memória coletiva e eternizar o passado. Alguns cafés tornam-se sede de uma associação composta em torno de uma motivação: esqui, tourada, jogo de damas, corridas de bicicleta, passeios nas montanhas, excursões turísticas etc.

O momento mais privilegiado que parece reunir toda a população — velhos, jovens, crianças, homens e mulheres — é a feira livre nas quartas e sábados. Suporte de um ritual de interação, terreno de intersecção de alteridades (étnicas, geracionais, sociais etc.), a feira agencia laços sociais, entrecruza redes e permite reencontros semanais de velhos vizinhos, parentes e amigos. Aparece como o espaço fundamental no imaginário dos habitantes que podem neste "tempo" viver uma unidade, ativar lembranças do passado e transmitir novidades. Sem diminuir sua função de fornecedora de produtos alimentícios frescos, ir à feira é ir ao centro, é dividir um momento de intenso convívio. Na vila, onde nenhuma estação de rádio sobreviveu ao cataclismo econômico, ir à feira é também informar e ser informado: é a *"rádio Bouzac"*, como jocosamente a população apelida os falatórios e mexericos que correm na feira.

Muitas associações hoje existentes foram criadas "*no tempo da companhia*" e incorporam a própria história da vila mineira. Testemunhas do passado, asseguram uma espécie de continuidade do coletivo local. Mantêm-se práticas culturais de um país de tradição: a banda municipal (Harmonie Municipale), o grupo de danças folclóricas (Les Joyeux Mineurs), a associação de belas-artes e literatura (Essor Cévenol), o clube de ciclismo (Vélo-club Cévenol), o estádio de futebol (Sainte-Barbe) etc.

A banda municipal foi fundada pela companhia com o nome de Harmonie de la Compagnie des Mines de La Grand-Combe. Ameaçada de desaparecer, a municipalidade a absorveu como departamento de música e cultura. Os músicos são voluntários e a maioria segue uma tradição familiar de participar da banda. Considerada a herdeira legítima da vida cultural, ela permite trabalhar a memória da vila e ao mesmo tempo reatualizar, como associação pública, os interesses culturais.

> Ainda hoje as pessoas se enganam e dizem "Ah, a Harmonia da Mina", porque digamos que a gente vá tocar noutra cidade, pra representar a cidade. Aí não tem jeito, sempre nos apresentam como a Orquestra das Minas de La Grand-Combe, sem querer, né. As pessoas não conseguem ainda se acostumar de outro jeito, acho que por muito tempo ainda vão dizer que nós somos os músicos da mina (diretor da Associação).

No presente, essa orquestra é o grupo cultural mais solicitado, tocando em diversos eventos e representando as bandeiras da vila em festivais regionais. Em cada ocasião, de forma singular, ela empresta referências de uma continuidade da história coletiva dos grand-combianos. Outrossim, o convívio que ela cria em torno dos ensaios, viagens, apresentações, atividades festivas garante um "espaço familiar" aos participantes e simpatizantes:

> Os músicos, enquanto podem ainda dar um sopro, não largam a orquestra. Depois a gente ensina as crianças, tem muitos jovens, é este ambiente que os atrai. Não é só pela música, eles aqui encontram os colegas, se distraem, a gente organiza passeios, festas, tocamos em várias solenidades e sempre tem um grupo grande que nos acompanha (diretor de orquestra).

Vista como patrimônio da cidade, a orquestra municipal pertence ao local, unindo o campo das práticas atuais às tradições. Da mesma forma, a associação de danças folclóricas Les Joyeux Mineurs era subsidiada pela companhia; ali, filhos de mineiros e aprendizes eram iniciados em danças folclóricas. Hoje esta sociedade de farândolas persiste como associação beneficente, dispondo de uma sede onde meninas e moças aprendem danças típicas. As dançarinas sempre iniciam suas apresentações com uma coreografia que homenageia o passado da vila mineira: *"a dança do trabalho"*. Imitando gestos dos mineiros e vestidos de macacões e capacete, esta dança e este grupo são considerados um "cartão-postal" da cidade, apresentando-se em festivais regionais e mesmo internacionais. Como diz o presidente de honra, sr. Lart:

> A gente luta para manter uma coisa típica daqui...

Vários aposentados e os pais das moças e meninas se mobilizam em torno dessa associação artística, promovendo espetáculos, excursões e, da mesma forma que as outras associações, buscando, com esse interesse comum, alimentar uma atividade que os *"faça crescer"* e fomente momentos de reunião cultural e lúdica.

O clube Essor Cévenol nutre a vida literária e artística na cidade. Como as associações precedentes, é herdeiro de iniciativas nascidas em outra época. Seu fundador foi o criador do brasão da vila, e seus responsáveis almejam dar seguimento ao estímulo da produção literária e plástica na pequena vila. Como os outros, este grupo se considera uma instância local que possui legitimidade e a responsabilidade de defender a cultura grand-combiana. Cultura com "C" maiúsculo, porque, segundo seu presidente, é esta associação a *"mais erudita da cidade"* e responsável pela *liberação das potencialidades culturais e artísticas locais".*

> É com muito prazer que um grupo de artistas e intelectuais se mobiliza a divulgar nossa arte e literatura. Lutamos contra a mediocridade que nos ameaça. Ensinamos a carreira artística às crianças, somos todos voluntários. Temos um papel fundamental de desalienar e criar o desejo de fazer alguma coisa pelo futuro de La Grand-Combe, talvez assim se crie um laço entre a vila e o indivíduo para os jovens que hoje não vêem isto tão fácil (presidente do Essor Cévenol).

Esta associação reivindica uma missão importante em face da situação atual da vila, garantindo um espaço de prática cultural e de desenvolvimento do gosto artístico. Organiza exposições, concursos de desenho etc. Não é surpreendente constatar, ouvindo o longo discurso do presidente, que esse clube se coloca como microcosmo dos detentores do capital cultural e social que busca a legitimidade do reconhecimento e prestígio. Pertencer a este grupo é uma via aberta a uma estratégia de ascensão social que supõe a aprendizagem de uma sociabilidade mais elitista.

Apesar das descontinuidades produzidas pela reviravolta em sua história, o clube Stade de Football Sainte-Barbe é a associação esportiva mais antiga da cidade. Criada pela companhia, que queria que suas divisas fossem difundidas também pelo esporte (como no caso da orquestra), apenas recentemente essa entidade passou a ser de responsabilidade pública.

> Naquela época era uma honra jogar ou ver um filho participar do time que representava a companhia. Com isso tinha-se vantagens *in natura* e prestígio. Hoje, as dificuldades da vila em recessão são um entrave ao sustento da equipe. O estádio ia mesmo tombar, quando resolvemos fazer uma associação de amigos que administra, com alguma subvenção do município, este clube (sr. Pointes, mineiro aposentado).

O universo futebolístico converge com os interesses de diversos grupos: esportistas, jovens da cidade ou da região que são voluntários para jogar, "*apaixonados por futebol*" que se mobilizam como torcida ou como organizadores de eventos esportistas ou de promoções para arrecadar alguma renda (almoços, sorteios etc.) e políticos do local e da região que tentam também participar da diretoria etc.

A diretoria deste clube recebe, porém, críticas acirradas dos membros da comunidade argelina e cabila, por contratarem sobretudo jovens "brancos e europeus" (alunos de uma grande escola de engenharia de minas da cidade vizinha de Alès, por exemplo) e discriminarem os jovens de outras comunidades étnicas que vivem no local. Nesse clima de hostilidade, os velhos argelinos reagiram e criaram um time de futebol representando as divisas de uma vila-satélite. A iniciativa obtém sucesso, os jovens filhos de argelinos em poucos anos ganham posição de destaque nos campeonatos regionais. Nos anos de meu convívio na vila, a situação passava por mudanças. Com a eleição de uma nova diretoria, o "*estádio Sainte-Barbe estava disposto a ganhar uma estrutura mais democrática*", assegurava um associado.

Outras associações nasceram no "*tempo da recessão*", fruto da vontade de dinamizar a vila com atividades culturais, assistenciais, de lazer. É para "*animar a vila*" que, por sua vez, a municipalidade estimula com subvenções a multiplicação das associações. As mais representativas são aquelas voltadas para a terceira idade. Cabe também citar as associações de caráter político, com peso sobretudo para os aposentados que mantêm, com a participação em associações de velhos trabalhadores aposentados, um elo com a vida de lutas e resistências operárias do passado. É um lugar de unidade também para se organizarem agora a fim de garantir direitos dos mineiros aposentados. Outras associações ainda voltam-se para a população mais jovem. A ociosidade dos jovens preocupa a sociedade, que busca fórmulas de organização para incitá-los a se inserir em práticas sociais entendidas como positivas. As práticas esportivas são as mais incentivadas, a fim de cultivar entre os jovens o gosto pela competitividade e pela conquista, valores importantes dos novos tempos.

As associações emprestam uma outra imagem à vila. Num crescendo vertiginoso, os clubes de terceira idade surgiram entre os anos 70-80 e reúnem hoje grande número de membros. Como conta o sr. Peyric, membro do clube Âge d'Or:

> O número de aposentados crescia, e mesmo aos 40 ou 45 anos de idade, os mineiros eram obrigados a aceitar a aposentadoria técnica. E aí, o que fazer? Alguns eram idosos, outros ainda jovens, mas todos sem nada para fazer. Aí pensamos em fazer uma associação que organizasse corais, festas. Daí nasceu este clube que é o maior daqui.

Ao contrário das associações do centro de La Grand-Combe, as da periferia têm uma clientela predominantemente feminina. Mulheres, em geral entre 50 e 80 anos, reúnem-se diariamente em pequenas sedes subvencionadas pela prefeitura para ler, jogar cartas, tricotar, bordar, mas principalmente... conversar. Homens, em geral aposentados, também são associados, mas não participam das atividades diárias, preferem passear em pequenos grupos, jogar *pétanque*, freqüentar um café ou as "casas de aposentados",[22] ou ficar em casa.

A sra. Orin, que foi a principal incentivadora da fundação de um clube de terceira idade na periferia, conta que a idéia nasceu do desejo de criar ocupações para as mulheres sozinhas, muitas viúvas, que "*estavam entediadas, deprimidas*" e que, à parte a televisão, "*não tinham nada para fazer de suas longas e tristes tardes*". Animadas pela eficácia da associação, elas se distraem entre excursões, peregrinações, almoços coletivos, festas com dança. Equipes de visitas a doentes ou idosos que não participam do clube são também ativadas, são as novas práticas de vizinhança.

[22] Pequenos salões de lazer cedidos pela prefeitura para a reunião cotidiana de aposentados.

Associando-se ao clube, explica a presidenta de um deles, "*a gente reencontra o moral, um bom ambiente e amigas. Agora não me sinto mais tão só, entende?*" Ligar-se a associações é constituir e estreitar laços de relações solidárias e afetivas.

Conhecer as festas em La Grand-Combe é outra leitura importante da vontade de "durar", de ver e sentir-se no social. As diversas festas, públicas ou privadas, possibilitam também marcar um tempo cambiante que provê de momentos "extraordinários" o cotidiano, que permite transfigurar a rotina. As festas familiares, casamentos, aniversários, batizados, festas religiosas, festas populares, festas políticas, todas possibilitam viver um momento especial de destaque de valores.

No passado, as principais festas estavam ligadas ao mundo do carvão. Hoje, só fragmentos são recolados em uma atualidade marcada por eventos que misturam passado e presente, porque, de um lado, suas significações perduram no curso da história e, por outro, reatualizam os signos e valores de identidade coletiva, novas combinações sociais e simbólicas sobre o "inventário das possibilidades (Villadary, 1968:189-90).

Elas são de natureza diversa, festas cíclicas (Carnaval, Páscoa, Natal), festas votivas, festa de conscritos, festas de feiras de diversão etc. Algumas, como Finados, denunciam por sua recorrência e importância que, na vila, a morte ameaça superar a vida, conforme desabafa o padre local:

> Aqui a festa que tem mais movimento é nos Finados. De fato são as sepulturas hoje que fazem os jovens voltarem para um enterro, para ver a cripta de um parente. Pois é, são as sepulturas aqui que fazem o evento. A festa mais concorrida sempre foi a Santa Bárbara, mas agora acho que é a festa dos mortos.

A cada enterro, que simboliza um pouco a morte da vila, os participantes testemunham os laços de sangue e de afinidades que unem os vivos, as famílias, à vila.

Entre as festas coletivas do passado que permanecem importante tempo de comunhão, que falam de um "nós" local, estão a de Santa Bárbara e a de Nossa Senhora do Laval. São as que com mais força assumem importância na memória coletiva do grupo. Ambas tornaram-se ritos de tradição do *país mineiro*, banhadas em uma atmosfera religiosa e impregnadas do contexto de pertencimento à comunidade católica. Hoje, somente a festa de Santa Bárbara tem sua comemoração assegurada anualmente, organizada por uma coordenadoria municipal.[23]

Tratar dessas formas associativas é dimensionar um modo de recomposição da organização social da comunidade, de reconsideração do sentimento de localidade, do tempo da coletividade, da história do grupo, o que pode ser resumido nas palavras "identidade social".

É vivendo essa dialética da continuidade e da descontinuidade de tempos superpostos que se pode finalmente reinventar o cotidiano, reelaborar a identidade e reconstruir solidariedades e cumplicidades, valores da memória coletiva que engendram a duração da comunidade de trabalho, onde "a organização da memória é paralela a essa organização da duração presente" (Bachelard, 1988:50-1). Nestes jogos de interação, o passado lembrado é trabalho, dinamiza o presente, engendra o futuro.

Conclusão

Na investigação da cotidianidade deste grupo, percebe-se que, quaisquer que sejam as representações em torno da família, do grupo, da cidade, das relações sociais, a referência permanece sendo sempre o trabalho na mina. O nascimento, a existência e o desaparecimento dessa atividade fornecem elementos para o conhecimento das referências identitárias do grupo.

Aproximando as experiências coletivas das trajetórias individuais e situando-as na diversidade dos domínios da atividade social, procurei entender o mundo das relações postas em prática nos diferentes tempos vividos pela comunidade de trabalho, segundo a ordem temporal de continuidade/descontinuidade, que constitui, para esta comunidade, os momentos significativos de ruptura e de duração.

Hoje, emaranhados em suas próprias diferenças e pluralidades, os velhos habitantes exprimem a ruptura do tempo coletivo da comunidade de solidariedade e falam da dificuldade de solidificar, em bases reais, os valores de referência da identidade. É essa antiga facilidade de construir a unidade em torno de uma referência englobante que

[23] Analiso detalhes dessa festa no artigo "Passado e presente de devoção na padroeira dos mineiros de carvão. Estudo da Festa de Santa Bárbara no Brasil e na França", em Teixeira & Oro, 1992:55-77.

não é mais possível: a sensação é uma "desordem" de sentidos. A tendência à grande privacidade, aliás, vem de uma opção por proteção contra um mundo também estranho.

Viver a cidade hoje é um ato de arrumar, encadear e encaixar os diversos tempos e as diversas estruturas espaciais da história do grupo. Seus integrantes não querem mais ser uma vila mineira, mas reconstituí-la na memória. Querem permanecer, viver aí uma vila atual, moderna, e isso sem ter que obrigatoriamente lutar contra o passado. No espaço transfigurado, pedaços do passado tornam-se patrimônio cultural (maneira "moderna" de reatualizar o passado?); na monumentalidade, petrifica-se a memória do social. O que querem é que o trabalho de mineiro dure, mas se ele não puder permanecer na estrutura econômica atual, o *savoir-faire* torna-se ato de culto. Criam-se santuários (museus) onde se possa reconstituir a família corporativa e render-lhe homenagem.

Os velhos ordenam suas referências identitárias a partir de sua relação atual com a vila. E isso diz respeito também aos jovens, que são os herdeiros desse desejo de modernização aspirado por seus pais. Eles não se sentem necessariamente os "órfãos da mina", mas devem dar conta, simultaneamente, de viver um tempo de crise nessa vila e ser envolvidos por referências identitárias mais globais.

As transformações que ocorreram no modo de vida da comunidade, abruptamente confrontada com uma ferida profunda, marcam toda a vida social, econômica, cultural e política. As representações dos entrevistados revelam um sentimento ambíguo em relação a essa cadeia de modernizações sucessivas, legitimadas na noção de progresso. As referências identitárias da comunidade de trabalho foram também desordenadas por este tempo de instabilidade. É a grande família grand-combiana que explode, e sua imagem com ela. Paradoxalmente, a mesma modernização que os mineiros desejaram esfacela seus projetos de continuidade.

Estranha época de progresso, prenhe do declínio do ouro negro, do fim da vila mineira, da explosão da comunidade de trabalho, da reconversão ou aposentadoria de toda uma população ativa, do desemprego dos jovens ou de sua busca forçada de novos campos de trabalho. Tudo isso foi causa de desencantamentos, desesperanças e exaltação de sentimentos xenófobos.

Os tempos de crise não são vazios de significação. Apesar das rupturas, a comunidade vai se esforçando para se reestruturar. Uma perspectiva em que a memória coletiva aparece como referência essencial para a reconstrução da identidade do grupo, que repensa seus valores e reorganiza seus projetos e aspirações. Conscientemente ou não, os grand-combianos retomam um ritmo cotidiano outro, reatualizam sua vida familiar, recosturam redes sociais diversas.

Mesmo sem referências reais, os grand-combianos pensam um tempo vivido reordenado a partir de ritmos jamais ausentes, porque, se muito mudou, as pessoas estão ainda lá. Velhos e jovens ficaram, enraizados, e reapropriam-se de lugares sociais onde possam ordenar o tempo com novos ritmos de correspondências temporais: tempos pessoais, tempos do mundo. A vida cotidiana dos aposentados da mina, dimensão fundamental para compreender o universo simbólico deste grupo, desenvolve-se hoje sobretudo com práticas informais, lúdicas, que traduzem maneiras de pensar e de exprimir suas condições de existência, marcadas pela inatividade (de produção de capital); preenche-se um tempo livre excedente. Apesar da profunda hemorragia demográfica, a coletividade quer ainda exprimir sua coesão. Constantemente, nos lugares de sociabilidade, nega-se a volatização do tempo, reencontram-se as pessoas e reconstituem-se maneiras de ser coletivas. Nesses ambientes, os grand-combianos vão bordando, no presente, as linhas do passado e nesses tecidos de sentido reatualizam seus valores.

Então, eles podem viver (ou reviver) o presente mais plenamente, e a construção e a sensação de continuidade são possíveis. Ao mesmo tempo, a plenitude é conquistada pela liberdade de gerar cada um sua vida. Mas, igualmente, é uma liberdade eficaz para construir um tempo coletivo solidário: pertencer a um grupo. É aos cidadãos grand-combianos que cabe hoje a responsabilidade de se organizarem, de se mobilizarem por eles mesmos, mas também pelo grupo e pela vila. Não há engano em dizer que os grand-combianos querem hoje tanto viver um presente construído quanto inventar um futuro inscrito em uma ordem de significações.

Dessa maneira, se a vida é uma sucessão de rupturas, de desestruturações (princípios da modernização), é na memória que estão os significados de uma história vivida, e é graças a ela que a comunidade pode manter uma noção de continuidade contra a imagem da morte, isto é, da pluralidade e da dissociação. Os aposentados da mina refazem todos os dias suas vidas como mineiros. E isto é laborioso, doloroso: eles estão refazendo uma estrutura temporal. Isto porque a estrutura espacial constitutiva da comunidade de trabalho (o mundo da mina) é transformada para dar conta de uma nova sobreposição temporal. Enterradas as referências espaciais, as referências identitárias podem ser coladas no tempo das sociabilidades, das festas, do lazer ou da intimidade. Eles fazem dos tempos da vida social o espaço cotidiano de pertencimento, joga-se *pétanque*, por exemplo.

Pela memória, reencontram cotidianamente um sentido para a vida. A memória tem esse poder de reprodução do passado e de transformação do presente, um pouco espelho do passado, um pouco idealização de um devir coletivo. Porque se eles perderam espaços-referências da identidade, é no tempo que encontram um depositório-repouso para suas memórias, quando podem devanear em tempos imaginários, retrospectivos ou anunciadores.

Não se fala com otimismo do futuro, mas este é incessantemente construído, e se não é definido claramente, é desejado sem cessar, trabalhado nos interstícios das práticas e reflexões temporais, neste perpétuo esforço de durar.

Assim, mesmo que uma nova cidade seja construída, ela o será sobre as ruínas da vila mineira. Ela é esta testemunha eterna lembrando que não importa o que venha a ser o futuro construído, os homens ali estarão e, em alguma medida, terão sempre que dar conta de que, outrora, a vila fora mineira. Essa reatualização dá-se na representação de outro ritmo cotidiano vivido. Ritmos temporais que lhes são dialeticamente estranhos e familiares, conflitantes e desejados, que põem em evidência embates de forças conservadoras e forças transformadoras, mas que destacam ainda essa força de combinar ritmos para construir um tempo que lhes assegure, numa temporalidade cíclica, a duração social.

Referências bibliográficas

Bachelard, G. *A dialética da duração*. São Paulo, Ática, 1988.

Balandier, G. *Les anthropo-logiques dans la modernité.* [1974]. Paris, LGF, 1985.

Bataille, Georges. *O erotismo.* 2 ed. Porto Alegre, LPM, 1987.

Bosi, E. *Memória e sociedade. Lembranças de velhos.* São Paulo, Queiroz e Edusp, 1987.

Bourdieu, P. *Esquisse d'une théorie de la pratique.* Genève-Paris, Droz, 1972.

———. *La distinction.* Paris, De Minuit, 1979.

Debois, E; Jeanneau, Y. & Mattei, B. *La foi des charbonniers. Les mineurs dans la bataille du charbon, 1945-1947.* Paris, EMSH, 1986.

Duarte, L. F. Dias. *Da vida nervosa, nas classes trabalhadoras urbanas.* Rio de Janeiro, J. Zahar/CNPq, 1986.

Dumont, L. *Homo hierarchicus. Le système des castes et ses implications.* Paris, Gallimard, 1966.

———. *Essais sur l'individualisme.* Paris, Seuil, 1983.

Duvignaud, J. *Festas e civilizações.* Fortaleza, UFC; Rio de Janeiro, Tempo Brasileiro, 1983.

Eckert, Cornelia. Os homens da mina. Um estudo das condições de vida e representações dos mineiros de carvão em Charqueadas/RS. Porto Alegre, Centro de Pós-Graduação em Antropologia Social, Sociologia e Ciências Políticas/UFRGS, maio 1985. 565p. (Tese de Mestrado em Antropologia Social.)

Étude de développement de La Grand-Combe. Rapport. Beture. Mairie de La Grand-Combe, 1987.

Flechon, E. *Trente ans de fond.* Châteaurenard, 1987. v. I, 200p., v. 2, 300p.

Fortin, A. *Histoires de familles et de réseaux.* Montréal, Saint-Martin, 1987.

Foucault, M. *Surveiller et punir.* Paris, Gallimard, 1975.

Gaillard, J.-M. *Un exemple français de "ville-usine": La Grand-Combe (Gard) et sa "Compagnie des mines" (1836-1921).* Nanterre, 1974.

Goffman, E. *La mise-en-scène de la vie quotidienne.* Paris, De Minuit, 1973.

———. *Les rites d'interaction.* Paris, De Minuit, 1974.

Halbwachs, M. *Mémoire collective.* Paris, PUF, 1968.

Jeudy, H.-P. *Mémoires du social.* Paris, PUF, 1986.

Joutard, P. (dir.). *Les Cévennes de la montagne à l'h omme.* Toulouse, Privat, 1979.

Lévi-Strauss, C. *L'identité.* [1977]. Paris, Quadrige/PUF, 1983.

Lucas, P. *La religion de la vie quotidienne.* Paris, PUF, 1981.

———. *La rumeur minière ou le travail retravaillé.* Paris, P. U. de Lyon, 1985.

Namer, G. *Mémoire et société.* Paris, Méridiens Klincksieck, 1987.

Pinçon, M. *Désarrois ouvriers.* Paris, L'Harmattan, 1987. 184p.

Schwartz, O. *Le monde privé des ouvriers. Hommes et femmes du Nord.* Paris, PUF, 1990.

Segalen, M. *Sociologie de la famille.* Paris, Armand Colin, 1981.

——— (dir.). *L'autre et le semblable.* Paris, Presses du CNRS, 1989.

Simmel, G. *Sociologia. Estudios sobre las formas de socialización.* Buenos Aires, Espasa-Calpe, 1984.

Teixeira, S. A. & Oro, A. P. (orgs.). *Brasil & França. Ensaios de antropologia social.* Porto Alegre, UFRGS, 1992.

Trempe, R. *Les trois batailles du charbon, 1936-1947.* Paris, La Découverte, 1989. 256p.

Villadary, Agnès. *Fête et vie quotidienne.* Paris, Ouvrières, 1968.

Weil, S. *L'enracinement.* Paris, Gallimard, 1949.

Zola, E. *Germinal.* [1885]. Paris, Folio, 1978.

Memória e velhice: do lugar da lembrança

Maria Leticia Mazzucchi Ferreira*

Este trabalho, extraído em parte de minha dissertação de mestrado intitulada "Folheando o passado", pretende ser uma reflexão sobre a relação entre memória e construção da identidade social, compreendida no processo de envelhecimento. Objetiva-se demonstrar como a memória, sempre acionada por um indivíduo inserido na contemporaneidade, apresenta-se matriciando as identidades negociadas no processo interativo cotidiano.

O trabalho fundamentou-se em pesquisa desenvolvida com idosos residentes em unidades domésticas, a grande maioria morando desacompanhada em casas que por si trazem as marcas do passado vivido, casas-testemunho de outros tempos, tempos da família e da juventude.

O encontro etnográfico experienciado quando se trabalha com populações de idosos é marcado por um duplo movimento — a familiaridade com um contexto social definido por referenciais culturais comuns e o estranhamento pela condição existencial e até mesmo física do ser velho. Nesse contato, as limitações, as digressões ao passado, intensificadas pelo avanço no tempo de vida, são também ele-

* Professora do Departamento de História e Antropologia da Universidade Federal de Pelotas, RS. Mestre em antropologia social pela Universidade Federal do Rio Grande do Sul.

mentos diferenciadores, nos quais a alteridade vai sendo construída de ambos os lados, nessa relação pesquisador-pesquisado que é por vezes tensionada pela diferença e, por outras, marcada por ser o observador, ele próprio, sujeito da observação.

As narrativas autobiográficas apareceram permeando as entrevistas e mesmo nas conversas informais. Escutar memórias e reviver lembranças foram o fio condutor desse trabalho de pesquisa desenvolvido no período 1993/94 na cidade de Pelotas, Rio Grande do Sul.

Abordar a memória como processo social foi algo que veio interligado com a velhice, posto como problema epistemológico, desnaturalizado portanto. Conceito inserido em um repertório cultural social e historicamente delimitado, a velhice transpõe assim o estatuto de processo biológico para o de uma construção social atravessada no momento atual por uma ideologia da terceira idade que atua postulando uma nova dinamicidade para o envelhecimento e o ser velho.

Para a antropologia, portanto, uma das preocupações vem sendo a de estabelecer que representações sociais estão sendo formuladas sobre a velhice, como os sujeitos definem-se velhos, como a idade cronológica instaura modificações no âmbito dos códigos de valores e como as sociedades elaboram e dispõem, no processo de interação social, as classificações etárias. A memória e a lembrança aparecem, pois, subsumidas nesse processo de definição de identidades, de afirmação do sujeito num universo de profundas alterações, cujo ritmo vertiginoso desafia a permanência de valores e representações sobre o mundo do vivido, num contexto de rápida desintegração dos liames que unem os sujeitos ao passado.

Discutir o papel da memória no processo de envelhecimento significa, pois, abordar o *locus* privilegiado de construção da identidade do ser velho e as estratégias de afirmação nos espaços sociais. Refletindo todo um universo de representações e significados, a memória, atualizada pela categoria lembrança, constitui, ela própria, uma representação que os sujeitos fazem de sua própria vida.

A memória, enquanto recorte analítico, é tratada aqui como um nexo entre o indivíduo e seu mundo, sempre acionada no presente, disposta na interface entre o indivíduo e o social. A idéia de um indivíduo desmemoriado vem sempre associada com a idéia de seu descolamento do mundo dos significados sociais, de sua fragmentação como sujeito em decorrência da perda de sua história pessoal, de sua trajetória social, de suas referências de pertencimento. Nesse sentido, o recorrente temor entre os idosos — como pude observar —, no esvaecimento da memória retroativa, da impossibilidade de recompor com precisão os marcos fundantes da própria existência. Em geral, os déficits de memória aparecem nas falas dos idosos como um "enfraquecimento da cabeça". Sendo a cabeça o núcleo da pessoa, pode ser entendida como um léxico onde se percebem as noções de mente, juízo e alma (Duarte, 1988). Nesse sentido, a idéia subjacente às recorrentes menções feitas pelos entrevistados à cabeça fraca associa-se a essa deterioração do nexo entre o ser individual e o social, o comprometimento da pessoa social e o marco de ingresso no universo dos socialmente alijados.

Entendida como integrada e moldada no universo do social, a memória, como essa capacidade de evocação, vem estruturada por categorias sociais que lhe configuram, nas palavras de Halbwachs, sua moldura social. Para o autor, o depoimento, a evocação de um acontecimento, não tem sentido senão relacionando-se com o grupo do qual faz parte o sujeito evocador, uma vez que necessita de um quadro de referências. Traduzida em linguagem, a lembrança vem ao presente retrabalhando, ressemantizando o passado evocado. A linguagem — veículo primeiro de socialização das lembranças — mantém avivada as várias temporalidades que cruzam o sujeito, por isso o contato com os idosos se apresentar muito mais como ato de escuta do que propriamente de diálogo, pois é na velhice que a evocação de um tempo pretérito se dá com maior ênfase. Essa estreita relação está ancorada na própria caracterização da velhice como etapa última da vida em que, levando-se em consideração o modelo cultural de uma sociedade como a nossa, o idoso é progressivamente afastado das atividades intelectuais e produtivas, sendo a aposentadoria nas camadas médias representada como via de acesso a uma etapa da vida em que, tendo normalmente já cumprido os papéis sociais referentes ao trabalho e à família, o sujeito passa a dispor de mais tempo para atividades reflexivas.

Com o passar dos anos, a intensificação da evocação do passado vem associada, em geral, à consciência do fim iminente e dando sentido às vivências no presente. Ao mesmo tempo, a reminiscência em idosos pode ser considerada, em relação ao universo pesquisado, como obscurecendo a consciência das realidades do presente, mecanismo de fuga do momento atual para um passado idealizado, matizado por noções de felicidade e realização.

A atividade de evocação do passado apresenta-se, no que se refere ao universo da velhice, intensificada em alguns períodos do ano, em especial nas festas de caráter universal como o Natal, a Páscoa, festas que remetem ao universo de sociabilidade familiar; e, no decorrer da noite, concebida aqui como sediando uma sociabilidade intimista do sujeito com ele próprio.

A noite, como argumentam os idosos entrevistados, é o momento em que suas mentes mais se vêem povoadas por cenas e vultos do passado. Talvez por ser o tempo do recolhimento, vivido em máxima intimidade e individualização. O silêncio instaurado pela noite pressupõe essa reclusão do sujeito consigo mesmo, logo, com suas recordações. Noções como as de solidão e saudade são articuladoras desse estado de plena vivência das recordações. Entre os pesquisados, as referências à noite como "horas de divagações" vêm associadas a sentimentos de ansiedade e angústia, sensibilidades associadas à constatação da irreversibilidade do passado e das descontinuidades do presente.

O trabalho de reconstrução que é o ato evocativo, quando feito de forma sistemática, como na situação de pesquisa, pode provocar uma certa desestabilização temporária, tanto pela intensidade com que as lembranças acorrem quanto por seu retrabalhamento pela linguagem. É como dizia Amélia, 70 anos, uma de minhas entrevistadas, que, algum tempo após nossos encontros regulares, depois de me contar suas recordações, de noite não conseguia dormir, deparava-se pensando em quanto já havia vivido.

Meu trabalho antropológico junto a esses idosos demonstrou também que, em alguns momentos da ação interativa, a socialização da lembrança pode adquirir outros sentidos. Por vezes ela pode ser vista como indicador de aceleração do tempo em direção ao fim; em outras, como um mau funcionamento mental com déficits na vida presente.

Exemplificadora desse primeiro sentido é a fala de Branca, enfermeira aposentada, 85 anos, que mora sozinha em um apartamento no centro da cidade e não tem laços familiares próximos, uma vez que, tendo vindo trabalhar em Pelotas ainda na década de 50, nunca mais voltou a ver os pais. Ao se referir à razão pela qual falava incessantemente da família, diz:

> Agora é que estou assim, passo lembrando de meus pais, lá da colônia onde me criei, da minha mocidade. Acho que é porque já estou com 85 anos, já vivi bastante e daqui a pouco vou me encontrar com eles na outra vida.

A lembrança aparece aí acionando representações sobre a velhice e a morte. Relembrar aqui revela o enquadramento em categorias estruturantes como a família sediada numa construção simbólica do espaço doméstico de origem — a colônia.

Num segundo sentido, evitar as recordações funciona como indicador de que o sujeito, ao não se ocupar do passado, tem plena saúde mental. Alguns idosos, após algum tempo de convivência, confidenciavam a surpresa por poderem falar de suas vidas a alguém mais jovem, sem a preocupação de serem vistos como "caducos". No processo cotidiano, o silêncio surge então como uma estratégia de negociação instaurada justamente para garantir a inserção do sujeito em redes, mantendo as reminiscências e sua expressão guardadas na intimidade do ser, evitando a discriminação daqueles que facilmente relacionam o relembrar com uma falta de sintonia com o presente. Não o esquecimento, mas o silêncio como dispositivo de manutenção da própria identidade.

(Re)vivendo o passado

É no mundo do vivido que as identidades se constroem e se afirmam e é do passado que os velhos se nutrem. É de sua trajetória que se origina a própria idéia de "eu" individualizado, formulado através do desempenho de vários papéis sociais, sendo exatamente esses papéis que irão dimensionar essa identidade. Entre os idosos que compuseram o universo no qual experienciei essa pesquisa, a família ou as vivências familiares aparecem como a instância que encompassa as vivências do passado. Âncora a ligar o sujeito ao mundo social. A família, compreendida como estrutura que ultrapassa um grupo de consangüíneos e que mais se aproxima do grupo doméstico, é o marco zero nas narrativas biográficas, presentificada de maneira simbólica nas várias imagens do idoso e elemento referencial na velhice. Se as vivências familiares permearam todas as entrevistas e falas dos informantes, em alguns casos foram a própria essência do passado. Remeto-me aqui a Ingrid, descendente de alemães, 85 anos, separada do marido desde o final da II Guerra Mundial. Ingrid vive com a filha e netos na casa que comprou após retornar da Alemanha, no final da década de 40. Típica construção do início do século, grande e sólida, a casa guarda o que Ingrid define como o "refúgio" de suas recordações, que é o quarto-sala que apresenta como sua casa "dentro da casa". Nessa peça estão dispostos objetos e lembranças por todos os cantos, paredes, armários, sobre mesas e cômodas. Na parede contígua à cama, uma fotografia do filho mais velho, morto aos 21 anos num desastre aéreo, e uma foto dos pais. Nos vários armários, animais empalhados, vários tipos de rochas e fósseis, herança do avô. A presença da família permeia todos os meandros de sua história de vida, de seu presente. É, em síntese, o estruturante que baliza a definição que emite de si mesma. Ingrid inicia sua história (como ela mesmo define sua vida) mapeando os principais eventos, a infância na casa dos avós, a mocidade e o casamento. Marco de passagem para a vida adulta e sofrimentos, sua trajetória após o casamento está demarcada pelas privações impostas por um país assolado pela guerra, por um regime totalitário, pela ausência do marido, pelos horrores dos bombardeios que lhe destruíram a casa e a lançaram, por força de uma situação emergencial de guerra, a trilhar com os filhos os caminhos da sobrevivência. Essa odisséia de uma família privada da figura paterna e mantida pela força de uma mulher que cumpre ao extremo o papel de mãe e guardiã é o fio condutor da narrativa de Ingrid, e os sinais desse tempo vivido estão por toda parte. São livros sobre a guerra, álbuns em que aparecem, na mesma seqüência, fotos da família e postais da cidade antes e depois dos bombardeios, são correspondências que ainda mantém com pessoas que igualmente compartilharam as dificuldades e humilhações do repatriamento. A família aparece sempre como um nexo entre a informante e o mundo exterior, demarcado por perigos e ameaças à integridade do grupo. As representações que Ingrid faz do núcleo de sua identidade, o grupo familiar composto por ela e os quatro filhos, denotam uma idéia de fortaleza, reduto de segurança, onde, na dramatização da vida cotidiana, o papel central é representado por ela.

Conforme Barros (1989), a importância do grupo familiar como elemento referencial para a reconstrução do passado vincula-se ao fato de ser a família ao mesmo tempo o objeto de recordação e o espaço no qual essas recordações são avivadas. A vida familiar, como palco da vida cotidiana, aciona, através da lembrança, noções de felicidade e bem viver. Os papéis familiares estão fortemente marcados nas trajetórias desses indivíduos e são o eixo em torno do qual se articulam as representações sobre o passado, sempre contrastantes com o presente. Se a velhice é a etapa da vida mais significativamente pautada por ausências, essas se dão numa dimensão mais próxima ao sujeito, no plano familiar.

A memória familiar pode vir, ela própria, como elemento valorativo que atua na afirmação da identidade social do sujeito. Lembrar a origem do grupo familiar, seus representantes mais ilustres, é sobretudo avivar também seu desempenho moral. O sentimento de pertença a um grupo familiar representa para esses informantes um símbolo de *status* (Barros, 1987), elemento incorporador, espaço da totalidade com que as partes definem-se através do sentir-se pertencido. Nesse sentido, a dimensão holista da família no interior de um universo individualista (Zanotta, 1982).

A categoria nome de família e a trajetória social desta são elementos axiais da idéia de pessoa que ajuda a formular e imbricam-se com o sujeito, confundindo-se com ele. O nome articula, dessa forma, o indivíduo com uma totalidade — a família (Abreu Filho, 1981). Assim, os sujeitos estão, em alguns casos em que ao nome se associam noções de tradição, posicionados no presente como guardiões e mantenedores do "bom nome da família", com uma forte conotação moral. Tal é o caso de Hilda, 80 anos, solteira e morando na mesma casa construída pelo avô e que abrigou boa parte da história do grupo familiar. Desde o primeiro encontro fica clara essa ligação com o passado familiar, seja pela casa que se apresenta como um memorial, seja pela manutenção de hábitos e atividades que, simbolicamente, por sua ritualização, garantiriam a existência e a perpetuação da família pela tradição. A associação entre a manutenção do reconhecimento social e o próprio indivíduo aparece sempre na fala de Hilda. Em sua genealogia, ela se orgulha de reconhecer que o tronco familiar formou-se a partir de sujeitos portadores de títulos nobiliárquicos e que, "de uma forma ou de outra, mantemos a tradição", referindo-se ao fato de terem os descendentes procurado guardar esse princípio norteador casando-se com pessoas de reconhecimento social.

O nome de família é aqui a categoria totalizante através da qual o sujeito dimensiona a própria trajetória como continuidade, como a trajetória do clã, sendo a ancestralidade reinvindicada como o valor que fundamenta sua representação num universo de iguais. A idéia de zelo, de preservação, remete ao mundo externo, uma vez que, conforme Abreu Filho (1985), o espaço de construção do nome é a sociedade e, assim, o nome como algo herdado é dimensionado, na situação cotidiana, pelo desempenho dos indivíduos e da família, apresentando-se o sujeito como um corpo de relações mediado pela abstração do sobrenome, acionando assim um núcleo de identidade (Duarte, 1986).

Esse elo simbólico do nome aparece também em Aline, 94 anos, solteira e professora de inglês aposentada, filha de médico de reconhecida projeção, de quem Aline se orgulha de ressaltar o caráter nobre, altruísta, a ponto de ter morrido pobre quando não lhe faltaram chances de enriquecer. Elementos que recuperam o nome como sinal de pertencimento e pela noção de honra a partir de uma tradição do "caráter" familiar aparecem no discurso dessa informante quando lastima que na atualidade os profissionais da área médica não mantenham mais o espírito de abnegação e dedicação exemplificados por seu pai, e que seja o dinheiro o aspecto mais valorizado da profissão. Contrasta essa situação atual de "médicos sem berço e tradição" com a idéia da figura paterna como um homem acima de tudo honrado. Daí a importância que auto-assume de finalizar a descendência: "papai foi um homem honrado, por isso a família termina comigo... às vezes vem um que estraga o nome, por isso termina comigo que já estou indo, mais dia, menos dia". O eixo em torno do qual se articula a identidade é justamente a noção de honra, que por sua vez encompassa noções de nobreza de caráter, retidão. Nesse sentido, a informante contrasta universos de valores, ao colocar como antagônicos o dinheiro e a honra, vindo o passado a significar tradição, boa formação, sendo justamente a ausência desses valores que diferenciaria os homens entre si. Simbolizando a honra individual está o reconhecimento social da pobreza, atestada pela ausência de bens materiais e pelo exercício despojado da medicina.

Ao definir-se como ponto terminal da linha de descendência, ancorada em valores morais, Aline atribui-se o papel de guardiã da memória e do nome: última representante legítima (apesar de ainda existirem familiares vivos) do nome familiar construído pelo avô e pelo pai. As diferenças de padrões de comportamento e a coexistência de valores diversos na esfera familiar estão subsumidas nessa atitude terminal. A honra, ligada à família, é aqui a capacidade moral inata, matriz de herança deixada aos descendentes.

A família, tal como observado entre os idosos, desafia a lógica da linearidade do tempo, pela qual estaria destinada ao desaparecimento absoluto. Representada como algo acima dos indivíduos, ela permanece, além da condição mortal de seus representantes. Como elementos associados à família estão as casas, moradias nas quais residem os indivíduos e que são identificadas como a "casa da família", no sentido de terem pertencido aos pais, avós ou outros representantes da linhagem familiar, ou de terem sido adquiridas por ocasião do casamento ou durante este, o centro da família conjugal. As casas são testemunhos edificados do grupo familiar, de sua dimensão mais íntima, dos ritmos diários e dos rituais, das rupturas e descontinuidades e da sucessão de gerações. Entendida como espaço simbólico, a casa passa a ser integrada ao indivíduo através de suas vivências, sendo elemento importante na manutenção da identidade social do idoso. A inserção do indivíduo em um território de pertencimento, a partir do qual traça as redes de reciprocidade e sociabilidade, é axial na percepção de enraizamento. A ruptura com esse espaço vem acoplada à consciência que o próprio indivíduo tem de sua impossibilidade de recriar um novo espaço.

Com uma de minhas informantes essa associação entre o deslocamento da casa, entendida aqui como um território que abrange as várias redes estabelecidas a partir dele, e o ingresso em um estágio terminal da vida ficou bastante evidenciada. Aos 88 anos, Lívia reclamava muito, durante nossos encontros, das insistentes tentativas dos filhos de levá-la para a cidade em que moram, uma vez que, viúva, já não tem quem cuide dela. Os motivos que a fazem resistir estão todos vinculados a um espaço construído por ela no decorrer dos 50 anos em que mora no mesmo bairro, freqüenta o mesmo templo e a vizinhança, que conhece toda. Além disso, ciente de que não poderá levar todos os seus pertences, teme estar definitivamente se desvinculando do passado. O sentido que assume o espaço doméstico e esses objetos de uma vida inteira é o de um elo materializado com outros tempos, cujos sinais sobrevivem para reforçar a memória, elemento estabilizador em um contexto descontínuo.

O mundo no qual se define a casa é o mundo da vida cotidiana, onde cenas domésticas aparentemente banais são evocadas pelos idosos e sua sensibilidade no presente através da categoria saudade. O mundo da casa é semantizado também como um tempo de convivência com os avós, pais, filhos ainda pequenos, com a vizinhança e a parentela, elos fundamentais na trama social.

Cenário desses ritmos da vida cotidiana, alguns desses momentos de densa interação são com freqüência trazidos ao presente pelos informantes. Tanto os horários de refeições comuns, de encontro do grupo, como a sociabilidade infantil nos quintais e arredores, as festividades mais marcantes, aparecem repetidas vezes no mapeamento que o sujeito realiza desse espaço no passado. Conforme Pezeu-Massabuau (1983), a maioria dos ocupantes da casa participa de uma existência comum. Assim a casa é o lugar dos ritos que aglutinam os membros, centralizando a vida social de um grupo. A saída dos filhos, a morte dos pais significam peças que são temporariamente fechadas, para posteriormente voltarem a ser preenchidas por novos ocupantes. Os ritos de passagem estão assim impressos nessas casas da memória, expressos por frases do tipo: "nessa casa eu nasci, fui mocinha, vivi muitas alegrias e nessa casa eu sei que vou morrer" ou "essa casa viu nascer e crescer meus filhos".

Essa estreita ligação entre o espaço familiar e o sujeito manifesta-se com intensidade à medida que, com o avanço em idade, vão-se esvaecendo os registros desses tempos vividos, num somatório crescente de perdas. O retorno ou a permanência num território identificado com o passado minimiza os efeitos dessa ameaçadora desintegração da identidade. Com Amélia, 71 anos, viúva há 12 anos, descendente de uma família com grande inserção no cenário social da cidade, esse movimento foi um dado fundamental. Após o falecimento do marido, Amélia construiu uma casa, na qual reside atualmente, no mesmo quarteirão onde ficam as da irmã e da filha. Essas casas estão na verdade situadas "à sombra" de uma outra, bem maior e imponente, que parece conferir importância e legitimidade às demais. É a casa paterna de Amélia, um sobrado imponente construído na década de 20, com torres altas, grande avarandado e rodeado por imenso jardim. A casa parece revelar — por alguns detalhes que permanecem intactos, resistindo à ação do tempo e ao descuido do poder público local[1] — que já foi cenário de reuniões com a elite política rio-grandense em marcantes momentos históricos, recepções magistrais, e que seus moradores originais distraíam-se em um espaço onde ainda hoje subsistem, praticamente em ruínas, um jardim com plantas exóticas, um orquidário, cocheiras e fontes.

Como eixo central dos olhares que partem das habitações a sua volta, essa construção impõe-se para Amélia como o símbolo familiar mais importante. Os vestígios dessa moradia original estão nos objetos e móveis que pertenceram ao mobiliário original e que hoje adornam os aposentos de sua casa. Estão em fotografias e pinturas espalhadas

[1] Os herdeiros venderam o imóvel à Prefeitura Municipal, que comprometeu-se a não alterar as características de estilo, transformando a casa em um espaço cultural. O que se percebe, no entanto, é que, a exemplo de outros imóveis, alguns tombados inclusive, os projetos de utilização ficam sujeitos às oscilações políticas das administrações que se sucedem.

pelas várias peças. Ao referir-se à razão pela qual foi levada a construir sua residência atual nos domínios da casa-mãe, ela diz:

> Tu vês como é a vida, eu agora, depois de tudo o que já vivi, volto a morar no quintal da casa de minha infância... eu gosto de abrir a janela e olhar a casa, às vezes parece que vejo mamãe plantando as tulipas que ela adorava... eu olho pra lá e essas imagens me vêm à cabeça.

A casa é o ponto central de um espaço simbólico criado a partir das vivências e temporalidades que evoca; nela, tempo e espaço articulam-se, quando semantizada como o núcleo da aurora e do desabrochar da vida, palco de um tempo feliz; e o ato do retorno vem articulado com a idéia de reviver, através da imagem, fragmentos desse tempo, o que confere sentido ao presente.

Núcleos da vida doméstica e íntima, locais da individualidade, as casas da memória apresentam espaços onde as dimensões do público e do privado se entrecruzam, tal como a sala de estar dos idosos pesquisados.[2] Espaços de sociabilidade, são também lugar de representação de valores familiares, podendo ser entendidas como o universo onde cada elemento se encadeia aos demais num sistema ordenado.

A decoração da casa está vinculada a esse universo de valores e os objetos nela dispostos estão imbuídos de forte carga emocional e simbólica. Conforme Zonabend (1980), a memorização da genealogia torna-se tangível por esses objetos e móveis, pois neles está evidenciada a importância da linhagem, o lugar e o papel das relações de parentesco. Os objetos estão dispostos numa totalidade, articulam-se com o espaço e o possuidor num léxico próprio. Mais do que utilitários na vida doméstica, são signos nos quais o sentido é estabelecido no vasto e complexo campo que é o cenário doméstico (Rautenberg, 1989).

Ao rememorar e reconstruir a casa da infância ou de outro período significativo da vida, o indivíduo determina, dentro de um espaço recriado, o lugar dos objetos e das ações que os acompanham, tal como no relato de Ingrid, quando ela se refere à casa de verão do avô, na qual passou parte de sua infância e adolescência:

---

[2] Definido como espaço de forte convivência, a sala de permanência é o espaço em constante evolução, relacionando-se com exclusões e inclusões segundo representações e práticas de seus ocupantes (Bonnin & Perrot, 1989).

> A casa era imensa, com um chafariz no centro. Na parte de baixo tinha o gabinete de meu avô com uma grande mesa de madeira e couro. Ao lado era a biblioteca de onde eu e minha prima pegávamos livros escondido. A sala de música tinha um piano grande e do outro lado era o laboratório do meu avô, com muitos insetos empalhados... subindo uma escada enorme, no segundo piso ficavam os quartos. No de vovó lembro dela sentada perto da janela tricotando e num canto tinha uma saleta onde ela recebia amigas e parentes; sobre uma mesinha havia garrafas de licor e *bombonières* com doces e biscoitos. Essas doçuras tinham outro sabor quando nós roubávamos, e adorávamos fazer isso.

Da mesma forma, os objetos funcionam como emblemas, elementos distintivos que atuam no reconhecimento social e que, por vezes, aparecem envolvidos numa trama simbólica em que valores sentimentais, como aqueles ligados a uma figura familiar a quem originalmente pertenceu o objeto, mesclam-se com valores sociais, que os classificam como indicadores de distinção e refinamento. Atravessando gerações e cruzando temporalidades, os objetos da memória vão adquirindo outros sentidos na sucessão temporal, mantendo, no entanto, a referência constante à sua origem.

A casa de Hilda é um sobrado luxuoso construído no final do século XIX. Com várias peças, tudo nesse lugar evoca o passado aristocrático da família. Como ela mesmo define: "essa casa é só passado". São móveis antigos, inúmeros adornos e retratos. A casa parece ter seu eixo central numa pequena peça que antecede a sala de jantar, onde está o piano. É um piano de ébano, de cauda, pertencente ao avô materno. Hilda associa sua infância e adolescência ao piano, pois, se em criança ficava escutando a mãe tocar, na adolescência iniciou seus estudos. O piano foi, no passado, um elemento gerador de vivências alegres, sendo freqüentes os saraus em que ela e a mãe tocavam e cantavam acompanhadas por um violino ou outro instrumento trazido por parentes ou amigos. O valor distintivo do piano aparece tanto por sua localização geográfica na casa como pelas constantes referências que ela faz dizendo ter o instrumento "mais de 200 anos". Ao mesmo tempo, o piano catalisa recordações, ecos, vozes e movimentos perdidos no passado, como ela mesmo diz:

> Nos domingos, quando não tenho nada para fazer, eu me sento no piano e recordo o passado.

Para Radley (1992), pode-se afirmar que a recordação não só é mantida por um mundo de objetos e artefatos, como é conformada pelo modo em que se ordena o mundo das coisas. Assim sendo, de acordo com o autor, muitos objetos estão unidos inseparavelmente à memória. Estabelecem com o passado um vínculo que contribui para a manutenção e a preservação de elementos identitários, e essa relação com o mundo dos objetos e sua mais forte interação incrementam-se à medida que o sujeito avança no processo de envelhecimento.

Muitos desses artefatos memorizadores estão associados a uma dimensão mais íntima do sujeito. Fazem parte de sua história de vida por se confundirem com ela. São, como classifica Bosi (1987), os "objetos biográficos". Sua duração é, em geral, o tempo de uma vida. Não repassados a outras gerações, tais objetos perdem sua razão se desvinculados de seus possuidores.

> Durante o chá, Ingrid fala que as xícaras que estávamos usando eram inferiores e que sua mãe tinha em casa muitos enfeites, cristais, porcelanas, mas que ela hoje não valoriza nada disso, "dou muito mais importância pras minhas pedrinhas", diz, referindo-se a uma coleção de pedras e madeiras fossilizadas espalhadas pelo quarto e que trazem a ela imagens da infância e da juventude (Diário de campo, 19-9-1994).

As "pedrinhas" de Ingrid são elementos referenciais para ela, pois, além de trazerem ao presente imagens de um tempo feliz, fazem parte de todo um processo de representações que faz dela própria herdeira do espírito de investigação do avô, definido por ela como um grande estudioso das ciências naturais.

Nesse universo de sentidos e significados em que estão mergulhados os objetos, alguns são representações materiais do trabalho despendido por toda uma existência, o labor como valor instaurador por excelência da identidade social do sujeito. Nos relatos biográficos de alguns idosos, o trabalho aparecia encompassado pela idéia de luta, matriz na qual suas trajetórias adquirem sentido. Remeto-me aqui a Luzia, uma idosa de 84 anos que vive atualmente numa pequena casa cedida por seu último patrão, sobrevivendo com uma aposentadoria obtida após longo período de serviços prestados como doméstica (no início) e, à partir da viuvez precoce, em fábrica de acolchoados. A vida de Luzia é representada por ela como uma eterna batalha travada contra a miséria e o abandono. O percurso de sofrimento e desgaste é a trilha na qual se desenrola toda a sua história de vida. De todos os trabalhos que já fez, o que mais destaca é a fase de costureira para a fábrica de acolchoados. A máquina de costura, colocada em posição de destaque no centro da pequena saleta, coberta por uma toalha vermelha com flores bordadas, denota para ela a autonomia relativa que adquiriu a partir do momento em que pôde realizar em casa parte da tarefa diária da fábrica, obtendo horas extras e, em conseqüência, um aporte de recursos suficiente para a aposentadoria. De valor afetivo e identitário, a máquina consta do pequeno testamento redigido por Luzia como seu bem maior, aquele que deixará como herança para a sobrinha.

No caso de outro idoso entrevistado, esse elemento trabalho apareceu também como valor fundamental, manifesto em artefatos de recordações. Assim é que João, 88 anos, casado com Elisa, de 75 anos, mora na casa que construíram para o nascimento do primeiro filho com recursos obtidos no ofício de alfaiate, definidor da existência de João. Os caminhos percorridos para sua plena realização, tal como coloca o informante, são caminhos penosos, onde ele se define como um lutador idealista. Das épocas difíceis como caixeiro-viajante, levando tecidos para diferentes pontos do estado, da aquisição e aperfeiçoamento das técnicas de corte e costura até a implantação de seu próprio negócio numa cidade que lhe parecia promissora, João orgulha-se pelo saber que domina e considera-se socialmente definido a partir do trabalho de alfaiate. A evolução da moda masculina, os requintes dos paletós e calças talhados com precisão para homens de renome no cenário local, os novos materiais e traços de corte adquiridos em cursos especializados vêm envolvidos em um mundo em constantes e aceleradas mudanças e que, a partir da década de 60, com o desenvolvimento da indústria do *pret-à-porter*, impôs um novo padrão de consumo, deslocando o ofício de alfaiate para uma posição menos privilegiada e de gradativo declínio.

Ao mapear sua carreira, João vai assim se localizando no conjunto dessas transformações, definidas por ele como a perda da elegância, a deformação da estética, a massificação da indumentária. Na peça central da casa em que reside estão, estrategicamente dispostos ao olhar de quem entra, os objetos de sua identidade. Centralizando um conjunto de estofados há pequena mesa sobre a qual estão abertos dois grandes livros de corte e costura impressos nos anos 40. Na mesa de canto, entre as poltronas, uma prensa (utilizada para alisar golas, como explica João) e uma caixa de madeira, sobre a qual está uma grande tesoura. Todos esses objetos são testemunhos de seu passado vivido, mas, antes de tudo, expressões concretas de um trabalho que sempre dominou e através do qual estrutura sua dignidade. Um de seus grandes temores é que, por certo, após sua morte, seus descendentes não terão preocupação em resguardá-los da ação destrutiva do tempo e das novas gerações que surgirão. O medo do desaparecimento total aparece então como se esses instrumentos de trabalho fossem, na verdade, receptáculos para a alma de quem, num tempo anterior, com eles construiu a imagem pública, a própria definição de si mesmo.

O sujeito, ao lembrar, busca refazer, no presente, o que representa como o passado. O espaço no qual estão emolduradas as memórias é fundamentalmente um espaço de interação. E é justamente essa moldura social que é trazida à cena na rememoração, seja nas casas de outrora, seja em imagens fotográficas ou artefatos rememoradores. Esses elementos circulam em ritmos que cadenciam a vida humana e não podem ser vistos como um corpo em si, mas sempre situacionalmente. É nas práticas vividas que esses vestígios materiais encontram nexo e significado, cuja perda ou afastamento aparecem denotando o próprio fim, a desfiguração total do sujeito social, o grande temor de uma velhice vivida em um contexto historicamente marcado por fortes alterações, pela imposição inconteste do novo sobre o antigo, do presente sobre o passado. Se a memória é justamente identificada com sensibilidades, inscrita portanto no campo da subjetividade, ela não se cristaliza na permanência pura e simples, mas é constantemente renovada pelos novos sentidos e significados que adquire no momento contemporâneo.

Referências bibliográficas

Abreu Filho, O. Parentesco e identidade social. In: Figueira, S. *Família, psicologia e sociedade.* Rio de Janeiro, Campus, 1981.

Barros, M. Lins de. *Autoridade e afeto.* Rio de Janeiro, Jorge Zahar, 1987.

———. Memória e família. *Estudos Históricos, 3,* 1989.

Bonnin, P. & Perrot, M. Le décor doméstique en Margeride. *Terrain* (2):40-53, 1989.

Bosi, E. *Memória e sociedade: lembranças de velhos.* São Paulo, T. A. Queiroz/Edusp, 1987.

Duarte, L. F. Dias. Classificação e valor na reflexão sobre identidade social. In: Cardoso, R. *A aventura antropológica.* Rio de Janeiro, Paz e Terra, 1986.

———. *Da vida nervosa nas classes trabalhadoras urbanas.* Rio de Janeiro, Jorge Zahar, 1988.

Halbwachs, M. *Les cadres sociaux de la mémoire.* Paris, Mouton, 1976.

Pezeu-Massabuau, J. *La maison, espace sociale.* Paris, PUF, 1983.

Radley, A. Artefactos, memoria y sentido del pasado. In: Middleton, D. (org.). *La naturaleza social del recuerdo y del olvido.* Buenos Aires, Paidós, 1992.

Rautenberg, M. Déménagement et culture domestique. *Terrain* (12):54-66, avr. 1989.

Zanotta, L. *Identidade e individualismo.* Brasília, 1982. (Série Antropologia Social, 33.)

Zonabend, F. *La mémoire longue.* Paris, PUF, 1980.

"Chegando pra idade"*

Alda Britto da Motta**

"Envelheçam depressa, antes que seja tarde."

Nelson Rodrigues (entrevista, sem data)

"Ainda hoje resta alguma coisa desse respeito pelo ancião em nossos costumes. Mas esse respeito, na realidade, não tem mais objeto, pois (...) o ancião desapareceu. Foi substituído pelo homem de certa idade. (...) A idéia tecnológica de conservação substitui a idéia ao mesmo tempo biológica e moral da velhice."

Philippe Ariès (1978)

Introdução

O tema da velhice e do envelhecimento — só tratado pelas ciências sociais a partir da década de 60, ainda assim escassamente — começa a se visibilizar de fato nos anos 80 e promete importância teórica,

* Trabalho apresentado na XIX Reunião da ABA, Niterói, março 1994, e publicado em *Alteridade*. Programa de Pós-Graduação em Sociologia, UFBa (2), abr./set. 1995.

** Professora adjunta do Departamento e do Mestrado em Sociologia da FFCH/UFBa.

também norteadora de necessárias políticas públicas e do cotidiano, nos anos 90. Essa emergência é, porém, ainda relativa. O descaso generalizado de que são objeto os idosos na sociedade contemporânea persiste e é a base do desinteresse que sempre tiveram por eles as ciências humanas. Não tendo um lugar social, também não tinham um lugar teórico. Uma *conspiração de silêncio*, denunciou Simone de Beauvoir (1970:8). Uma negatividade também assinalada por alguns estudiosos da problemática no Brasil, como Seeger (1980) e Barros (1981).

Esse quadro começa a mudar. O crescimento do contingente de idosos — já agora repetidamente assinalado no Brasil e no mundo —, ensejado pela queda da fecundidade e pela extensão da esperança de vida propiciadas pelos avanços da ciência moderna, através da medicina e da saúde pública, deverá, em brevíssimo tempo, passar a ser um fator redirecionante dos interesses de pesquisa e de elaboração/execução de políticas públicas. O tema entrará na moda teórica, e a discussão do que fazer com tão abundante população *inativa* e como sustentá-la sem pressionar demasiado os *ativos* e o Estado ganhará audiências e leitores. Mas provavelmente continuará deixando em segundo plano o que pensam, como realmente vivem e, sobretudo, o que desejam os velhos.

A realidade é que os idosos de mais de 60 anos, no Brasil, que constituíam 4,7% da população em 1960, passaram a 6,5% em 1980 e a 7% em 1991, com projeções de 1983, do IBGE, de chegarem a 7,6% no ano 2000.

Na Bahia, as cifras da CEI/Seplantec de 1992 são semelhantes: 4,7% em 1950, 5% em 1960, 6% em 1980 e 6,88% em 1991, sendo a maioria mulheres. Assinala esse estudo:

> Enquanto se identifica queda na participação do grupo de 0-19 anos em 1980, o grupo idoso (60 anos e mais) apresenta crescimento no mesmo período, revelando que o perfil da população baiana também está mudando.

Provavelmente, como só acontece com as projeções, estas serão suplantadas pelo dinamismo da vida social. De qualquer modo, a previsão da ONU é de que o país tende a ser o mais envelhecido da América Latina em poucas décadas.

Ainda como possível fator coadjuvante/estimulante do despertar do interesse pelos idosos no Brasil, assinala-se um fato de enorme positividade: a capacidade inesperada de mobilização e de luta política demonstrada, ainda recentemente, pelas associações e federações de aposentados, principalmente no auge da reivindicação do pagamento dos 147% devidos pela Previdência Social. Essa mobilização foi objeto de constante noticiário e de registros que considero históricos por parte da imprensa da época, como a *Folha de S. Paulo* (1992), no sentido de que a vanguarda política do país naquele momento era constituída pelos idosos.[1]

Os idosos começam a constituir, afinal, uma questão.

Pensando a idade

O que são os velhos para a sociedade? E o que é a sociedade para os idosos? É para estas perguntas, que pouco se fazem, que procuro resposta(s), ouvindo/vendo os idosos em pesquisa.

Antes, perguntaria o mais abrangente: que significa ter determinada idade? Ser parte de uma geração?

As sociedades, em diferentes momentos históricos, atribuem um significado específico às etapas do curso de vida dos indivíduos: infância, juventude, maturidade, velhice. Também estabelecem as funções e atribuições preferenciais de cada grupo de idade na divisão social do trabalho e dos papéis na família. Essas atribuições são em boa parte arbitrárias, porque nem sempre se firmam numa materialidade ou numa cronologia de base biológica quanto às reais aptidões e possibilidades, e sim em relações construídas num tempo social essencialmente dinâmico, mutável. Os trabalhos de Ariès (1978, 1983) demonstram bem essa historicidade.

Expondo *as idades da vida*, Ariès (1978:48) analisa:

> ... a cada época corresponderiam uma idade privilegiada e uma periodização particular da vida humana: a "juventude" é a idade privilegiada do século XVII, a "infância", do século XIX e a "adolescência", do século XX.

(O ancião, lembre-se, teria desaparecido...), ao mesmo tempo, contraditoriamente, está-se construindo/ideologizando outra idade.

Lénoir (1979:57) analisa essa invenção, a "terceira idade", *"cette nouvelle étape du cycle de vie tendant à s'intercaler entre la retraite et la vieillesse..."*. Invenção capitalista, para discutir e justificar uma nova gestão da vida dos velhos trabalhadores, os sem-herança ou patrimô-

1 Ver, sobre esse movimento, Pereira et alii, 1992, e Haddad, 1993.

nio, na fase final de "inutilidade". Sem demora, a classificação se estenderia à classe média. Por fim, com a recente extensão do percurso de vida, isto é, com o aumento da população de velhos e também de sua longevidade, já se ensaia a referência a uma "quarta idade".

Com tantas construções, as idades no capitalismo estariam mais nítidas, demarcadas? Ao contrário. Elementos fundamentais na organização e na cultura das sociedades, as idades participam de sua dinâmica — constroem-se, reconstroem-se e mudam de significado. O próprio Ariès já assinalava, por um lado, o privilegiamento social de certas idades e, por outro, o desaparecimento do ancião. Lénoir destaca também um sentido de negação da velhice na referência à "terceira idade".

Debert (1993:7) denuncia uma tendência atual à homogeneização das idades, concomitante e contraditória com o movimento de "transformação das idades em um mecanismo privilegiado na criação de atores políticos e na definição de novos mercados de consumo".

Efetivamente, as crianças são reenviadas ao mundo dos adultos jovens, enquanto os idosos "rejuvenescem", física e socialmente, cada vez mais. Completa-se a tendência à realização daquele padrão de sociedade jovem que Morin (1967:159) já discernia na década de 60, e à ampliação de um mercado que serve a ela e se serve dela.

Tratando-se, então, de situações que se definem e delimitam socialmente, as relações que se estabelecem em função das diferentes idades ou gerações se revelam também intraclasse, no âmbito de "classes" de idade, na medida em que o poder está disseminado por toda a estrutura social (Foucault, 1986) e freqüentemente geminado à produção do saber e à hierarquia.

É também referenciada ao poder a interpretação de Bourdieu (1983:112), quando este enfatiza como as divisões por categorias sociais, por idade ou geração são construídas socialmente: "As classificações por idade (também por sexo e classe) acabam sempre impondo limites e produzindo uma ordem em que cada um deve se manter... em seu lugar".

Como divisões de poder, essas relações podem ser objeto de manipulação. Vale lembrar a antiqüíssima referência bíblica ao episódio de Esaú e Jacó pelo direito de primogenitura, ou as clássicas questões de herança e assunção de títulos nobiliárquicos nas realezas e casas nobres ao longo dos séculos. Na modernidade capitalista, outras definições/manipulações são produzidas: idades para entrar ou sair do mercado de trabalho, para votar e ser votado, para casar, e até para morrer — pelo menos socialmente. Diferentes atribuições de jovens, adultos plenos e velhos. Momentos tão demarcados e importantes que se fazem ritualizados (Van Gennep, 1974). A transitoriedade e, sobretudo, a relatividade da situação etária ou geracional dos indivíduos expressam-se à perfeição na bela frase de Bourdieu (1983:113): "Somos sempre o jovem ou o velho de alguém".

Sobre essas passagens, Redondo (1992:1) expõe:

> Em uma cultura estruturada a partir do trabalho produtivo fora da unidade doméstica, a entrada e a saída do mundo do trabalho determinam mudanças importantes no ciclo da vida, contribuindo para estabelecer as grandes transições na biografia pessoal.

Do mesmo modo que a participação do jovem no mercado de trabalho o assinala como adulto responsável (e sua assunção social formal ao público), um dos momentos cruciais da passagem da maturidade à velhice dá-se com a aposentadoria (reenvio do trabalhador ao privado e à inatividade oficial).

Outro grande âmbito ou ponto de partida de definição social etária e geracional é o casamento, e seus desdobramentos reprodutivos — a ampliação da rede de relações sociais e a existência de filhos, principalmente —, e também por isso o descasamento desestrutura. Casar-se é também "tornar-se adulto" — até em termos legais. Esta é outra forma de atingir a maioridade social, embora, no caso da sociedade moderna, pela participação do privado. Por outro lado, mas em seqüência cronológica, o casamento dos filhos, a saída deles de casa assinalam o cumprimento de uma etapa de vida também para os mais velhos, como provedores/socializadores, quase tanto quanto para os jovens.

Quando se somam a cessação do compromisso de trabalho e a diminuição das obrigações de família (filhos adultos, trabalhadores, casados), dá-se uma transição especialmente significativa na vida dos indivíduos em direção à velhice social (porque nem sempre, a essa altura da vida, se está biologicamente velho).

A delimitação do objeto "idoso"

É difícil definir velhice, inclusive como delimitação referida ao biológico, por sua inseparabilidade do social. A medicina, as instituições assistenciais, culturais e burocráticas, públicas ou privadas, ensaiam estabelecer limites numéricos, sempre a começar dos 55 a 65 anos, para caracterizar a "terceira idade" e a velhice. No Brasil, a "última pá de terra" social da aposentadoria compulsória vai aos 70 anos.

O ponto central de dificuldade dessa definição forçada reside no fato de os indivíduos serem, ao mesmo tempo, semelhantes e diferentes. Idades aproximadas, ou a mesma geração, não garantem características constitucionais — relativas a resistência física, saúde, inteligência — similares, nem muito menos a qualidade de vida que a condição de classe enseja — acesso a conforto material, cuidados médicos, desgastes no trabalho.

Como expressão disso, o envelhecimento não é um processo homogêneo (Debert, 1984:130), mesmo em cada indivíduo. Há sempre partes, órgãos ou funções do corpo que se mantêm muito mais "jovens", "conservados", sadios, do que outros — os médicos e a vida cotidiana estão sempre apontando isso. Do mesmo modo que no terreno dos sentimentos e das representações, "a velhice nunca é um fato total. Ninguém se sente velho em todas as situações" (Debert, 1988:62), nem diante de todos os projetos. "A velhice é uma identidade permanente e constante".

A questão de uma identidade geracional é particularmente complexa. Se todo processo identitário se constrói ao longo do percurso da vida dos indivíduos, pelo menos cada um deles se faz em torno de uma condição existencial constante, tal como a sexuada, a racial ou a de classe social. Ocorre algo diferente com as idades, que mudam a cada ano, e com as gerações, que se definem por intervalos temporais cada vez mais curtos (dos 25 anos tradicionais aos 10 ou menos, no acelerar do tempo capitalista).

A identidade geracional será, então, muito mais mutável e de difícil fixação. Mais difícil ainda a de velho.

Por isso mesmo, por não se dar por inteiro, de modo a que se revele e convença, inexoravelmente, de sua existência, a velhice vem como um choque, porque chega primeiro pelos olhos dos outros. Este o sentido de inúmeros depoimentos, inclusive os referidos por Simone de Beauvoir (1980).

É também difícil reconhecer-se como velho — principalmente como velha — porque a velhice é sempre associada à decadência, muito mais do que às propaladas sabedoria e experiência. Decadência física, mental, social. A doença, a dependência e a fealdade. A senilidade (a etiologia diz tudo) e a proximidade da morte. E todos exorcizam o fantasma de seu futuro, afastando-se dele ou até ensaiando destruí-lo.

Há quem tente brincar com a situação, como a senhora bem falante de 83 anos, chegada do médico: "As jovens vão fazer o pré-natal, nós fazemos o pré-mortal". Diante dessa imagem geral de velhice tão plena de negatividade, analisa Belo (1990:8), os que "têm saúde e de certa forma se sentem participando do cotidiano... não se consideram velhos". Não se querem enquadrados no modelo cruel. Reconhecem que a velhice existe, mas não é aquilo que está neles. Velho é sempre o outro (Debert, 1988).

Não há que estranhar então a recorrência generalizada de mecanismos de resistência ao envelhecimento. E que eles sejam desenvolvidos principalmente pelas mulheres, a quem tradicionalmente foram cobradas juventude e beleza, contenção e disciplina. Já o homem, como expressou Beauvoir (1980),

> acha-se empenhado em empresas mais importantes que a do amor; (...) e como não lhe pedem as qualidades passivas de um objeto, as alterações de seu rosto e de seu corpo não arruinam suas possibilidades de sedução.

Com a idéia de resistência não me estou reportando especialmente aos recursos tradicionais de "correção" da natureza, como pintar os cabelos brancos, fazer massagens ou até cirurgia plástica, hoje de uso crescente pelos homens. Refiro-me a processos de reflexão, a representações e comportamentos que Debert (1984:135) define, com muita propriedade, como "mecanismos que visam a desnaturalizar o processo de envelhecimento, colocando-o também como uma questão de autoconvencimento".

É exatamente esse sentido que apreendo quando, na praia, a mulher de 65 anos, firme no seu maiô, declara, com intensidade: "a velhice nunca vai me pegar".

A questão da velhice como autoconvencimento é crucial, porque contém uma carga pesada de negatividade política e existencial, na medida em que adjudica ao indivíduo toda a responsabilidade pelos problemas que possa estar enfrentando como idoso e que são, na maioria, de caráter social e cultural, como as limitações econômicas (baixa aposentadoria) e a exclusão dos espaços de participação (Belo, 1990:12). Isso dificulta ao indivíduo a percepção de que pode lutar por seus direitos de cidadania.

Por outro lado, alguns mecanismos de desnaturalização da velhice têm pelo menos uma eficácia de ordem existencial mais individual. Entre esses, e constituindo ao mesmo tempo um todo de sobrevivência e resistência ao modelo de construção social do idoso, ou "ideologia da velhice" (conforme Haddad, 1986:13), está a busca da autonomia — a capacidade de fazer ou decidir por si próprio, com independência, sem precisar de ajuda. Principalmente as tarefas do cotidiano.

Sendo as mulheres as "donas" do trabalho doméstico, por aí começa a sua auto-afirmação, ou resistência, continuando a realizá-lo ou o fazendo até mais intensamente quando idosas, enquanto os homens, nesse âmbito, ficam mais dependentes. Realizando-o, as mulheres sentem-se saudáveis, vigorosas.

Desenha-se aí uma interessante questão teórica. Tendo o trabalho doméstico, como resultado do intenso debate levantado pelo feminismo da década de 70, alcançado estatuto teórico como tema, e ao mesmo tempo se fixando como motivo e símbolo da subordinação feminina, analisado não mais apenas sob o estrito enfoque das relações de gênero, mas abrangendo o da idade/geração, adquire um outro significado, alternativo — exatamente de meio de auto-afirmação e até de liberação.

Há também um desdobramento da questão sob o ângulo da classe social: o trabalho doméstico parece ser um recurso afirmador principalmente para mulheres de classe média, que não tiveram em sua trajetória de vida a obrigação de realizá-lo na totalidade das tarefas. Reforça essa hipótese o caso, encontrado por Debert (1984:138), da ex-empregada doméstica que, vivendo em um asilo, vê como principal vantagem de estar lá o fato não ter que realizar tarefas de natureza doméstica.

Outros autores vêm encontrando resultados semelhantes quanto a essa função tardia do trabalho doméstico como possibilidade de independentização e resistência.[2]

Depoimento exemplar é o de "Nina", 65 anos:[3]

> O trabalho para mim não é empecilho. Pelo contrário, é muito útil (...) Eu sou uma pessoa que não tenho nada, eu tenho energia, eu trabalho direto. Depois que meu marido faleceu... Antes, eu tinha empregada, porque ele ficava em casa, doente (...) Depois que ele faleceu eu acabei com a empregada. Eu tomo conta de minha casa.

Já a reação dos homens ao envelhecimento é diferente. Ferreira e Rodrigues (1992:65) encontram "uma certa resignação e aceitação da velhice como algo inexorável" entre eles. Vale comparar depoimentos de homens e mulheres, nesse mesmo estudo:

> Meu projeto agora é me soltar por aí, pelo mundo, viajar, até num jegue velho, por aí. Eu quero mais é curtir a vida (mulher, 64 anos).

[2] Ver Andrade, 1992; Ferreira & Rodrigues Júnior, 1992.
[3] Ver Andrade, 1992:96.

> Pro futuro imediato, nenhum projeto. O que nós temos agora é que pedir ajuda a Deus para que nos dê anos de vida e saúde, que é a obrigação de todos nós (homem, 61 anos).

O lazer em grupo é outro recurso eficaz de resistência e recuperação de prazeres perdidos no tempo, e que reúne homens e mulheres. Sempre mais mulheres. Merece estudo mais demorado, por ter sentido ambivalente; na medida em que constitui reação ao modelo cristalizado de "velho parado" da "ideologia da velhice", é ao mesmo tempo reconstrução dele, com a forma "velho mais dinâmico de hoje em dia", que resgata o prazer dos encontros, das danças e dos passeios nos períodos de baixa estação, propiciando o lucro capitalista às empresas de turismo, hoteleiras e outras que participam da organização das "brincadeiras". É o caso dos eufemísticos clubes da maior idade.[4] Esse recurso assemelha-se à "liberdade" dos índios velhos Suyá (Seeger, 1980) de comerem alimentos proibidos ao restante da tribo: comidas que de outra forma não iriam ser aproveitadas... Alimento intersticial na sociedade primitiva, tempo/espaço intersticiais da sociedade capitalista.

O paralelismo é, entretanto, parcial. Não há homologia entre modos históricos de produção da vida social. Considerando-se, inclusive no capitalismo, a situação determinante da classe social, pouquíssimos velhos têm acesso mesmo a esses referidos interstícios sociais — ao lazer mais barato, à roupa "melhorzinha" para a reunião e à festa. Para muitos outros, além dos asilos, restam as instituições tutelares e os "trabalhos sociais". Cursos, oficinas, grupos de convivência, programas de pré-aposentadoria etc. Plenos de ambivalência. Pretendendo "restituir", principalmente aos mais pobres, o que nunca foi deles e ainda não será.

A verdade é que, se os meios de realização da vida fossem sempre adequados, envelhecer-se-ia com muito mais segurança e vigor, sem se precisar de reuniões artificiais, mais ou menos gratificantes, de grandes grupos. Os velhos simplesmente reunir-se-iam com quem quisessem, de qualquer idade, sem o recurso social ao rebanho.

Relações de gênero e geração

A condição de idade, principalmente de "terceira idade", afeta de forma diferenciada — como vem sendo sugerido — homens e mu-

[4] Ver, sobre a clientela desses clubes em Salvador, Ferreira & Rodrigues Júnior, 1992.

lheres (teoricamente definidos em termos de gênero, construção cultural sobre a condição sexuada), tanto quanto indivíduos das várias classes sociais.

Alguns bons estudos realizados no Brasil[5] demonstram o que a própria observação do cotidiano deixa entrever — há uma especificidade de gênero na situação da velhice. Os dois sexos podem ter experiências que sejam, ou aparentem ser, comuns, mas a condição geracional enseja também relações e representações distintas.

Na visão geral da sociedade, a velhice das mulheres é, como expressa Barros (1981:13), "duplamente insignificante".

> Ao homem velho se dá uma atenção maior, na medida em que se percebe a aposentadoria como uma mudança radical de vida — uma passagem de um mundo amplo e público para um mundo doméstico e restrito... A mulher, na velhice, está no último estágio de um *continuum* sempre ligado à esfera doméstica.

O que aliás é visto também como possibilidade de melhor adaptação à situação de "não-trabalho" da velhice.

Por outro lado, o fato de a maioria das velhas atuais nunca ter tido vida profissional ativa e, ao mesmo tempo, ter experimentado uma vida sexual e social muito mais restritiva e reprimida do que os homens da mesma geração parece conduzi-las ao estágio em que agora vivem de forma também diferente do que ocorre com os homens. Assim é que, por exemplo e curiosamente, pesquisas recentes vêm mostrando que grande número de mulheres (de classe média, principalmente) considera a etapa atual de idosas como o momento mais tranqüilo, livre e feliz de suas vidas.[6] Cabe lembrar a modelar personagem "Nina", citada anteriormente — que, aliás, se espraia em várias outras considerações de felicidade, ao longo da entrevista. É como se uma "liberdade de gênero" se sobrepusesse, em muitos momentos, à condição geracional. Realmente, essas mulheres falam muito em liberdade — a eliminação, na velhice, de restrições sociais como as já citadas explicaria isso? Parece que sim.

E as mulheres das classes populares, expressariam também esse sentimento? Ou sua condição de classe apontaria para outras felicidades e liberdades?

[5] Como os de Barros (1981, 1987) e Debert (1984, 1988).

[6] Ver Debert, 1984; Ferreira & Rodrigues Júnior, 1992; e Andrade, 1992.

Numa primeira reflexão, supus que a condição de pobreza — não raro até de miserabilidade, no Brasil — dessas mulheres não lhes ensejasse o tempo emocional de pensar a liberdade e maiores expressões de felicidade. Sem profissionalização, perdidos os companheiros tidos freqüentemente a título precário, ou sozinhas como chefes de família desde sempre, não haveria muito de que se alegrar.

Entretanto, pesquisa recentíssima registra algumas declarações, às vezes recheadas de ambigüidades emocionais, de mulheres de bairros populares, sobre também identificarem a velhice como um momento de liberdade (Souza, Pontes & Rocha, 1994):

> Estou feliz. Agora que estou velha, ele [o marido] não se incomoda que eu saia, não. Eu me considero uma pessoa jovem, porque quando eu estava jovem eu nunca tive direito de ir a lugar nenhum (C., 73 anos).

> Não tive uma vida boa. Hoje estou com mais liberdade (P., 77 anos).

É uma estranha liberdade, a de todas elas. Estranha, pela dupla valência: como liberdade de gênero, assinala-se positivamente — mulheres que podem circular, viver conforme sua vontade; mas como liberdade geracional, e sobretudo existencial, tem também o sentido do marginalismo: podem sair, porque já não importam tanto: já não são bonitas (velho = gasto, feio), não irão atrair os homens, nem os de sua idade; já não reproduzem, não há muito o que preservar.

Para os homens das classes populares, quando a velhice ou o tempo de aposentadoria são referidos como boa fase da vida, o que é muito menos comum do que entre as mulheres, estão presumivelmente reportando-se a uma positividade ou liberdade que são geracionais, mas guardam um forte sentido de classe: falam como ex-trabalhadores que atingiram "uma época de descanso em que, desobrigados do trabalho, têm mais tempo para o lazer" (Souza, Pontes & Rocha, 1994).

Para os homens de classe média — o que é bem compreensível —, liberdade refere-se a independência ou a "tranqüilidade" econômica (Debert, 1983:66).

Ambos os sexos costumam unir-se, entretanto, na crítica ao "excesso de liberdade" da juventude (note-se aí a aliança de gêneros, propiciada pela subjetividade geracional, numa circunstância de distanciamento — hierárquico — entre as gerações).

Ainda sobre as idosas de classe média, o segmento que acompanha mais diretamente a revolução de idéias do feminismo, assinala Debert (1988:68):

> As mulheres percebem que vivem... uma experiência inédita na história. Suas mães e avós tornaram-se, com a idade, cada vez mais infelizes. Elas se vêem vivendo uma experiência de independência nunca antes experimentada.

Como irão se sentir as atuais jovens profissionais, muito mais livres do que suas mães, no tempo da velhice? Mais próximas do modelo masculino atual de "independência"?

É o que já parece apontar, em 1981, a pesquisa de Barros sobre mulheres de classe média, profissionais, predominantemente solteiras ou viúvas. Sem família para "cuidar", isto é, sem o tradicional ônus das obrigações domésticas, e sem o conhecido controle marital, se expressam simplesmente como profissionais e, não raro, encontram a liberdade também como viúvas.

Tudo isso sugere uma possível menor diversidade de experiências de gênero, na velhice, num futuro próximo.

Bibliografia

Andrade, Eliane Schmaltz Ferreira. Somando papéis sociais: trajetórias femininas e seus conflitos. Salvador, UFBa, 1992. (Dissertação apresentada ao Mestrado em Ciências.)

Ariès, Philippe. *História social da criança e da família*. Rio de Janeiro, Zahar, 1978.

———. Une histoire de la vieillesse? *Communications.* Paris, Seuil (37), 1983.

Barros, Myriam M. Lins de. Testemunho de vida — um estudo antropológico de mulheres na velhice". *Perspectivas Antropológicas da Mulher.* Rio de Janeiro, Zahar (2), 1981.

———. *Autoridade e afeto — avós, filhos e netos na família brasileira*. Rio de Janeiro, Zahar, 1987.

Beauvoir, Simone de. *A velhice.* São Paulo, Difusão Européia do Livro, 1970.

———. *O segundo sexo.* Rio de Janeiro, Nova Fronteira, 1980. v. 2.

Belo, Isolda. Velhice: anatomia política dos discursos dominantes. In: Lacunas do óbvio: conteúdo sócio-político do processo de envelhecimento e da institucionalização do idoso. Recife, UFPe, 1990. (Tese apresentada ao Mestrado em Sociologia.)

Bourdieu, Pierre. A juventude é apenas uma palavra. In: *Questões de sociologia.* Rio de Janeiro, Marco Zero, 1983.

Debert, Guita Grin. História de vida e experiência de envelhecimento para mulheres de classe média em São Paulo. *Caderno do Ceru, 19*, jun. 1984.

———. Envelhecimento e representação da velhice. *Ciência Hoje, 8*, jul. 1988.

———. O remapeamento do curso da vida. In: XVIII Encontro Anual da Anpocs, Caxambu, MG, out. 1993.

Ferreira, Adilton Roque & Rodrigues Júnior, Valdomiro. Idosos: esse novo velho objeto (um estudo do preconceito contra a terceira idade. Salvador, Departamento de Sociologia, UFBa, 1992. (Trabalho Final de Graduação.)

Folha de S. Paulo. Aposentados ocupam vanguarda social. 2-2-1992.

Foucault, Michel. *Microfísica do poder*. Rio de Janeiro, Graal, 1986.

Fundação Instituto Brasileiro de Geografia e Estatística. *Censo demográfico*. Rio de Janeiro, 1983.

Goffman, Erving. *A representação do eu na vida cotidiana*. Petrópolis, Vozes, 1985.

Haddad, Eneida Gonçalves de Macedo. *A ideologia da velhice*. São Paulo, Cortez, 1986.

———. *O direito à velhice*. São Paulo, Cortez, 1993.

Lenoir, Rémi. L'invention du troisième âge (constitution du champ des agents de gestion de la vieillesse. *Actes de la Recherche en Sciences Sociales, 26-27*, mar./avr. 1979.

Morin, Edgar. *Cultura de massas no século XX; o espírito do tempo*. Rio de Janeiro, Forense, 1967.

Pereira, Idma Alves, Franco, Wagner R.; Souza, Railda & Moreira, Rita. Idosos em movimento; a conquista de um direito. Salvador, Departamento de Sociologia, UFBa, 1992. (Trabalho Final de Graduação.)

Redondo, Nélida. La construcción de una imagen social de la vejez. In: IV Congresso Español de Sociología, GT Sociología de las Edades. Madrid, sept. 1992.

Seeger, Anthony. Os velhos nas sociedades tribais. In: *Os índios e nós; estudo sobre sociedades tribais brasileiras*. Rio de Janeiro, Campus, 1980.

Seplantec/Centro de Estatísticas e Informações (CEI). A questão do idoso na Bahia: problema emergente. Salvador, out. 1992.

Souza, Nadiesel; Pontes, Paula & Rocha, Sérgio. As representações do envelhecimento. Salvador, Departamento de Sociologia, UFBa, 1994. (Trabalho Final da Graduação.)

Thompson, E. P. *A formação da classe operária na Inglaterra*. Rio de Janeiro, Paz e Terra, 1982.

Van Gennep, Arnould. *Os ritos de passagem*. Petrópolis, Vozes, 1974.

Este livro foi impresso em 1998
nas Oficinas da EDITORA GRÁFICA SERRANA LTDA.
Rua General Rondon, 1500 - Petrópolis - RJ - Tel.: (024) 237-0055